旋转性前庭功能评估

Rotational Vestibular Assessment

原著者　Christopher K. Zalewski

主　译　吴子明

河南科学技术出版社

· 郑州 ·

内容提要

本书为引进版,由前庭医学专家编写和翻译,系统阐述了旋转性前庭功能检查的基础理论、先进技术和临床应用。全书共 8 章,包括人类旋转与离心的历史视角、前庭系统的解剖生理学、前庭眼反射和前庭性眼震、旋转试验的临床应用,以及正弦谐波加速度测试、速度阶跃试验和旋转补充测试等。本书内容新颖,图文并茂,理论与实践紧密结合,对改善国内旋转试验检查法现状、提高前庭功能评估水平具有很好的指导性和实用性,适合耳科医师和前庭医学专业人员阅读参考。

图书在版编目（CIP）数据

旋转性前庭功能评估 /（美）克里斯托弗·K. 扎莱夫斯基（Christopher K. Zalewski）原著；吴子明主译. --郑州：河南科学技术出版社，2024.11.

ISBN 978 - 7 - 5725 - 1767 - 9

Ⅰ. R741.04

中国国家版本馆 CIP 数据核字第 20244Z3D72 号

This edition of：Rotational Vestibular Assessment，First Edition by：Christopher K. Zalewski is published by arrangement with Plural Publishing Inc，San Diego，CA，USA

Plural Publishing Inc 授权河南科学技术出版社

独家发行本书中文简体字版本

备案号：豫著许可备字- 2023 - A - 0130

出版发行： 河南科学技术出版社

北京名医世纪文化传媒有限公司

地址：北京市丰台区万丰路 316 号万开基地 B 座 115 室　　邮编：100161

电话：010-63863186　010-63863168

策划编辑： 杨磊石

责任编辑： 杨磊石　周文英

责任校对： 龚利霞

封面设计： 吴朝洪

版式设计： 崔刚工作室

责任印制： 程晋荣

印　　刷： 河南瑞之光印刷股份有限公司

经　　销： 全国新华书店、医学书店、网店

开　　本： 787 mm×1092 mm　1/16　　**印张：** 16.75 · 彩页 4 面　　**字数：** 409 千字

版　　次： 2024 年 11 月第 1 版　　2024 年 11 月第 1 次印刷

定　　价： 168.00 元

主译简介

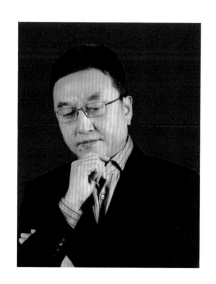

吴子明 主任医师,医学博士,解放军总医院耳鼻咽喉头颈外科眩晕诊疗中心主任。社会兼职:中国医药教育协会眩晕专业委员会主任委员,中国康复医学会眩晕康复专业委员会副主任委员。

在国内率先开展椭圆囊(主观垂直视觉)和球囊(前庭诱发的肌源性电位检查)功能临床检查。在国内较早开展良性阵发性位置性眩晕、前庭性偏头痛的诊治研究,以及梅尼埃病的规范化内科治疗。主译《前庭康复》第 2 版(2003)和第 4 版(2018)、《眼动神经病学》第 5 版(2024),编写数字出版物《前庭康复操》(2005),主编《实用眩晕诊疗手册》第 1 版(2009)和第 2 版(2017)及第 3 版(2022)、《临床前庭医学》(2023)、《前庭行为心理疾病评估干预手册》(2024),副主编专著 3 部。以第一作者及通讯作者发表学术论文 70 余篇。获中华医学科技奖一等奖、教育部科技进步奖二等奖、军队科技进步奖二等奖各 1 项。

译者名单

主　译　吴子明　解放军总医院

译　　者　（以姓氏笔画为序）

王振华　山东省潍坊市中医院

任丽丽　解放军总医院

刘兴健　解放军总医院

杜　一　解放军总医院

李　文　山东省阳光融合医院

邹小冬　浙江省立同德医院

施天明　浙江省人民医院

戴晴晴　四川大学华西医院

翻译秘书　刘兴健　杜　一

原著前言

在过去 15 年里，前庭病理诊断领域的临床评估技术已经取得了显著进步。这些技术的发展迫切要求我们加深对前庭的解剖学、生理学及症状学的认识。为了满足这种不断增长的需求，大量医学课程已经拓展了教学范围，引入了关于前庭功能评估与治疗的综合性课程。同时，在过去 10~15 年间，我们对临床实践中前庭综合评估的理解也不断加深，新增了颈源性和眼源性前庭诱发肌源性电位测试、视频头脉冲测试及更多刺激模式的旋转测试。前庭知识及临床评估技术的发展促进了对专业学术和临床资源的需求。旋转性前庭功能评估正是对这种需求增长的典型反映。

当我被问及是否有意愿撰写一部关于旋转测试的教科书时，思绪不禁回到了 15 年前，那是我首次操作旋转测试的时刻。当时，关于这一主题的教学性资料寥寥无几。除了 Shepard 与 Telian 撰写的《平衡障碍患者的实践管理》以及 Jacobson、Newman 和 Kartush 的《平衡功能测试手册》(第 1 版) 中的少数章节之外，找不到任何专门讨论旋转测试的书籍。遗憾的是，15 年后的今天，这一状况并未有所改变。因此，我决定接受这一挑战，目标只有一个：撰写一部全面的书籍，详尽介绍与旋转评估相关的各项测试、深入探讨前庭系统的解剖和生理学功能，以及它们如何与每项旋转测试紧密相连。我希望通过这种方式，能够为前庭领域的临床医生提供对前庭功能及疾病更为深入的认识。

众多的科学研究使我们能够对前庭功能及其功能障碍有了现今的理解。本文回顾了前庭科学的初步探索，以及推动这一领域发展的杰出科学家和医生们。在第 1 章中，特别强调了自 20 世纪 80 年代以来人类对旋转进展的认识，直至发现前庭作为第六感的里程碑。自从确认了前庭第六感的存在以来，旋转测试在整个 20 世纪乃至 21 世纪不断演进，旨在更有效地应对诊断复杂前庭病理的挑战。

旋转测试在前庭综合评估中占据了不可替代的地位。由于其独特的自然加速度刺激和精细的结果测量，其分析能力在区分外周和中枢前庭疾病方面具有无可比拟的优势。本书详尽地介绍了在旋转评估期间所进行的各种测试，其中最为关键的包括正弦谐波加速度测试和速度阶跃测试。此外,还探讨了更专业的旋转测试,如视觉前庭交互测试,以及耳石功能的评估方法(例如,单侧偏心测试和非垂直轴旋转测试)。同时还包含了对外周和中枢前庭系统的解剖学与生理学的深入讨论,以及对前庭眼反射(VOR)的全面综述。全书是以前庭临床医生的视角撰写,旨在为同领域的临床医生提供指导。

随着旋转测试进入 21 世纪,我们必须深入理解正常及异常前庭功能相关的各种评估技术及其结果指标。希望读者能认可本书内容是向这一目标迈进的一步。

书中的部分内容在 PluralPlus 官方网站有所补充,该网站展示各种旋转试验的视频资料,详细说明了每项试验中产生的旋转刺激及 VOR 响应。在观看这些视频时,请注意,所有的旋转试验均在遮光条件下进行,即通过关闭隔光门(或在没有隔断的旋转装置中使用遮光眼镜)实现。PluralPlus 官方网站上展示的视频通常在门开启状态下展示椅子旋转的场景,这种做法仅为了说明之用。

Christopher K. Zalewski

中文版前言

眩晕症的诊疗在近20年来获得长足发展,即将进入"前庭医学"时代。纵观该领域的发展历程,从前庭症状分类开始,前庭疾病分类以及按前庭疾病分类的细分诊断逐渐进入临床,历史上没有哪个时代像今天一样飞速发展,并不断迸发出新的活力。

在"前庭医学"的细分领域中,前庭功能检查一直是基础与临床研究的重点,因为前庭功能评估是前庭疾病诊断的关键环节,肩负着定性、定位的重任。半规管和耳石器评估是前庭功能评估的两个核心组件。刺激的形式、参数是临床研究重要的方面。冷热刺激、旋转刺激、电刺激、声刺激和振动刺激是诱发前庭系统反应的基本方式。这些刺激方法中旋转刺激包含的内容最为宽泛,一直是临床应用的难点,也有可能是未来新的突破点。由于多种原因,旋转试验在临床应用远不及冷热试验和现在的vHIT普及,究其原因包括设备投入高、研究与认识不够深入等。但其临床与研究的价值不容忽视,也不可替代。

国内老一代的前庭功能检查专家曾研究过设备以及临床应用,但囿于时代的局限以及后续学者的工作没有跟上前庭医学的发展,使得国内这一领域的研究在基础与临床水平上落后于欧美。为了尽快改善国内旋转试验检查的应用现状,我们组织国内前庭医学工作者把新近出版的 *Rotatinal Vestibular Assessment*(《旋转性前庭功能评估》)译成中文出版,目的是促进国内前庭医学事业的健康发展,以期尽快弥补在该领域与欧美的差距。

本书的翻译工作由多位中青年专家分别完成,虽经主译逐章审读、修改并润色,但水平所限难免有不妥之处,恳请读者谅解并不吝赐教,以便再版时予以修订。

最后,感谢诸位译者和本书的翻译秘书,在大家的协同努力下,使本书能够顺利翻译出版。

吴子明
2024年3月于北京

致　谢

　　我人生的成就是既往经历的积累，但我在生活中学到的最伟大的一课来自我的父母："万事皆有可能；但不迈出第一步，一切都将停滞不前。"

　　这部书是爱的产物。尽管封面上只有一个名字，但没有我美丽且神奇的妻子克里斯蒂娜以及两个美丽的女儿玛蒂和凯蒂的支持和鼓励，这本书是不可能完成的。我希望用一种无法用言语表达的方式，向她们表达我的爱、感激和无尽的谢意。我还要感谢我的朋友和同事，感谢他们提供了见解、动力、指导和知识。最后，我要感谢我的学生，他们的好奇心不断激励着我。

"心灵的能量是生命的本质"

——亚里士多德

致罗伯特·史蒂文·艾克利

感谢你的鼓励、机会、指导、支持，最重要的是——你的友谊。

目　录

第1章

人类旋转与离心的历史视角

一、眩晕和第六感的预示

Aristotle(亚里士多德,公元前384—前322年)是古希腊的哲学家和科学家,也是人类对感官科学研究的早期开拓者。公元前330年,他首次用文字记录了眩晕的现象,这为后来的相关研究奠定了重要的基础(Ross,1927)。

他曾提出疑问,为什么人醉酒后会感到周围环境在旋转? 为何在酒精作用下,人无法清晰地看到远处的物体? 为什么近在咫尺的物体看起来不是静止的,而是在旋转呢?

18世纪末至19世纪初,尽管对前庭的解剖和生理学的了解逐渐增加,而Aristotle的五感理论直到1824年之前都未受到质疑(Wade,2003)。当时普遍认为前庭迷路有助于定位环境中的声音,而眩晕则被认为是由动物精神(Thomas Willis,1621—1675)、视觉障碍(Julien Offray de la Mettrie,1709—1751;William Porterfield,1696—1771;Erasmus Darwin,1731—1802;Robert Waring Darwin,1766—1848)及小脑的独立旋转(Jan Evangelista Purkyně,1787—1869)所引起的。直到1792年,查尔斯·威尔斯(Charles Wells,1757—1817)提出了首个科学证据,支持将Aristotle原有的五感理论扩展且包括了对前庭系统中运动感知的认识(Wade,2003)。他在1792年发表的《论双眼的单一视觉》一文中,Wells无可争辩地证明了眼动与旋转后眩晕方向之间的联系(图1-1)。利用旋转后的影像,Wells(查尔斯·达尔文的祖父)首次准确描述了前庭反应,并出版了其重要著作《生物学》或《生命的法则》(第1卷于1794年,第2卷于1796年)。在该专著的第2卷中,Erasmus Darwin(伊拉斯谟·达尔文)和他的儿子Robert Darwin(罗伯特·达尔文)全面讨论了眩晕,但他们的论述仍反映了当时的观点,强烈支持William Porterfield(威廉·波特菲尔德)的早期看法,即认为旋转后的眩晕与眼动无关,而是基于视觉障碍,这与威尔斯4年前的报告恰恰相反。尽管有上述观点,并且在随后的10年里越来越多的证据支持眩晕与眼动的相关性,但在长达1个多世纪的时间里,神经内科诊所仍未使用旋转测试来诊断眩晕或研究前庭功能。在伊拉斯谟·达尔文的《生物学》或《生命的法则》一书的出版,虽然在19世纪早期的医学文献和临床实践中凸显了旋转的应用,但该检查主要是为了治疗精神疾病,而非研究眩晕。

AN

ESSAY

UPON

SINGLE VISION WITH TWO EYES:

TOGETHER WITH

EXPERIMENTS

AND

OBSERVATIONS

ON

SEVERAL OTHER SUBJECTS IN OPTICS.

By WILLIAM CHARLES WELLS, M. D.

LONDON;
PRINTED FOR T. CADELL, IN THE STRAND.

1792.

A

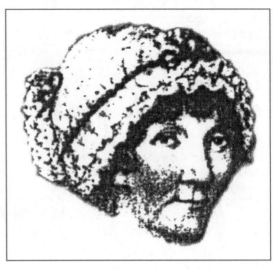

B

图 1-1　A. Charles Wells 的《论双眼的单一视觉》是现存详细描述头部旋转引起眼震的第一部著作。Louisa Susannah Wells(1757－1817)。B. 现存没有 Charles Wells 的照片；他姐姐的肖像(Louisa Susannah Wells,如图)是唯一现存的参考(Wade,2003)。From Destined for Distinguished Oblivion: The Scientific Vision of William Charles Wells(1757－1817)by Nicholas J. Wade, 2003,New York, NY, Springer. Reprinted with permission.

二、19 世纪初关于旋转的认知

在 19 世纪初,早在威尔斯等人将前庭系统界定为第六感之前,旋转是主要用于治疗精神疾病而非神经疾病。1801 年,Erasmus Darwin 首创了"旋转沙发"的概念(Wade,2003),这是一种用于诱导精神病患者睡眠的方法(图 1-2)。当时,"药用睡眠"已被广泛接受,并在 19 世纪初用于治疗精神健康问题。著名的精神病学家,如 Joseph Mason Cox(约瑟夫·梅森·考克斯,1763－1818)和 William Saunders Hallaran(威廉·桑德斯·哈拉兰,1765－1825),分别是

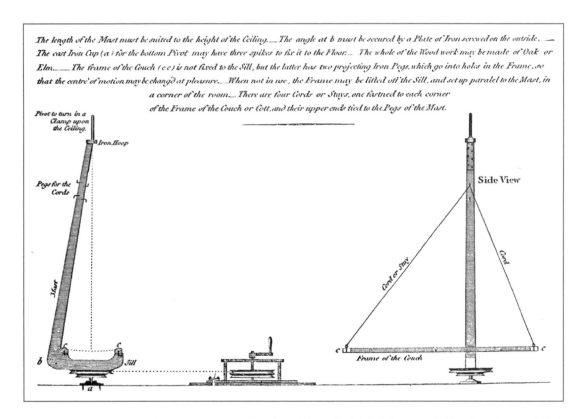

The length of the Mast must be suited to the height of the Ceiling.— The angle at b must be secured by a Plate of Iron screwed on the outside.—
The cast Iron Cup (a) for the bottom Pivot may have three spikes to fix it to the Floor:— The whole of the Wood work may be made of Oak or
Elm.— The frame of the Couch (c c) is not fixed to the Sill, but the latter has two projecting Iron Pegs, which go into holes in the Frame, so
that the centre of motion may be changed at pleasure.— When not in use, the Frame may be lifted off the Sill, and set up paralel to the Mast, in
a corner of the room.— There are four Cords or Stays, one fastned to each corner
of the Frame of the Couch or Cott, and their upper ends tied to the Pegs of the Mast.

图 1-2　这是 James Watt 应 Erasmus Darwin 的要求设计的"旋转沙发"的草拟图及其英文说明,但很可能并未真正造过这个"沙发"。From Zoonomia; Or, the Laws of Organic Life(3rd ed.), Vol Ⅳ, by E. Darwin, 1801, London, England, Thomas & Andrews, J. T. Buckingham, printer.

英国布里斯托尔附近 Fishponds 私立精神病院和爱尔兰科克市精神病院的物理治疗科主任,他们发明了著名的"循环摆"(图 1-3,图 1-4)。这一方法的临床效果被世界各地的医生和精神病学家所认可。1818 年,"哈拉兰循环摆"被广泛应用(Breathnach,2010),尤其是在德国柏林查里特医院的 Anton Ludwig Ernst Horn(安东尼·路德维格·恩斯特·霍恩,1774—1848)。霍恩设计了一种悬挂在 13 英尺高的天花板上的旋转床,每分钟可旋转 120 圈(Belofsky,2013),产生高达 4~5 倍的重力(Harsch,2006)见图 1-5。他的"精神病离心机"也获得广泛认可,并在 1814—1818 年间广泛用于治疗精神障碍。他特别报道了在治疗癔症患者中的成功案例(Harsch,2006)。药用睡眠的做法一直持续到 19 世纪末,包括 1898 年 F. R. von Wenusch 博士利用人体离心机探索加速度治疗潜力的研究,见图 1-6(White,1964)。然而,将旋转从治疗精神疾病转变为诊断眩晕和头晕的关键转折点,在于认识到前庭系统不是用于听觉定位,而是一个感知运动的器官。但彼时,包括 Jan Evangelista Purkyně 在内的许多科学家仍然坚信前庭迷路主要功能是听觉和声音定位,而非感知运动。

　　在 19 世纪初几十年,随着"天花板摆动"和"精神病学离心机"的并用,Aristotle 最初的五感理论扩展至第六感——运动感知,即前庭感觉。在这一时期,被誉为视觉科学之父的 Charles Wells(1757—1817),以及 Robert Waring Darwin(1766—1848)、Jan Evangelista

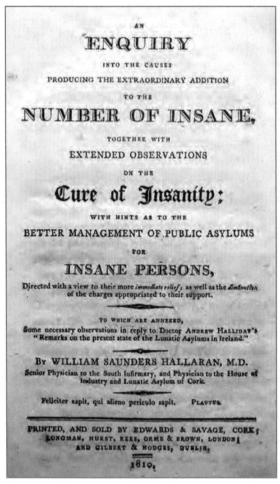

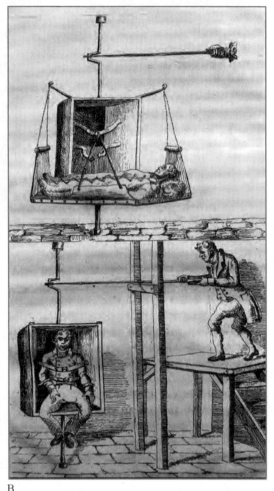

A   B

图 1-3   A. Dr. William Saunders Hallaran 的题为《精神失常患者剧增的原因调查与大样本精神失常者治愈观察以及改进公立疯人院管理的良策》教科书第 1 版封面,由 W. S. Hallaran,1810 年,Cork,Ireland,Edwards & Savage,Cork 印刷商编著。B. Joseph Mason Cox 博士的"循环摆"。From Practical Observations on the Causes and Cures of Insanity,(2nd ed.),by W. S. Hallaran, 1818, Cork, Ireland,Edwards & Savage, Cork, printer.

Purkyně(1787—1869)和 Jean Pierre Flourens(1794—1867)等科学家(图 1-7),发表了多篇证明前庭作为感知运动器官的重要报告。尽管这些报告存在争议,特别是 Charles Wells 和 Erasmus Darwin 之间经常就眩晕的起源和前庭系统的确切作用展开辩论(Wade,2003),但当时几乎所有研究前庭的科学家逐渐认识到,前庭系统可能并不与听觉直接相关,而是或多或少负责运动感知。

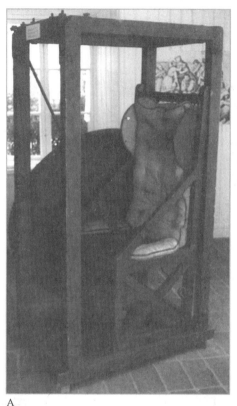

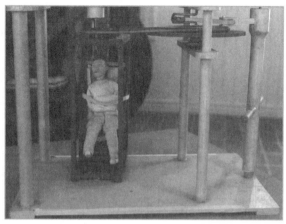

图 1-4 A. 瑞典 Vadstena 医院博物馆中 Joseph Mason Cox 博士的"循环摆"的照片。B. 同款椅子的模型。From "Cox's Chair: 'A Moral and a Medical Mean in the Treatment of Maniacs'" by N. J. Wade, U. Norrsell, and A. Presley, 2005, History of Psychiatry, 16 (1), 73-88. Reprinted with permission.

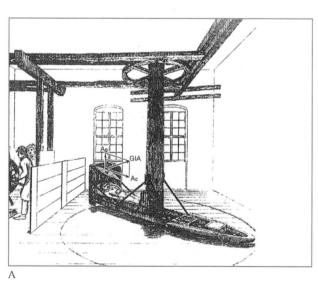

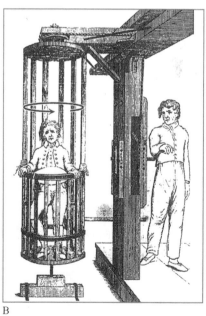

图 1-5 A. La Charité 医院 Horn 博士的"人体离心机",用于对精神病患者施加摆动诱导睡眠(Horn, 1818)。B. 循环摆动装置可能是 Jan Evangelista Purkyně 使用的(Hayner, 1818)。From "The Physiology of the Vestibuloocular Reflex (VOR)" by B. Cohen and T. Raphan, 2004. In F. M. Fay and A. N. Popper (Eds.), The Vestibular System, New York, NY: Springer. Reprinted with permission.

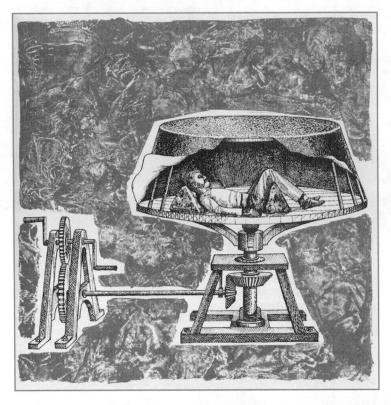

图 1-6 F. R. von Wenusch 博士研究加速康复潜力的人体离心机。From A History of the Centrifuge in Aerospace Medicine，by W. J. White，1964，Santa Monica，CA，Douglas Aircraft Company，Inc.

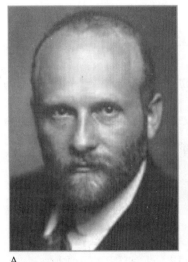

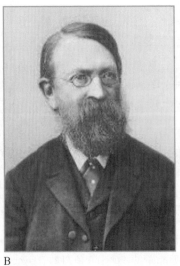

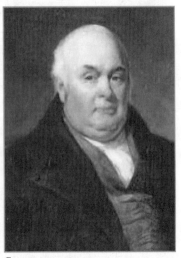

A   B   C

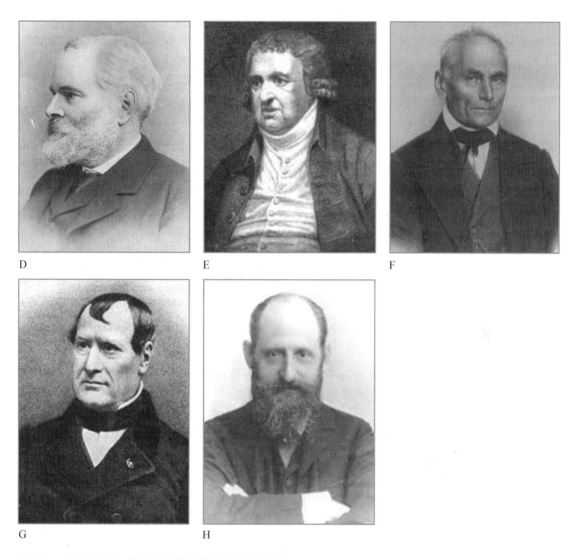

图1-7 18世纪至20世纪重要的前庭科学家的画像。A. Róbert Bárány（1876－1936）。B. Ernst Josef Mach（1838－1916）。C. Robert Waring Darwin（1838－1916）。D. Alexander Crum Brown（1838－1922）。E. Erasmus Darwin（1731－1802）。F. Jan Evangelista Purkyně（1787－1869）。G. Jean Pierre Flourens（1794－1867）。H. Josef Breuer（1842－1925）

　　直到1824年，Jean Pierre Flourens的工作才在Aristotle的五感理论基础上正式加入了第六感（Wade，2003）。Flourens通过进行鸽子半规管切除手术的实验，为前庭系统在运动感知中的角色提供了不可辩驳的证据，从而揭示了长久以来难以捉摸的第六感。尽管19世纪早期已有关于第六感存在的科学证据，最著名的包括Charles Wells、Erasmus Darwin和Robert Waring Darwin的研究，但Flourens的工作为前庭科学的发展奠定了坚实的基础。

　　在Aristotle首次描述人类五感之后，第六感的确立经历了近2000年的争议。并非所有科学家都立即接受了这一概念，其中包括Jan Evangelista Purkyně，他本人就曾在科学证据面前表现出犹豫（Wade，2003）。

19 世纪早中期,关于眩晕的临床诊断与治疗的旋转椅研究虽然相对沉寂,但在 19 世纪末的 25 年间,前庭生理学领域取得了显著进展。1874—1875 年,Ernst Josef Mach、Alexander Crum Brown 和 Josef Breuer 几乎同时提出了关于半规管功能的水动力学理论,其中 Ernst Josef Mach 的理论起到了决定性作用。在此期间,Mach 不仅发表了关于耳石反应性质的研究报告,还首次指出半规管对加速度的敏感性而非对速度的反应(Cohen & Raphan,2004)。1874—1875 年间,Mach 还建造了一个安装在可旋转框架中的旋转椅,研究了静态倾斜时的视觉垂直感知和身体旋转的视觉后处理效应(图 1-8)。由于他在主观垂直视觉领域的贡献,有观点认为 Mach 是"耳石功能测试之父"。虽然 Mach 在耳科学领域做出了贡献,但作为奥地利的物理学家和哲学家,他更为人所知的成就是提出了 Mach 原理,该原理是爱因斯坦相对论的理论基础。

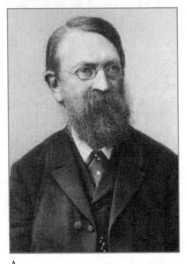
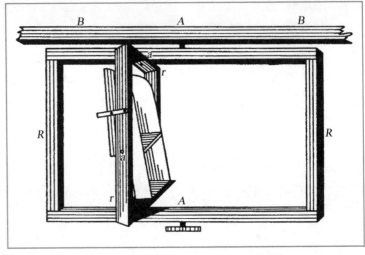

A   B

图 1-8   A. Ernst Mach(1838—1916)。B. 转椅安装在一个可旋转的框架中,检测静态倾斜时的视觉垂直感知,以及身体旋转的视觉后效。有人认为 Ernst Mach 是"耳石功能测试之父"。From Grundlinien der Lehre von den Bewegungsempfindungen,by E. Mach,1875,Leipzig,Verlang von Wilhelm Engelmann.

值得一提的是,Alexander Crum Brown 在同一时期还设计了一种在旋转椅上测量运动阈值的方法。他发现,当头部在某一半规管平面内旋转时,运动的感知阈值最低,这一发现是后来 Ewald 定律的基础。进入 20 世纪初,Lorente de Nó 于 1933 年首次详细描述了早在 140 年前由 Charles Wells 提出的前庭眼反射(VOR)通路,即连接外周前庭感受器和眼肌的三个神经元反射弧。

三、20 世纪早期的旋转试验

虽然科学证据已经证实了前庭系统的存在,但将旋转从精神疾病治疗转向耳鼻喉科临床评估的应用进展缓慢。在 19 世纪末到 20 世纪初,霍恩的"精神离心机"逐步被科学研究前庭功能的旋转治疗所取代。1907 年,Róbert Bárány(罗伯特·巴拉尼)将旋转试验引入作为评估前庭系统的临床方法,并开发了广泛应用于耳鼻喉科的旋转椅,现代旋转椅有时也称为"Bárány 椅"。虽然现代旋转椅在功能上进行了改进,但在外观和功能上仍与 Bárány 的原型相似,一些航空航天和军事训练实验室至今仍在使用。

旋转试验在前庭功能评估中的应用

1907 年,Bárány 首次将旋转试验应用于前庭系统的常规评估中,设计了一种脉冲刺激法,患者在"Bárány 椅"上接受突然的加速度刺激,20s 内旋转 10 圈,随后通过手动制动急停(图 1-9)。停止旋转后,立即检测是否出现旋转后眼震并记录持续时间。眼震的缓慢衰减反映了水平半规管活动的情况。随后进行反向旋转,比较两个方向的结果。尽管许多 20 世纪早期的神经学家对该试验的原理及其与前庭系统功能的联系有深刻的理解,但在实施和结果解读上存在困难,特别是在患者间刺激传递的一致性上经常出现差异。这导致了试验结果的不确定性,因此在临床评估中需要谨慎使用。

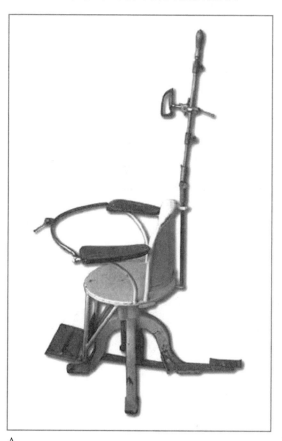

A

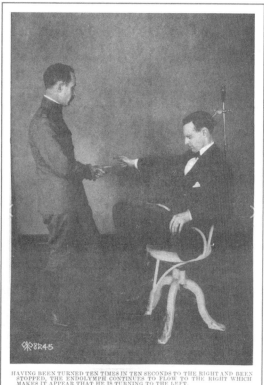

B

图 1-9　A. Bárány 椅。《全身旋转试验的背景与介绍》(Background and Introduction to Whole-Body Rotational Testing),作者:A. M. Goulson、J. H. McPherson 和 N. T. Shepard,2016 年。在 G. P. Jacobson 和 N. T. Shepard(编辑),《平衡功能评估与治疗》(Balance Function Assessment and Management),(347-364 页)。San Diego,CA,Plural Publishing。转载已获许可。B. 使用 Bárány 椅在停止旋转后行过指试验。转载请获得 http://www. goflightmedicine.com 的许可

1931年，Veits指出，Bárány提出的20s脉冲刺激时间过短，以至于在快速加速后半规管中的耳石(嵴帽)无法返回到初始位置。因此，Veits认为在Bárány的方案中，旋转停止时耳石可能仍处于偏移状态。为解决这一问题，Veits建议采用极缓慢的加速度，直至达到$180°/s$的恒速。在此速度下，Veits建议保持恒速旋转，直到耳石(嵴帽)复位。他通过观察眼震消失和眩晕感停止来判断耳石(嵴帽)是否复位。只有满足这些条件后，才停止Bárány椅的旋转，并记录旋转后眼震持续的时间。

1948年，van Egmond、Groen和Jongkees提出了对Bárány脉冲刺激试验的改进，采用了与Veits类似的方法，即缓慢加速至预定速度后突然停止旋转椅，随后记录旋转后眼震和主观性眩晕的持续时间。他们绘制了不同目标速度下的眼震反应曲线，并使用"嵴帽测量法(cupulometry)"一词来描述在更广泛频率范围内的前庭反应。

在20世纪40年代，前庭科学的研究领域开始关注线性加速度对前庭系统的影响。到了20世纪中叶，许多研究者利用改进版的人体离心机进行实验，例如Graybiel和Hupp(1946)，以及Graybiel、Niven、Walsh(1952)设计实验以探究线性向心加速度对椭圆囊的影响。这些研究可能是使用"现代"人体离心机和偏心旋转技术进行的前庭系统研究的先驱。不过，这些研究的主要限制在于缺乏具体测量眼动的方法，其报告通常仅限于记录患者的主观感受，如明显的身体倾斜和空间物体的视觉倾斜。

20世纪40年代初，继Bárány椅之后发展出的设备包括Hallpike、Hood和Byford椅(1952，图1-10)、Tönnies仪(1955，图1-11)、Frenckner和Preber椅(1956，图1-12)、Fluur椅(1960，图1-13)、Johnson和Taylor桌(1961，图1-14)，以及"Montandon的Girograph"(1955年，瑞士日内瓦；Montandon & Russbach，1955)、Stille-LKB转椅(Stille-Werner，斯德哥尔摩)和Heidelberg(海德堡)椅(Ey & Feldman，1964，图1-15)(McNally & Stuart，1967)。Guedry和Graybiel(1961)对20世纪中期军事机构、国内医院和实验室，以及国外实验室使用的转椅设备进行了经典综述，涵盖了离心机和其他运动刺激装置的特点及其基本使用原理。总的来说，从1907年到20世纪60年代，使用Bárány椅及其后继设备进行的旋转测试主要限于脉冲刺激法和嵴帽测量法。虽然一些改进提高了测试的效果，但在识别前庭病理方面结果的可靠性和敏感性仍然不佳。

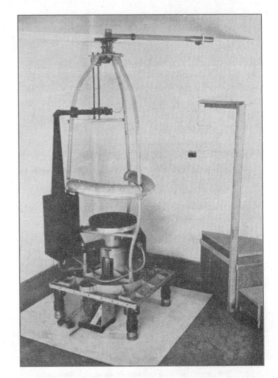

图1-10　Hallpike、Dix和Byford转椅(1952)。From "The Design, Construction and Performance of a New Type of Revolving Chair Some Experimental Results and Their Application to the Physical Theory of the Cupular Mechanism" by C. S. Hallpike, J. D. Hood, and G. H. Byford, 1952, Acta Oto-Laryngologica, 42(6), 511-538. Reprinted with permission.

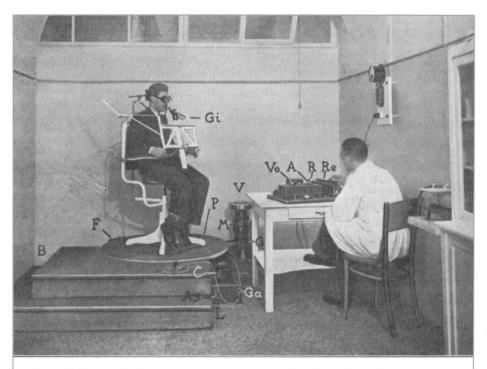

Fig. 8. Tönnies model of chair, consenting measuration of positive and negative angular acceleration, and of the ang. velocity.

P = Platform; M = Motor; V = Wheel; G = Friction joint; B = Basement; R = Thermoion. valve; Re = Rheostat; A = Amperometer; Vo = Voltmeter; L = Brake's lever; As = Brake's board; C = Cylinder of compressed air; Gi = Goniometer applied to the arrangement for the rigid fixation in the space of subject's head; F = Apparatus for the registration of the angular acceleration and velocity; Ga = trigger of brake's lever.

A

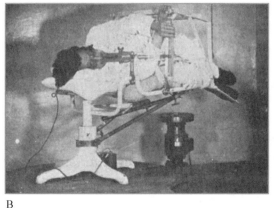

B

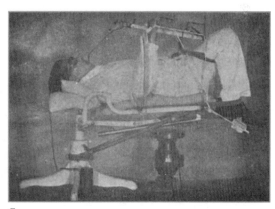

C

图 1-11　Tönnies 器械转椅早期型号。椅子旋转的方向可根据研究的眼震方向修改：水平眼震（A）、垂直眼震（B）和扭转眼震（C）。From "On Acceleratory Stimulation," 1955, Acta Oto-Laryngologica, 45（Suppl. 122），22-44. Reprinted with permission.

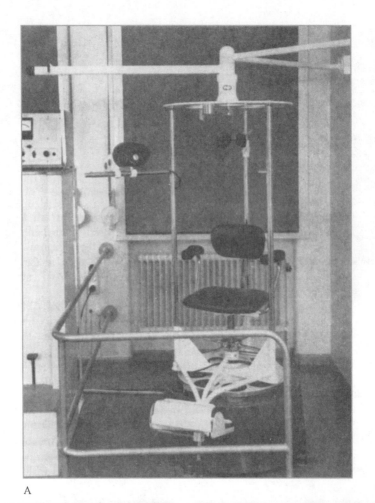

A

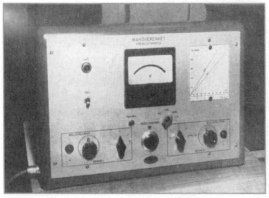

B

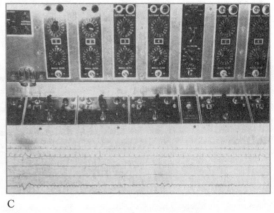

C

图 1-12 Frenckner 和 Preber 椅。A. 转椅;B. 电脑控制台;C. 眼震打印装置。From "Relationship Between Vestibular Reactions and Vegetative Reflexes, Studied in Man by Means of a Revolving Chair of New Design" by P. Frenckner, and L. Preber, 1956, Acta Oto-Laryngologica, 46(3), 207-220. Reprinted with permission.

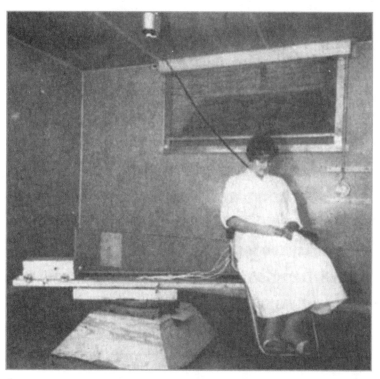

A

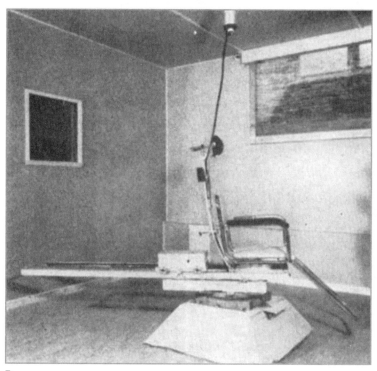

B

图 1-13　Fluur 转椅。A. 用于鼻枕偏心旋转的转椅。B. 定位为耳间轴偏心旋转的转椅。From "A Novel Rotary Chair" by E. Fluur, 1960, Acta Oto-Laryngologica, 52：1-6，210-214. Reprinted with permission.

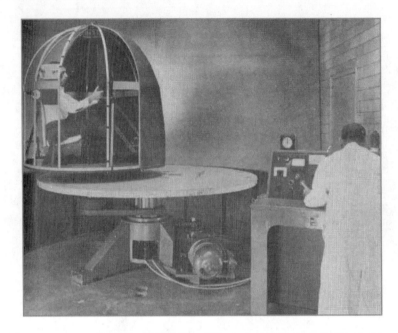

图 1-14　Johnson 和 Taylor 转椅。From "The Importance of the Otoliths in Diso-rientation" by W. H. Johnson, 1964, Aerospace Medicine, 35, 874-877. Reprinted with permission.

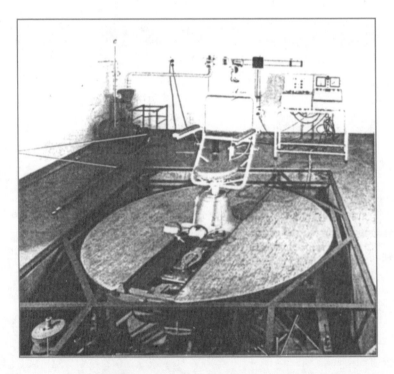

图 1-15　Heidelberg 椅。From "Der Heidelberger Planeten-Drehstuhl, eine neuartige Mehrzweck-Drehstuhlanlage für Vestibularisreflexprüfungen" by W. Ey, and H. Feldman, 1964, Archiv Ohren-,Nasen-u. Kehlko-pfheilk. 184, 73-80. Reprinted with permission.

早期的旋转椅主要依靠手动操作产生刺激,或者使用效率低下的电机和转盘进行电力驱动。直到 20 世纪 60 年代末至 70 年代初,计算机控制的精确扭矩电机才得以引入,从而实现了更一致、更可靠的刺激,以及更优的测量指标。

20 世纪早期,旋转研究及其在临床上的应用进展较慢,这在一定程度上受限于当时前庭生理学的发展水平。其中一项重要成就是 1906 年 Róbert Bárány 发布的研究"来自耳前庭器官反射性引起的节律性眼震及其伴随现象的研究"(Nylen,1965),该研究详细描述了前庭双温反应,Bárány 因此在 1914 年被授予诺贝尔生理学或医学奖。尽管如此,前庭医学的其他领域并未获得诺贝尔奖的认可。因此,前庭双温试验成为耳鼻喉科发现迷路病变和评估正常前庭功能的重要里程碑。鉴于前庭双温试验的成功,以及当时旋转试验数据的不确定性,旋转试验的重要性可能被简单且广泛应用的前庭双温试验所掩盖。

四、20 世纪中后期的转变

在 20 世纪中叶,由于前庭双温试验在诊断前庭疾病方面的高灵敏度而受到广泛欢迎,而旋转椅试验因其结果不稳定而受到较少关注。然而,随着 20 世纪后半叶计算机技术的广泛应用和前庭生理学知识的积累,特别是 1979 年 Raphan、Matsuo 和 Cohen 关于神经整合器和速度存储机制的发现,旋转测试得以再次发展,逐渐成为临床和研究领域中评估前庭功能的专业工具。

从 20 世纪 60 年代末至 70 年代初,小型计算机技术的进步极大地改善了临床生理检查方法,包括转椅检查。随着个人电脑的普及,新型扭矩电机的引入显著提高了刺激的精准度和稳定性,减少了振动噪声,改善了测量的可重复性,并解决了使用 Bárány 椅手动制动时常见的不确定性。此外,1948 年 Emil du Bois-Reymond(1818-1896)发明的角膜视网膜电位技术,开启了客观测量眼震的新纪元。通过眼震电图记录角膜视网膜电位,使量化眼震成为可能,克服了以往依赖主观观察确定旋转后眼震衰减反应的局限,从而提升了旋转测试分析的敏感度。

在 20 世纪 60 年代末至 70 年代期间,旋转椅的研究数量急剧增加。此间,新型直线滑轨技术的开发和应用,以及更先进的偏角旋转椅(及房间)的研发,极大地推动了前庭眼反射参数和刺激范式的发展。Niven、Carroll Hixson 和 Correia(1965)设计的"Coriolis 加速平台"能够产生 16 英尺/秒的线性加速度,最大线性加速度达到 3g(McNally & Stuart,1967),这是首次报道线性加速度引发眼震的案例。然而,构建和运用这类设备对实验室空间和预算要求较高,线性滑轨设备成本昂贵。Johnson 和 Taylor(1961)为满足这些大规模实验的需求,设计了一个电驱动的旋转平台,其上安装了一个反向旋转的转台,位于主平台中心偏心 2 英尺的位置(图 1-14)。该设备主平台转动一次,反转台便反向旋转一次。Johnson 指出,这种偏心驱动的平台能够产生水平眼震,若有更多研究时间,可能会应用于前庭实验室的常规测试。

角膜视网膜电位技术的发现,促使旋转诱发眼震的研究获得了指数级的增长。Mathog(1972)是首位详细描述正弦加速度测试中眼震分析的各种响应参数的研究者,报告中涵盖了在低、中、高频加速时正弦旋转的优势偏向和 VOR 增益。这种分析方法为当前正弦旋转分析奠定了理论基础(Goulson,McPherson & Shepard,2016)。Wilmot(1966)提出对前庭系统进行全面检查,包括通过转椅测试测量运动感知阈值,利用定制转椅和单眼眼震电图(EOG)记录前庭阈值的检测指标。Dix、Hallpike 和 Hood(1963)对这一方法进行了改进,引入了直流电放大技术,以记录持续的眼位偏移和动态眼动,创新了前庭阈值反应(如听觉阈值)的记录方法。Wilmot(1966)还可能是首位描述旋转测试作为前庭疾病早期筛查工具的研究者,他主张使用角旋转记录阈值,早期识别前庭疾病,促进相应的医疗干预(McNally & Stuart,1967)。

　　自20世纪70年代起,设备制造商开始注重提升信号处理技术。无论是记录眼位反应(例如EOG和VOG)还是记录旋转刺激,技术进步都非常显著。特别是随着转椅驱动技术从直流转矩电机升级到交流转矩电机,刺激传递的质量得到了显著改善。现代电机能提供极高精度的刺激,基本无振动噪声,且其性能不会因受测者体重变化而下降。

　　军事和航空航天领域对人体离心机的研究一直保持极大的关注。1964年,William J. White发表了一本详细讨论离心机在航空航天医学历史中应用的书籍,介绍了使用旋转系统来研究各种环境对人类前庭系统影响的实验。早在1935年,军事和航空工业就在人体离心机的开发和生产上占据了领先地位。位于俄亥俄州里弗赛德的Wright Field Centrifuge(现归属于Wright-Patterson空军基地)拥有北美第一台人体离心机(图1-16)。直至今日,最大型、最强大的人体离心机建于1950年,位于宾夕法尼亚州沃特明斯特的Johnsville海军航空发展中心(图1-17)。该离心机的半径为50英尺,运转速度达到175英里/小时时能产生40g的加速度,其作用对确保航空任务的成功至关重要,使用至2004年后退役,并在后来重新启用。其历史资料及原始的Mercury 7号Johnsville gondola保存至Johnsville离心机和科学博物馆。与Johnsville离心机齐名的是位于斯德哥尔摩的Karolinska离心机,同样令人印象深刻,半径40英尺,能产生30g的加速度(图1-18)。最后,Guedry、Kennedy、Harris和Graybiel在1962年报道了4名军人在佛罗里达州Pensacola慢速旋转房间进行为期2周的试验,未观察到任何心理或生理影响。

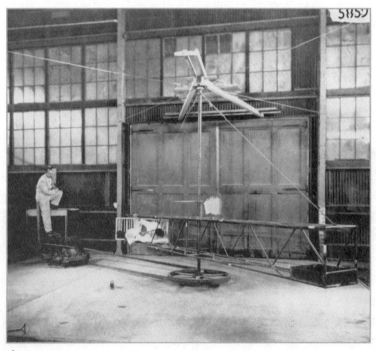

A

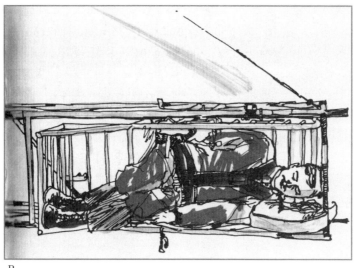

B

图 1-16 Wright Field Centrifuge（1935）。A. H. G. Armstrong 和 J. W. Heim 博士的北
美第一台人体离心机，由半径 10 英尺的管形铝框架组成，一端装有可调节
座椅（车厢）。Source：Reprinted with the courtesy of Special Collections and
Archives，Wright State University，Dayton，OH. B. 离心机厢内飞行员位置
示意图。From A History of the Centrifuge in Aerospace Medicine by W. J.
White，1964，Santa Monica，CA，Douglas Aircraft Company，Inc.

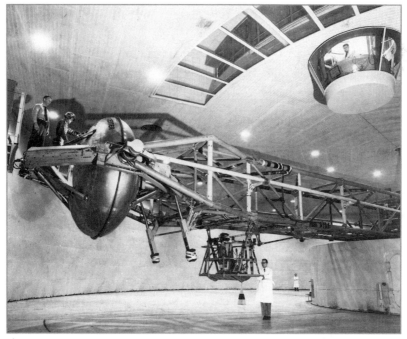

A

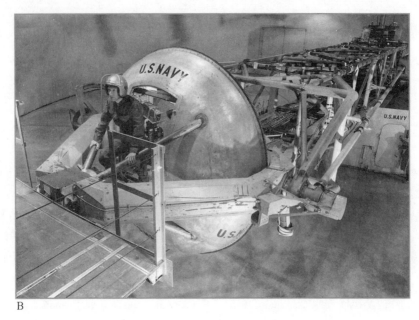

B

图 1-17　Johnsville Centrifuge,宾夕法尼亚州沃特明斯特(1950－2004)。约翰斯维尔海军航空研发中心(NADC)建造了迄今为止最庞大、最强的人体离心机,其半径为 50 英尺,可产生 40g 的重力加速度,速度高达 175 英里/小时。A. 重印自波音飞机公司。B. 重印自 Johnsville Centrifuge 科学博物馆

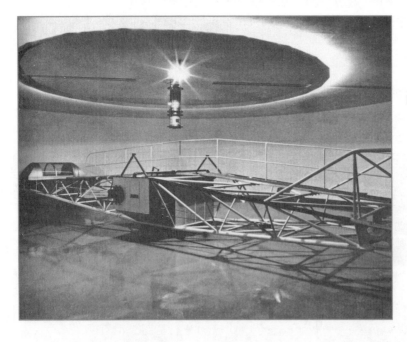

图 1-18　Karolinska Centrifuge,瑞典斯德哥尔摩(1954)。瑞典卡罗林斯卡学院航空和海军医学研究委员会建造了这台半径为 40 英尺,可产生 30g 重力加速度的人体离心机。Reprinted with permission from the Karolinska Institute, Department of Physiology and Pharmacology.

　　从 20 世纪 70 年代到 90 年代,临床上使用旋转椅进行的研究和评估数量急剧增加。这一时期出现了多种用于评估前庭反应的旋转椅设计,例如 Tönnies 设备(图 1-19)和 ICS,Inc. 转椅(图 1-20)。尽管这些系统的处理器较为庞大,分析过程相对复杂,但相比 20 世纪 50 年代的旋转测试,其刺激提供和眼动图(EOG)记录方法已经有了显著的进步。

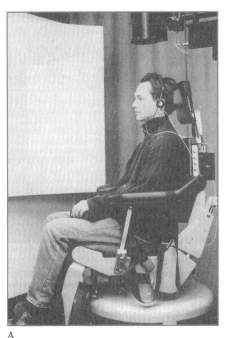

A

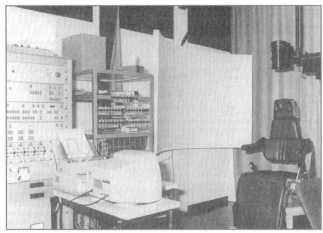

B

图 1-19　Tönnies 转椅（A）和电脑控制台（B）。From Normal Values of Post-Rotatory and Per-Rotatory ENG Parameters by R. Mösges, and L. Klimek, 1993. In I. K. Arenberg(Ed.)Dizziness and Balance Disorders：An Interdisciplinary Approach to Diagnosis，Treatment and Rehabilitation New York，NY，Kugler Publications. Reprinted with permission.

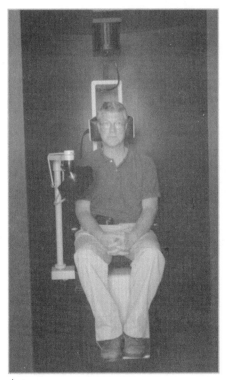

A

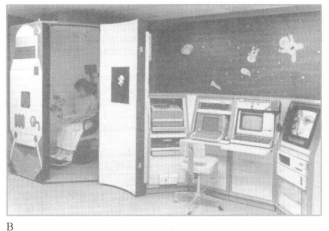

B

图 1-20　A. ICS 转椅。出自美国国立卫生研究院。B. 适用于儿童测试的 ICS 转椅。From Vestibular Assessment by D. G. Cyr，1991. In W. F. Rintelmann，Perspectives in Audiology Series：Hearing Assessment（2nd ed.，pp.739-803）. Boston，MA：Allyn & Bacon. Reprinted with permission.

五、当前的旋转测试

在过去20年里,旋转测试及其刺激的精度显著提升,尤其是在最近10年,前庭测试设备的发展速度迅速。视频头脉冲测试(vHIT)和眼源性前庭诱发肌源性电位(VEMP)的引入极大地丰富了前庭功能测试的范畴。旋转测试技术的进步也同样值得称赞,下面将回顾既往的成功探索。

现代旋转测试利用精确的刺激手段、高清数字显示技术和快速的红外视频眼镜,配合高精度的数字采样技术,使测试结果更加准确。MOOG平台(MOOG,Inc.,纽约州水牛城),(图1-21)为前庭系统研究提供了专业级的刺激方案。所有数据现在都可以通过专门的软件算法进行记录、测量和分析,极大地提高了对前庭功能障碍的诊断敏感度。此外,能在所有轴线(包括水平和垂直)上进行旋转的高度专业化的旋转椅,扩展了前庭科学研究的范围,比如阿拉巴马大学的"旋转倾斜椅"(图1-22)即这类设备的典范,它在挑战和重新定义前庭反应的传统

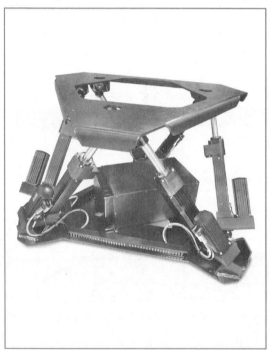 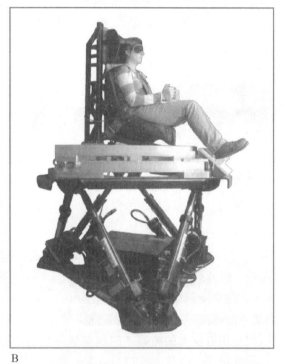

A   B

图1-21　A. MOOG六度运动平台的应用,经MOOG授权转载《沿着心理数字线移动:全身运动和数字认知的相互作用》(6DOF2000E). From "Moving Along the Mental Number Line: Interactions Between Whole-Body Motion and Numerical Cognition" by M. Hartmann, L. Grabherr, and F. Mast, 2012, Journal of Experimental Psychology: Human Perception and Performance. 38(6),1416-1427. Reprinted with permission.

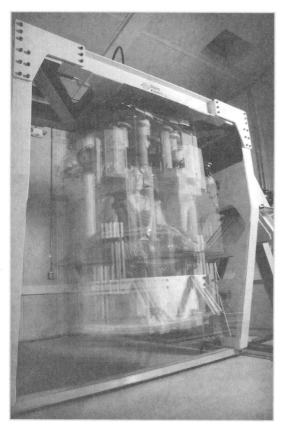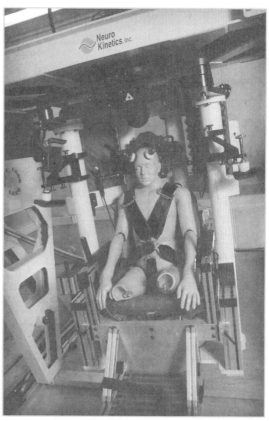

图 1-22 Roto 斜转椅。Source：Images courtesy of the University of Alabama, Tuscaloosa, AL.

理念方面发挥着重要作用。同时,人类定向障碍设备(HDD)如莱特-帕特森空军基地的 GRYPH-ON GL-6000(图 1-23),持续推动拓展人类认知界限。虽然这些设备最初是为军事和航空研究训练设计的,但在医学领域的应用潜力同样巨大。

　　尽管使用高级转椅和人类定位障碍装置(如"Roto Tilt Chair"和 GRYPHON GL-6000)在 Bárány 椅的时代看起来几乎不可想象,但仍须认识到前庭系统的生理极为复杂。仅凭一把椅子并不能全面揭示其生理机制。最终,正确解读这些复杂的生理反应是必要的。面对解读复杂结果的挑战,特别是考虑到目前一些旋转测试(如 OVAR 测试,详见第 8 章)在认知上的限制,似乎仍有巨大的障碍。回顾前庭评估的历史,从 Ernst Mach 和 Robert Bárány 的时代开始,始终贯穿一个核心真理——深入理解前庭的解剖和生理学是基础。Ewald 的法则和"半规管流体动力学理论"的提出,并不是因为复杂且先进的旋转设备,而是基于对刺激与生理反应间完美结合的深刻洞察。目前,前庭科学界需要一场新的复兴,使之更有效地服务于临床应用。通过基于详尽的生理学见解设计新的复杂刺激,利用先进设备进行研究,无疑将深化我们对前庭功能及其障碍的理解。

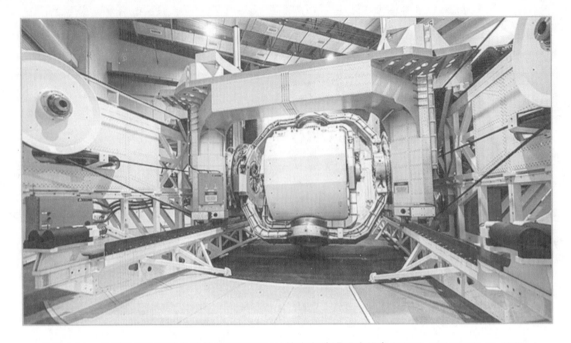

图 1-23　日耳曼医疗研究单位代顿(NAMRU-D)的定向障碍研究设备(DRD);GRYPHON GL-6000

美国海军给它起了个绰号"海怪(Kraken)"。GRYPHON 是一独特的研究平台,能够同时让 2 名受试者体验到水平面(yaw)、矢状面(pitch)、冠状面(roll)和垂直运动(heave)等多轴/多方向运动,同时承受高达 3GHz 的重力和线性加速度刺激。NAMRU-D 的使命是提供最佳航空医学和环境健康的解决方案,最大限度地保证军人的战斗力和生存能力,支持战场、舰队及未来任务的需求。NAMRU-D 位于俄亥俄州代顿的莱特-帕特森空军基地。Source:https://www. etcusa. com/ribbon-cutting-ceremony-for-etcs-gryphon-gl-6000-held-by-naval-medical-research-unitdayton-located-at-wright-patterson-air-force-base/. Reprinted with permission from VP Aircrew Training Systems Environmental Tectonics Corporation(ETC)and the Office of Public Affairs,Naval Medical Research Unit,Dayton,OH.

译者:吴子明　刘兴健　杜　一

第2章

外周前庭系统解剖生理学

一、前庭系统的作用概述

在较高进化程度的哺乳动物中,前庭系统负责在运动过程中为姿势定向提供基本稳定性(Gacek,2005)。尽管本体感觉系统、自主神经反射和视觉系统共同参与其中,但前庭中枢通路对于精准、高效地保持动静态姿势稳定所需的感觉协同和协调作用至关重要。前庭系统是大多数多细胞生物在运动中保持姿势稳定和控制的基础。因此,无论是从系统遗传学还是耳聋遗传学角度来看,前庭系统均被认为是最古老的中枢神经系统反射通路之一。

头和身体运动必须精准、充分地被转换为神经信号,从而有效地呈现给中枢神经系统,以此来实现对空间中头和身体运动的主观认识。

前庭系统主要是负责在短暂的头部运动期间提供这种有效的视觉稳定,以及保持正确的姿势和平衡。此外,前庭感觉器官传递给大脑的神经信号有利于在视网膜上提供稳定的视觉图像,这对于头动时产生代偿性眼球运动起决定性作用。如果没有这种补偿性的眼球运动,随着头的每一次运动都会出现视野模糊和视觉的"跳跃",称为振动幻视(Leigh & Zee,2006)。

二、外周前庭系统的解剖概述

前庭系统位于颞骨岩部里的耳囊内。耳囊是内耳的骨迷路,其中充满了外淋巴液,一种富含钠的细胞外液。膜迷路被包裹在骨迷路内,其中的耳蜗和前庭感觉终器浸泡在称为内淋巴的富钾液体中(Lysakowski,McCrea & Tomlinson,1998)。耳蜗和前庭系统的感觉端器官十分复杂,分别负责最终的听觉和感觉运动。前庭膜迷路内有五个感觉终器,负责在运动和静止时感知运动和姿势方向。这五个前庭感觉终器直接与第Ⅷ对脑神经形成突触,可产生由中枢神经系统协调的神经反应(Baloh & Honrubia,1998)。五个前庭感觉终器以及第Ⅷ对脑神经的2个前庭支,统称为外周前庭系统(图2-1),其解剖和生理非常复杂。尽管前庭系统的形式和功能已知甚多,但仍有许多未解之谜。不断进行的研究正揭示关于前庭系统的分子微观结构、蛋白质组学、神经反应特性和适应/补偿机制。

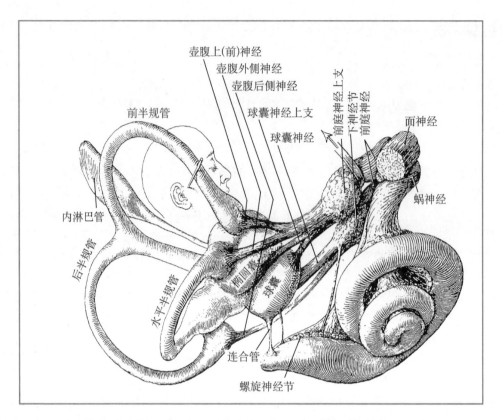

图 2-1 外周前庭膜迷路,显示前庭感觉终器(半规管、球囊和椭圆囊)及前庭神经上支和下支的神经支配。From Three Unpublished Drawings of the Anatomy of the Human Ear by M. Brödal, 1946, Philadelphia, PA, W. B. Saunders. In Cummings et al. (1998), Otolaryngology Head and Neck Surgery(3rd ed.), St. Louis, MO, CV Mosby. Reprinted with permission.

　　每个外周前庭系统由五个感觉终器和第Ⅷ对脑神经的 2 个前庭支组成。这五个感觉终器由两种初级前庭感觉器官组成:半规管的壶腹嵴和富含耳石基质的耳石器——囊斑(Lysakowski et al,1998)。每个前庭膜迷路内有三个半规管和两个囊斑。三个半规管,即水平半规管、前半规管和后半规管,负责感知角加速度,并根据其空间定向进行识别和标记(Lysakowski et al,1998);两个囊斑,即椭圆囊和球囊,负责感知重力、线性加速度和静态头位(Leigh & Zee,2006)。前庭毛细胞是所有前庭感受器的感觉功能的基础,它又分为Ⅰ型和Ⅱ型(Baloh & Honrubia,2001)。毛细胞通过生物电反应与第Ⅷ对脑神经形成突触。前庭神经根据相对解剖位置分为上支和下支,与蜗神经伴行。

三、前庭毛细胞受体

　　前庭终器的基础是毛细胞。与位于 Corti 器内的外毛细胞和内毛细胞类似,前庭毛细胞将机械力转换为神经动作电位(Baloh & Honrubia,2001)。

前庭内电位和毛细胞静纤毛束

所有前庭毛细胞的顶部表面都浸泡在富钾（K^+）的内淋巴中，其电位与$+80mV$的耳蜗内淋巴电位相比低得多，仅有$+5\sim10mV$（Baloh & Honrubia，1998）。每个前庭毛细胞表层延伸出的机械感应细胞器被称为静纤毛束。不同于对电传导敏感、富含快蛋白的耳蜗毛细胞及静纤毛束，前庭毛细胞及静纤毛束含肌动蛋白，进行鞭毛式运动（Baloh & Honrubia，2001）。Baloh 和 Honrubia（2001）提出前庭器官外围的毛细胞可能通过主动拉动壶腹嵴或耳石膜影响更中心位置的毛细胞反应，类似于耳蜗扩增和耳蜗外毛细胞对内毛细胞的影响。该假说尚未得到证实，但一定程度上解释了上述差别。此外，有研究报道静纤毛的偏转与其位移程度之间存在非线性转换可能（Baloh & Honrubia，2001）：静纤毛小位移对毛细胞受体的电位产生反应更偏向线性，而大位移产生的电位在毛细胞受体反应接近饱和时变为非线性。这可能是杯形摆模型的一个关键组成部分，将在本文的后续章节中讨论。

前庭毛细胞种类　前庭毛细胞分为Ⅰ型和Ⅱ型（图 2-2）。Ⅰ型前庭毛细胞呈球状，通常有一个单一的传入突触，其末端神经末梢称为杯状或盏（Lysakowski et al，1998）；这个盏型神经末梢完全包绕毛细胞基部。Ⅱ型前庭毛细胞呈圆柱形，通常有多个小得多的传出和传入神经

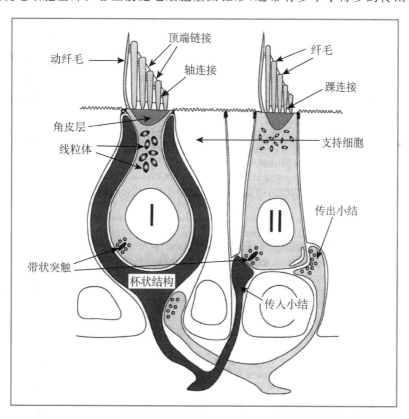

图 2-2　Ⅰ型和Ⅱ型前庭毛细胞及其各自的神经支配。From Baloh and Honrubia's Clinical Neurophysiology of the Vestibular System（4th ed.）by R. W. Baloh, V. Honrubia, and K. A. Kerber, 2011, New York, NY, Oxford University Press. Reprinted with permission.

末梢,称为"结"(boutons)(Lysakowski et al,1998)。在所有感觉上皮中,Ⅰ型和Ⅱ型感觉毛细胞有明确的形态学组织。一般而言,具有较大盏型神经末梢和较大直径传入神经纤维的Ⅰ型毛细胞主要位于各种前庭上皮的中心,而Ⅱ型毛细胞则更常分布在周围(Baloh & Honrubia,2001)。

在人类前庭终器中,半规管壶腹嵴中约有 23 000 个毛细胞(包括Ⅰ型和Ⅱ型),两个囊斑中约有 52 000 个毛细胞(Baloh & Honrubia,2001)。Ⅰ型和Ⅱ型毛细胞在前庭终器中几乎以1:1 的比例存在(Harsha,Phillips & Backous,2008)。Ⅰ型和Ⅱ型毛细胞的生理功能差异在于传入神经支配不同,而非形态差异。这些神经支配差异对前庭传入神经的调节至关重要,稍后将更详细地讨论。

四、半 规 管

半规管(SCC)和各自的壶腹嵴感知角加速度。水平半规管,也称为外半规管,负责感知头部或身体在水平或左右摇摆(yew)平面上的角运动。水平半规管的前部从水平面向上倾斜约 30°,连接外耳道和外眦,即 Reid 基线(Della Santina,Potyagaylo,Migliaccio,Minor & Carey,2005),见图 2-3。前半规管,也称为上半规管,主要负责感知滚动(侧偏 side-to-side)平面上的角运动。前半规管的方向与水平半规管约呈 90°(Della Santina et al,2005)。后半规管,也称为下半规管,负责感知前后或俯仰颠簸(pitch)平面的角运动。后半规管与水平半规管方向约呈 92°。后半规管和前半规管彼此方向约呈 24°(Schwarz & Tomlinson,2005)。

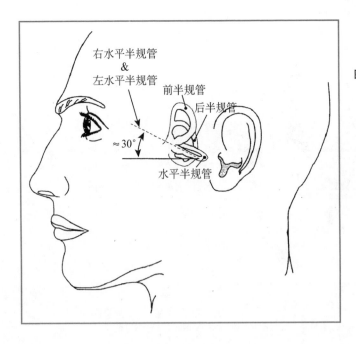

图 2-3　水平半规管相对于水平面的方向。水平管的方向与水平面近似成＋30°的角度,这形成了从耳屏到眼外眦的一条假想线,称为 Reid 基线。From Barin, K. & Durrant, J. (2000). Applied physiology of the vestibular system. In P. R. Lambert & R. F. Canalis(Eds.). The Ear: Comprehensive Otology, Philadelphia, PA, Lippincott Williams & Wilkins. Reprinted with permission.

综上,半规管表现出彼此正交(相互垂直)的关系,类似两个连接在房间角落的墙壁和地板的关系,形成三个互相成直角的表面(图2-4)。由于三个半规管之间的正交关系略不完美,以及头部或身体运动很少只涉及(如果有的话)单一运动平面,仅来自前庭迷路单个壶腹嵴的兴奋是极不可能的(Barin & Durrant,2000)。因此,几乎可以肯定的是,在正常的日常活动中,一个神经突触产生于两个或全部的三个壶腹嵴。

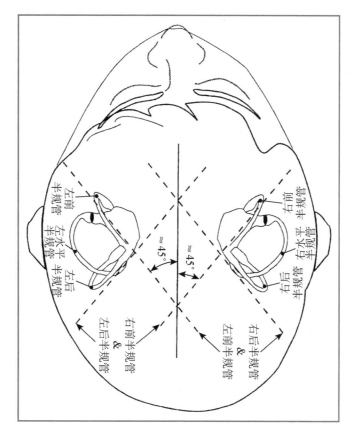

图2-4 半规管的正交或共面关系,显示右前、左后管(RALP平面)、左前、右后管(LARP平面)、左右水平管的正交平面关系。From Barin, K. & Durrant, J. (2000). Applied physiology of the vestibular system. In P. R. Lambert & R. F. Canalis(Eds.). The Ear: Comprehensive Otology, Philadelphia, PA, Lippincott Williams & Wilkins. Reprinted with permission.

(一)半规管壶腹嵴(嵴帽)

半规管弓弯曲均约240°(Gulya,1997),有两个不同的末端脚,一个封闭的壶腹端脚和一个开放的末端脚。半规管弓的开放端与同侧迷路的共同前庭池相连,允许内淋巴自由的流动进出每个半规管。水平半规管的开放端脚直接与前庭相连,但前半规管和后半规管的开放端脚在与前庭相连之前首先汇聚形成了一个总脚。半规管弓的另一端脚被称为壶腹,呈膨胀或球根状,约为对应半规管拱形弓直径的2倍(Gulya,1997)。壶腹部末端都被密封流体隔断——壶腹嵴帽"阻塞"(图 2-5)。壶腹嵴帽是一个凝胶块,与周围的内淋巴密度大致相同。壶腹嵴帽紧贴在整个壶腹腔内,形成一个液密隔断。虽然壶腹嵴帽在结构上没有与壶腹腔相连,但由于细胞膨胀压力,壶腹开口被壶腹帽"密封"(Lysakowski et al,1998)。壶腹嵴帽与周围内淋巴的密度匹配至关重要,以此确保不因头部在空间中某些方向上产生的潜在负重力矢量而对嵌在壶腹嵴内的感觉上皮施加静息力。

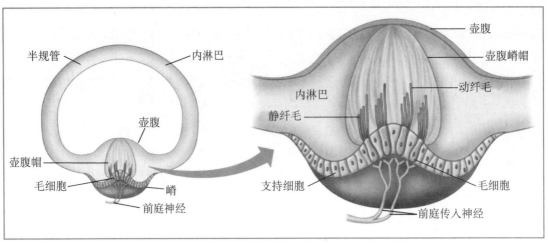

A

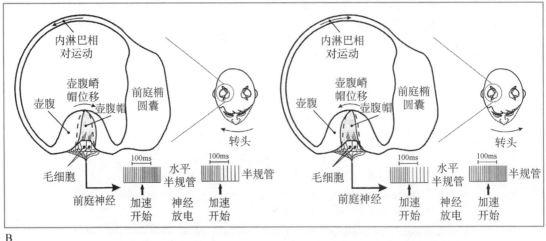

B

图 2-5　A. 半规管壶腹嵴帽在每个半规管壶腹末端的周围壁上形成一个液密隔断。壶腹嵴帽内嵌有大量静纤毛束,在空间中响应头的角加速度而偏转。From Principles of Human Physiology(6th ed.)(p. 323) by C. L. Stanfield, 2017, Pearson Education. Reprinted with permission. B. 通过头部旋转,液密的壶腹嵴帽和下面的静纤毛束发生偏转,产生兴奋或抑制反应。From Barin, K. (2009). Clinical neurophysiology of the vestibular system. In Katz et al. (Eds.). Handbook of Clinical Audiology(6th ed.). Baltimore, MD: Lippincott Williams & Wilkins.

(二)壶腹嵴和半规管神经感觉上皮

壶腹嵴帽之下形成壶腹底部的是壶腹嵴,它容纳神经感觉上皮,包括感觉毛细胞和静纤毛束,这些最终形成了第Ⅷ对神经的神经突触(见图 2-5)。静纤毛束穿过每一个感觉毛细胞的表皮层,并嵌入周围壶腹帽的胶质团中。单个静纤毛束由 100～200 根静纤毛和一根动纤毛组成,通过微管连接在一起,称为尖链(tip-links)(Gacek,2005)。半规管不同,动纤毛相对于静纤毛束的极向也不同。水平半规管的动纤毛位于前庭侧,而前后半规管的动纤毛位于管侧(Lysakowski et al,1998)。动纤毛的极向至关重要,因为动纤毛朝向或远离静纤毛的偏转将决定极化类型,其下前庭毛细胞的生物电反应(图 2-6)。静纤毛束朝向动纤毛的偏转导致钾离子转导至毛细胞内,产生去极化。正如 Harsha、Phillips 和 Backous(2008)所描述,这种流入导致毛细胞静息膜电位正向化,继而打开细胞基底侧的电压门控钙通道。随后增加钙流入及兴奋性神经递质谷氨酸的释放,导致传入前庭神经元的放电率增加。静纤毛束远离动纤毛的偏转导致其下毛细胞超极化,并引发抑制性生物电反应(Barin & Durrant,2000)。突触传入前庭神经纤维的动作电位随之下降(图 2-6)。

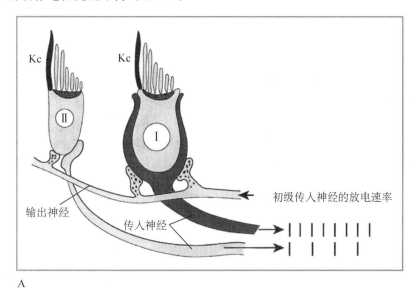

A

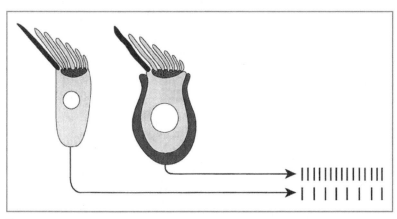

B

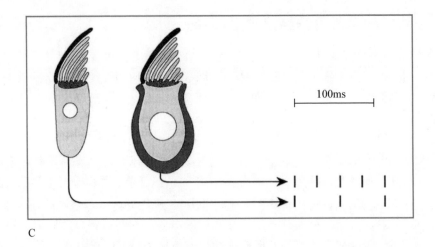

C

图 2-6　半规管嵴帽偏转导致嵌在嵴帽内的静纤毛随之偏转。A. 在静息时（没有头部运动），潜在的静息神经电位（发射速率）约为每秒 90mV。B. 动纤毛偏离静纤毛束的偏转导致毛细胞去极化，随后静息神经放电速率增加，超过静息神经速率 90mV/s（兴奋）。C. 动纤毛向静纤毛束的偏转导致毛细胞过极化，随后静息神经放电速率下降到每秒 90mV 以下（抑制）。From Baloh and Honrubia's Clinical Neurophysiology of the Vestibular System（4th ed.）by R. W. Baloh, V. Honrubia, and K. A., Kerber, 2011, New York, NY, Oxford University Press. Reprinted with permission.

　　静纤毛朝向或远离动纤毛的偏转是对特定半规管平面内角加速度的响应。自由流动的内淋巴滞后并对壶腹帽施加水压。因此，在与头部旋转相反的方向上，壶腹帽被滞后的内淋巴流动所偏转。由此产生的嵌入的静纤毛束的位移，无论是朝向还是远离运动纤毛，都使其下的感觉毛细胞极化。根据诱导出的不同极化，兴奋性或抑制性神经突触被应用到传入前庭神经纤维（图 2-6）。

　　同平面半规管生理学　三个半规管均以这样一种方式来定向，即来自一个耳囊的特定壶腹嵴的极化与来自另一侧耳囊的半规管的极化拮抗但互补。因此，当右侧耳囊发生特定半规管的去极化（兴奋）时，左侧耳囊的互补半规管发生超极化（抑制）（Baloh & Honrubia，1998），见图 2-7。水平半规管彼此互补。然而，由于半规管之间的正交关系，一对耳囊的对立的前后管彼此互补。这意味着，一个耳囊的前管与另一个耳囊的后管在同一平面上。这个同向通常被称为共面（同平面）（Baloh & Honrubia，1998）（图 2-4）。具体来说，右侧前半规管与左侧后半规管平行，通常被称为兴奋/抑制的 RALP（右前左后）平面。相反，左侧前半规管与右侧后半规管平行，这通常被称为兴奋/抑制的 LARP（左前右后）平面。左右相反的水平半规管也是如此（图 2-4）。正是这种同平面朝向通常被称为推拉式排列，使得一个半规管总是处于兴奋状态，而与其互补的半规管总是处于抑制状态（图 2-7）。这种推拉式排列的优点有三方面：①如果一个迷路发生损伤，它有更高效的功能恢复或代偿；②除每个迷路彼此独立或具有相似的极化外，它还允许两个迷路之间有更大的神经差异；③它提供了一种生理冗余来检测头部运动，尽管由于迷路病变导致了来自整个迷路的神经活动抑制（减少）（Gacek，2005）。后面将更详细地讨论这些问题。

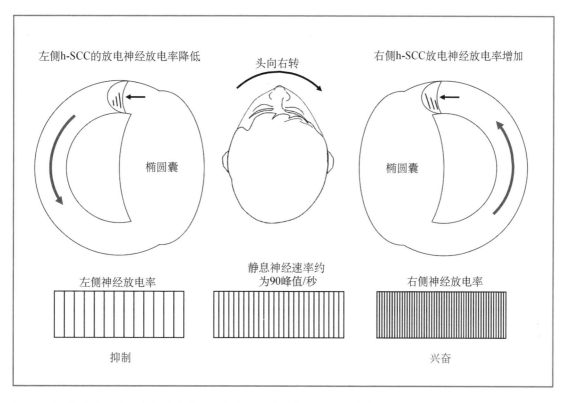

左侧h-SCC的放电神经放电率降低

头向右转

右侧h-SCC放电神经放电率增加

椭圆囊

椭圆囊

左侧神经放电率

静息神经速率约
为90峰值/秒

右侧神经放电率

抑制

兴奋

图2-7　图像描述了水平半规管内的壶腹帽和其下的静纤毛在响应右转头时的左右偏转。较粗箭头表示内淋巴流向。右壶腹帽偏斜向球囊(壶腹嵴瓣刺激),导致静纤毛偏斜向动纤毛,随后神经放电率增加。左壶腹帽偏斜远离球囊(朝向管部,或壶腹托刺激),导致静纤毛偏斜远离动纤毛,随后神经放电率下降。Adapted from Barin,K. & Durrant,J.(2000). Applied physiology of the vestibular system. In P. R. Lambert & R. F. Canalis(Eds.).

(三)壶腹帽生理和半规管功能的壶腹帽钟摆模型

　　壶腹生理和半规管嵌入的神经感觉上皮的主要功能是机械地将有角度的头部运动,特别是加速度,整合到传入神经反应中,最终编码为眼速反应。壶腹帽的力学特性被比作壶腹内的一个阻尼扭摆,它的位移可以用数学方法描述和预测(通过壶腹帽力学的钟摆模型)(Baloh & Honrubia,1990;Leigh & Zee,2006)。在头部加速度的作用下,壶腹内的黏弹性壶腹帽发生位移(偏转),随后嵌入的静纤毛发生剪切运动。头部加速的任何变化都会不断地改变"钟摆"壶腹帽的机械特性,导致不断变化的神经信号被传递到传入神经纤维。正因为如此,壶腹帽经常被称为加速度计,因为它可以识别和监测头部或身体加速度的变化。据报道,半规管对小到 $0.1°/s^2$ 的头部加速度非常敏感。这相当于在大约 90s 内完成一次 360°旋转(Harsha et al,2008)。此外,半规管感觉上皮的工作频率范围在 0～20Hz 之间,远远超出日常生活活动的 1～6Hz 功能范围(Schubert & Shepard,2008)。然而,在恒定和持续的速度下(加速度不变),壶腹帽的黏弹性特性变得显著,并导致它以指数衰减的时间过程返回到其静止位置(与钟摆模型一致)。虽然壶腹帽时间衰减尚未在人类中直接测量,但估计约为 6s(Leigh & Zee,2006)。

换句话说,尽管保持恒定速度,但在突然加速之后,黏弹性壶腹帽大约需要 6 s 才能恢复到静止位置。这种壶腹帽力学的钟摆模型是众所周知的,它反映了前庭系统对加速度而不是速度的反应。因此,壶腹帽力学的钟摆模型也形成了理解正常前庭生理、病理的数学预测结构(Leigh & Zee,2006)。

五、耳石感受器

耳石感受器,统称为囊斑,由椭圆囊和球囊组成。椭圆囊位于眼眶的正后方,而球囊位于上颌窦后方(图 2-8)。每个耳囊内的椭圆囊和球囊的方向大致分别在水平和垂直平面上(图 2-9)。囊斑的解剖方向大约是,每个耳石的上皮彼此呈 90°(或直角)。半规管负责感知角加速度,而耳石器负责感知线性平面上的平移加速度。具体来说,每个耳石器都被描述为一个弯曲的囊,在头部运动时感知重力、线性、切线和向心力(Leigh & Zee,2006)。

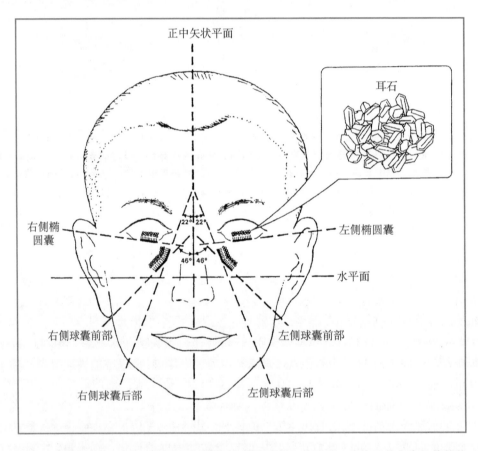

图 2-8　囊斑在直立状态下相对头部的解剖位置和方向。虚线进一步表示每个半规管的相对方向。插图描述了每个囊斑表面的耳石层。From The Physiology of the Vestibuloocular Reflex(VOR)by B. Cohen and T. Raphan, 2004, New York, NY, Springer. Reprinted with permission.

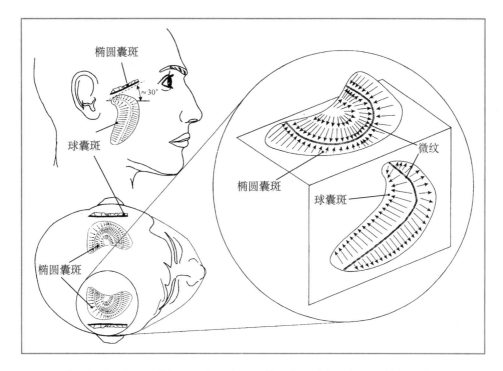

图 2-9 囊斑相对于水平面的解剖位置和方向。箭头表示动纤毛相对于静纤毛束的方向,以及负责刺激毛细胞的线性力的方向。From The Ear: Comprehensive Otology by Barin, K. & Durrant, J. (2000). Applied physiology of the vestibular system. In P. R. Lambert & R. F. Canalis (Eds.). Philadelphia, PA, Lippincott Williams & Wilkins. Reprinted with permission.

(一)椭圆囊解剖

椭圆囊是一个形状奇特的椭圆管,向后和向下倾斜 25°～30°,向外侧倾斜约 10°(图 2-10)。这个方向几乎与水平半规管的方向相同。由于正常的头部位置使立体定向平面随着下巴向下倾斜约 25°,在日常生活活动中,这两个结构通常都位于它们的最大灵敏度平面上(Schwarz & Tomlinson,2005)。正如 Ewald 第一定律指出,被刺激时最大的传入兴奋(和抑制)都发生在半规管所在的空间平面上。尽管 Ewald 定律仅描述了半规管的功能,但从椭圆囊刺激中也可以推导出类似(尽管更复杂)的模式。

椭圆囊内含有感觉上皮细胞,可将水平线性加速转化为神经传入信号。同样位于椭圆囊内的有水平半规管弓的开口端,以及前/后半规管总脚的开口。内淋巴在每个半规管的非壶腹端和椭圆囊之间自由流动。椭圆囊空间的前下壁内存在椭圆囊-内淋巴瓣,它从内淋巴管延伸出,终止于内淋巴囊。这个瓣膜被认为被动地释放多余的内淋巴压力(Gulya,1997)。

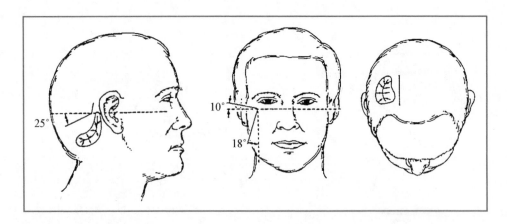

图 2-10　囊斑相对于水平面的平面定位。在矢状面和冠状面上分别详细描述其解剖位置的不同角度。From Physiology of the Vestibular System by Schwarz, D. W. F., and Tomlinson, R. D., 2005. In Jackler and D. E. Brackman, (Eds.), Neurotology (2nd ed.) (p. 96), Philadelphia, PA, Elsevier Mosby. Reprinted with permission.

(二)球囊解剖学

球囊是一个扁平的囊,位于垂直的副矢状面上,其下端向外偏转约 18°(Schwarz & Tomlinson,2005)。它位于椭圆囊下方,与椭圆囊近似成直角(图 2-8,图 2-10)。球囊解剖学上特别值得注意的是它靠近耳蜗。在所有的前庭末梢感受器中,球囊内淋巴腔是唯一一个通过连接管与耳蜗直接相连的器官(图 2-1)。球囊和椭圆囊通过导管连接。球囊内含有感觉上皮细胞,可将垂直线性加速度转化为神经传入信号。

(三)耳石定位

耳石器在空间上的定位是理解其生理功能的关键。给定每个末梢感受器在空间中的定位,球囊定位方式是为了感应无处不在的重力、头部的头-尾运动和上下(垂直)矢量中的线性加速度。椭圆囊定向几乎水平,因此可以检测头部倾斜、前后(水平)头部加速度和横向(左右)线性头部加速度(Harsha,Phillips,& Backous,2008)。简而言之,球囊感受垂直的线性加速度,而椭圆囊感受水平的线性加速度。

(四)耳石感觉上皮

椭圆囊和球囊耳石器的微结构和感觉上皮非常复杂。它与半规管相似,每个都包含一个感觉毛细胞网络,包含顶端连接的静纤毛束和单个动纤毛(Harsha et al,2008)。此外,每个耳石器都含有从角质层板延伸出来的胶状物质,称为耳石膜。与壶腹相似,动纤毛和静纤毛均嵌在耳石膜内。然而,耳石膜与位于半规管内的壶腹嵴帽有很大不同。耳石膜是一个复杂的三膜层,厚度约为 $35\mu m$(Harsha et al,2008),最上层是含有浅表重力敏感钙的沉积层,称为耳石(图 2-11)。Harsha 和同事(2008)详细报道了耳石膜结构:底部凝胶层厚度约为 $10\mu m$,包埋了前庭毛细胞的纤毛。膜的中间层呈网状,大约 $10\mu m$ 厚,推测其可以分散耳石的局部剪切力。

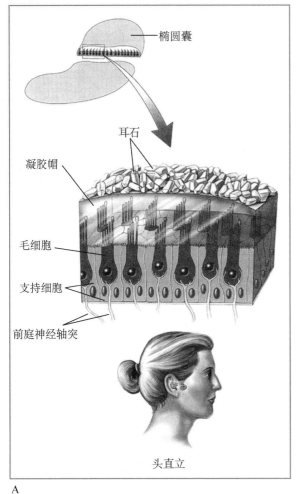
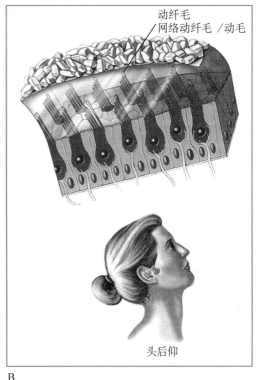

图2-11 A. 椭圆囊横切面显示三层基质,包括支撑细胞层、胶质层和最上层耳石层。在支撑细胞和胶质层内嵌有前庭Ⅰ型和Ⅱ型毛细胞。B. 囊斑生理表现为重力敏感耳石基质下的静纤毛束被剪切。类似的椭圆囊上皮移位也会发生在向前和横向线性移位的应答中。From Neuroscience: Exploring the Brain (4th ed.) by M. F. Bear, B. W. Connors, and M. A. Paradiso, 2016, Philadelphia, PA, Wolters Kluwer. Reprinted with permission.

也大约 $10\mu m$ 厚,是一个网状层,猜测它可以分散耳石的局部剪切力。最上的耳石层厚度约为 $15\mu m$ 。耳石是不同大小形状($0.5\sim30\mu m$)的方解石(或碳酸钙)盐晶体,密度为 2.7 g/cm^3 ,是内淋巴比重的两倍(Harsha et al,2008)。具体来说,耳石是由碳酸钙($CaCO_3$)与几种耳特异性糖蛋白结合而成(称为耳锥)(Söllner & Nicolson,2000)。最常见的与方解石(碳酸钙)相关的糖蛋白是耳锥-90(Wang et al,1998)和耳锥-95(Verpy, Leibovici & Petit, 1999)。

耳石膜及其耳石层提供了机械平动力最终转化为传入前庭神经信号的手段。这种对重力敏感的耳石膜的密度大约是周围内淋巴的 2 倍,形成了一个对惯性敏感的环境(Harsha et al,

2008）。因此，耳石膜能有效地滞后于头部运动过程中产生的任何重力、线性、切向或向心力（图 2-11）。这种响应"线性"加速度的滞后产生了重力方向上的剪切力，或相反的惯性，这反过来又产生了耳石膜下网格和凝胶层的剪切力，并导致嵌入的静纤毛和动纤毛的位移。静毛束随后的移位致底层感觉毛细胞的超极化（抑制）或去极化（兴奋），从而导致第Ⅷ对脑神经传入神经纤维的动作电位发生变化（Harsha et al，2008）。

1. **囊斑动纤毛排列** 囊斑并不像垂直半规管之间那种精确的推拉、正交共面排列。也就是说，右椭圆囊没有与左球囊相反的互补的全极化器官。然而，有研究报道在左右椭圆囊之间或类似地在每个球囊之间存在互补功能关系；即在左右椭圆囊之间或类似地在每个球囊之间（Leigh & Zee，2006）。每个囊斑在局部上被"分为"两半，即内侧和外侧半囊斑。半囊斑的区域划分沿着囊斑感觉上皮中心分布的小而致密的耳石区，其被称为微纹（图 2-9，图 2-12）。强有力的证据支持在类耳石器官受体之间一对半囊斑存在互补的"共面"排列（Leigh & Zee，2006）。这种半囊斑"共面"排列的独特优势复杂且重要，稍后将详细讨论。

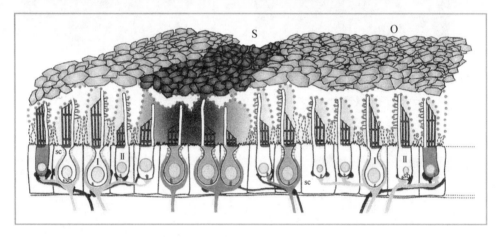

图 2-12 哺乳动物椭圆囊的横切面。椭圆囊中央被微纹（S）分成两侧，两侧为极化相反的毛细胞束。中央微纹毛细胞以Ⅰ型毛细胞（蓝色）为主，其动纤毛不在耳石细胞基质内（点状虚线）。微纹周和微纹外区域以Ⅱ型毛细胞（红色）为主，其动纤毛嵌于耳石基质内。耳石充盈于上皮表面，其中微纹区较小，密度较大。From The Mammalian Otolith Receptors: A Complex Morphological and Biomechanical Organization by A. Sans, C. J. Déchesne, and D. Demêmes, 2001. In P. Tran Ba Huy and M. Toupet. (Eds.), Otolith Function and Disorders (p. 10), New York, NY. Karger Publishers. Reprinted with permission.

半囊斑内的动纤毛相对于耳石器的微纹方向排列。在椭圆囊中，动纤毛朝向微纹，而球囊中，动纤毛远离微纹（图 2-9）。这种半囊斑排列的一个主要优点是每个耳石器都有感觉上皮排列和动纤毛定向，从而允许单个囊斑感受器产生超极化（抑制）和去极化（兴奋）。随后，动纤毛和静纤毛在耳石器整个表面上的任何线性力及随后的位移都能在每个迷宫路引起兴奋和抑制反应（Leigh & Zee，2006）。这种安排不仅允许前庭系统的冗余，而且有利于囊斑有效代偿（Leigh & Zee，2006）。这是因为每个耳石囊斑都能独立发挥功能，而不考虑对面耳石器的状态。

2. **耳石毛细胞受体特性** 囊斑中毛细胞的解剖和生理特性远比壶腹中的复杂（图 2-12）

(Gretsy,1996)。

　　第一,囊斑的感觉上皮含有反向极化的静纤毛束。第二,Ⅰ型和Ⅱ型毛细胞在神经感觉上皮上存在形态差异(图 2-13)。第三,在神经感觉上皮细胞中存在神经末梢和随后神经放电模式的二次异化(Gresty,1996)。第四,有研究表明,位于内侧和外围微纹外区域的静纤毛明显长于微纹内的静纤毛(Sans,Dechesne & Demémes,2001)。第五,在微纹中几乎没有壶腹下网状结构,形成一个较短静纤毛束游离的环境,导致与耳石膜缺乏任何衔接(Lim,1984)。这些发现使 Lim(1984)得出结论,微纹区域的(Ⅰ型)毛细胞可能高度特化,它们的相应偏转更多地由内淋巴阻力来诱发,而非耳石基质的剪切力。因此,微纹Ⅰ型毛细胞对速度更敏感,而不是位移。最后,Raymond 和 Demémes(1983)发现椭圆囊内侧和外周区的传出突触数量多于微纹区(图 2-12,图 2-13)。他们推测微纹外区的传出"感觉控制"更多,而微纹区的(传入)突触更多。Sans 等(2001)进一步总结了复杂的囊斑生理学。他们强调了一个事实,即位于微纹

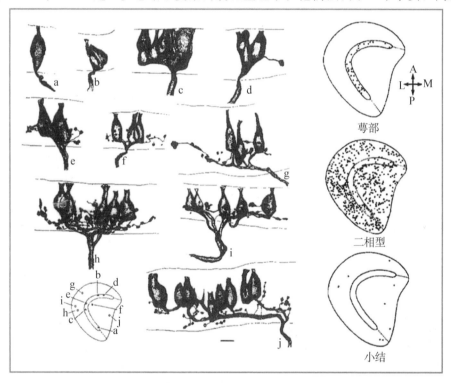

图 2-13　椭圆囊不同传入神经纤维和突触的形态组织。大盏神经末梢与Ⅰ型毛细胞的突触位于微纹区,而较小的纽扣末梢与Ⅱ型毛细胞的突触更常见于微纹外区。中等大小的二态末梢分布在微纹和微纹外区域。每种毛细胞类型和神经末梢类型的位置并不专属于每个区域,而是在每个区域内更常见。位于微纹区域的大型不规则Ⅰ型传入细胞与位于上皮细胞外围的Ⅰ型传入细胞之间存在更明显的生理差异。From Morphophysiology of the Vestibular Periphery by A. Lysakowski, and J. M. Goldberg, 2004. In A. M. Highstein, R. R. Fay, and A. N. Popper (Eds.), The Vestibular System (p. 97),New York, NY, Springer-Verlag. Reprinted with permission.

区的中央毛细胞对内淋巴的位移非常敏感,这将导致感觉细胞通过大口径(Ⅰ型)纤维迅速向中枢神经系统发送分期信息。Sans 和同事(2001)继续指出,这种信息将被广泛地改进和调节,这些反馈控制来自涉及Ⅰ型感觉细胞和盏的短环路,以及在相邻囊斑单元之间传递信息的上皮内传入网络。微纹外区对耳石膜的相对位移较纤毛束更敏感。由中直径或小直径纤维连接的感觉细胞会向中枢神经系统发送紧张信号,主要由涉及中枢传出神经元的长环路调节。

3. 囊斑上皮生理　每个囊斑内的不同上皮区域在形态和生理特性上存在明显差异。当考虑到每个上皮区域在检测各种线性加速度和向量的敏感性和应答性时,这一点尤其重要。总的来说,每个囊斑的内侧、外侧和中央微纹区域的不同解剖特性会以不同的方式处理相同的线性加速度(Sans et al,2001)。因此,囊斑内微纹所致的区域差异,将导致明显的功能差异,这一点已被证实。而微纹内侧和外侧半囊斑之间动纤毛的相反排布,形成了半囊斑具生理反应特性的独特而复杂的划分(Leigh & Zee,2006)。此外,鉴于微纹的曲率,其不仅描绘出内侧和外侧半囊斑,而且还创建了一个额冠面,该面对背腹侧(前至后)平面的线性加速度敏感。例如,每个椭圆囊具有一个在转向中线之前穿过背腹侧的微纹(图 2-14)(Barin & Durrant,2000)。椭圆囊前部会向上弯曲,以优化仰卧位或俯卧位的敏感度(Schwarz & Tomlinson,2005,见图 2-14。上皮细胞的这种向上偏转可能有助于椭圆囊额外的、独特的反应特性,这些特性尚未完全阐明。尤其是在直立(坐着)这种常在游乐园所经历的姿势时,这一特性对于纯背腹侧激发平面的力的阐述尤为准确,由于这种独特的半囊斑排列,加上囊斑本身并不是完全对齐的椭圆形终器,且不是纯粹在垂直或水平平面上定向,任何线性力都可能在每个囊斑上引起高度复杂的剪切模式。

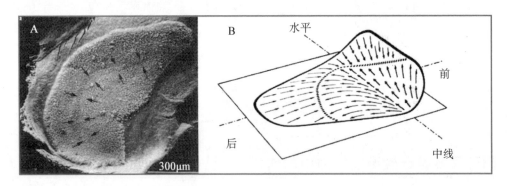

图 2-14　椭圆囊上皮层(A)和椭圆囊相对于水平面的解剖平面(B)。From Biomechanics of the Semicircular Canals and Otolith Organs by R. D. Rabbitt, E. R. Damiano, and J. W. Grant, 2004. In S. M. Highstein, R. R. Fay, and A. N. Popper (Eds.), The Vestibular System (p. 181), New York, NY, Springer-Verlang. Reprinted with permission.

根据囊斑不对称的非平面表面,结合囊斑的非线性(曲度)和跨上皮细胞的分化毛细胞类型形态排列,我们已开始掌握囊斑神经生理反应的复杂性。其沿水平和垂直平面内的多个线性向量诱发毛细胞激活,最终导致极其复杂的神经和眼部反应(Barin & Durrant,2000)。这不仅包括内侧矢状面、背腹面对力的线性敏感性,而且能使位于椭圆囊前部和后部的特定毛细胞群极化。总的来说,由于施加在头部的(临床)力的方向和类型不同,来自每个囊斑的各个上皮区域(以及微纹区域和微纹外区域)的神经反应存在很大差异。在评估和解释囊斑眼反射时,了解上述差异以及每个囊斑如何对不同的线性加速度和头部倾斜做出反应至关重要。显然,临床医生想要有效准确地进行耳石功能测试并加以解释,就必须了解囊斑的形态和生理差异。在第4章中,我们将详细介绍每个半囊斑(内侧和外侧)产生的不同囊斑-眼反应(VOR)。

4.囊斑传入神经特性 囊斑的各种传入特性进一步增加了耳石系统的复杂性。对单个耳石器毛细胞的细胞内记录表明,其对精确定义的定向力有优先反应(Halmalgyi & Curthoys,2007)。耳石毛细胞受体被选择性地调整到线性力的首选方向,任何偏离此向量都会导致神经反应的渐进式退化。这种形态在囊斑上产生偏振差异,以帮助细化从各个方向的线性力检测。Halmagyi 和 Curthoys(2007)解释了囊斑微环境的复杂性质。在每个囊斑的上皮上,"……受体毛细胞以规则的方式排列在每个囊斑上,因此每个细胞的动纤毛方向较相邻的动纤毛只发生了少量变化,导致每个囊斑呈现高度有序的极化向量排列。"最终这种方向相关的敏感性由动纤毛排列提供,而动纤毛由微纹控制,其本身并不沿着囊斑的线性位移,而呈弯曲状(图2-9)。

耳石毛细胞受体传入表现出三种额外的生理特性,进一步细化了其反应特征。第一,毛细胞受体传入信号表现出极化优势,即兴奋性方向的传入发射速率本质上比抑制性方向的传入发射速率更稳健。第二,毛细胞受体传入显示出方向性优势,其对同侧定向力更易产生反应。这尤其适用于椭圆囊,以更好地细化同侧定向线性力(Halmagyi & Curthoys,2007)。第三,耳石毛细胞受体传入表现出规则或不规则的放电速率(即使在休息时)。每种传入器的响应特性都是独一无二的,规则传入对维持力的响应最好,然后慢慢适应。不规则传入对突发性力量反应最好,然后迅速适应(Goldberg & Fernandez,1982)。反之,不规则传入对维持力的反应较差(如持续的头部倾斜或偏心旋转),而规则传入对突发的线性力反应较差。在本章最后讨论前庭传入信号的调谐时,将详细探讨传入信号的各种响应特征和传入信号速率与毛细胞特性之间的具体关系。目前,重要的是要理解这些特殊的反应特征带来的巨大优势,例如,发生在外周水平的对不同线性力的功能细化,甚至要早于中枢神经系统的进一步整合(Goldberg & Fernandez,1982)。这种功能和神经生理学的专门化进一步增加了与囊斑反应相关的临床评估、解释的复杂性及挑战。

(五)耳石器在检测线性力中的作用

耳石器负责各种重要的姿势反射、眼反射和自主神经反射。首先,最值得注意的是,耳石负责感知线性加速度和重力倾斜(Gresty & Lempert,2001)。耳石器不断地、共同地将无所不在的重力矢量与线性加速力向上整合,以确保身体在静止和运动时维持平衡所需的新"直立"。比如,一个人在即将驶出的火车(加速平台)上保持平衡的反应,身体重量向前推进程度取决于平台加速的方向和速度,以及耳石由重力引起的向上加速度矢量。身体必须与重力矢量和平行,综合从前庭脊髓反射传来的确切平台加速度,以此作出反应维持平衡。耳石器的第二个作用是协调一系列自主神经反射,特别是调节呼吸、血压和心率(Yates,Aoki & Burchill,1999)。这种自主神经反射被称为加压反应。最后,耳石负责与特定体位变化相关的眼球和头部代偿运动(Gresty & Lempert,2001)。这些代偿性反射共同提供了空间定向力。然而,空间方向的感知不仅涉及耳石器,本体感觉和视觉系统对耳石信号的整合也具有重要作用

(Berthoz & Rousié,2001;Lackner,1988;Van Nechel,Toupet & Bodson,2001)。上述系统对姿态的稳定至关重要,下面将进行简要讨论。

1. **耳石在感知转导力(线性加速度和重力倾斜)中的作用** 耳石系统负责三种不同类型的运动感知,以及在这些运动中协调适当的代偿性眼动。根据转导矢量的不同,首先,特定的囊斑负责在垂直和(或)水平平面上感知头部和(或)身体的线性加速度。其次,囊斑负责感知静态位移或头部在左右、俯仰轴或摇摆轴上的倾斜。最后,耳石器负责对重力的感知,其在囊斑上产生一种永远存在且向下的拉力。然而,囊斑毛细胞受体在响应这种向下引力时的剪切相当于在向上方向上始终存在的线性加速度(Tran Ba Huy & Toupet,2001)。囊斑检测线性加速度和头部倾斜变化的灵敏度已确定为低至 $1cm/s^2$(Berthoz & Rousié,2001),高达 $5cm/s^2$(Gretsy & Lempert,2001;Gianna,Heimbrand,& Gretsy,1996)。感知的延迟程度取决于对线性加速度和动态头部倾斜的感知分别为 $20\sim300ms$。大多数线性或倾斜变化的感知会产生头部或眼的代偿性反应,以保持姿势或凝视的稳定性。这些代偿反应以自动反射的形式发生,称为囊斑眼反射,这是耳石功能的第三个基本作用。第4章详细讨论了囊斑反射。

2. **耳石神经生理对自主神经反射的影响** 众所周知,人体的前庭系统可直接影响自主神经系统。前庭系统诱导内脏反应的能力在诸多文献中均有记载。比如,眩晕发作引起的恶心、临床前庭测试后引起的偏头痛。这种内脏反应也与耳石刺激有关。Yates 和同事(1999)在接受短暂线性加速的个体中证明了压力反应的激发。其记录了在 $1\sim2s$ 线性加速后血压和心率升高约 $10s$。他们确定,观察到的加压反应可能源自耳石器,因为在双侧前庭损失的患者中该现象明显减少。Yates 和他的同事推测,这种反应对自主神经反射至关重要,在快速线性加速发生时,自主神经反射有利于身体做出相应的调整。此外,Yates 及其同事(1999)推测,这可能是双侧前庭丧失患者在快速移动时感到头晕或眩晕的原因,因为他们缺乏来自耳石的自主准备反应——这种反应会触发血压和心率的适当变化,以抵消线性加速度的突然变化。

3. **本体感觉系统对耳石器的影响** 本体感觉系统对耳石系统准确整合线性加速度和静态头部倾斜的能力至关重要。Crickmar 和 Sills(1969)指出,耳石提供的对空间和矢量方向的准确感知高度依赖于本体感觉的提示。在这些研究中,本体感觉线索的掩蔽被证明对空间和线性知觉的准确感知非常不利。此外,Aoki,Ito 和 Burchill(1999)发现,当振动引入自本体感觉系统时,倾斜感知显著增加,高达 $10°$。最后,Lackner(1988)表明,当对受试者的脚施加简单的压力时,会出现主观倾斜的异常感知。在这项实验中,受试者的脚被施加压力时,视力被剥夺者感觉自身身体围绕地球垂直轴(直立)旋转,即使其仍然围绕地球水平轴旋转。

4. **视觉系统对耳石器的影响** 视觉系统对耳石系统准确表示线性加速度和静态头部倾斜的能力至关重要。Bischof(1974)证明,图像被观看的角度与背景的真实垂直度有关,可以显著增加相关主观垂直视觉的感知程度。此外,Berthoz 和 Rousié(2001),以及 Van Nechel 和同事(2001)报道了视觉和前庭记忆对一个人准确表示线性加速度和静态倾斜感知能力的显著影响和整合。

平滑追踪神经基质对耳石器的影响:一些研究提出,强耳石反应可能展现出对视觉刺激的依赖性,实际上这一反应可能是由平滑追踪神经基底传导(Gresty & Bronstein,1992)。有证据表明,脑干和小脑病变导致局部平滑追踪缺陷的患者表现出耳石 VOR 灵敏度(增益)

降低。事实上,此类患者的增益减少与在没有任何视觉信号的情况下测量的耳石增益相似,这为耳石 VOR 的神经"调谐"可能受到控制眼部平滑追踪的类似脑干通路的调节提供了证据(Gresty & Bronstein,1992)。Gresty 和 Bronstein 认为,耳石和平滑追踪通路之间神经基质的相互依赖性,对于理解中枢神经系统疾患患者报告的定向障碍(甚至眩晕)与伴随的孤立性耳石障碍之间的关系至关重要。Anastasopoulos、Haslwanter、Fetter 和 Dichgans(1998)讨论了小脑小结和小舌作为连接耳石和平滑追踪通路的解剖学控制"链接"的相对重要性。Waespe、Cohen 和 Raphan(1985)提供了最早的证据,证明灵长目动物小脑小结和小舌的损伤可以消除耳石处理旋转后前庭眼震的速度存储"倾倒",以及在离垂直轴旋转期间消除稳定的耳石性眼震。这两种测量结果的方法分别在第 7 章和第 8 章进行了更详细的讨论。虽然其他研究已经证实,平滑追踪途径是耳石反应正常运作的组成部分,但相互依赖和协同影响的程度仍然不确定(Hashiba,2001;Hashiba et al,1995;Meng、Green、Dickman & Angelaki,2005)。

六、第Ⅷ对脑神经

第Ⅷ对脑神经由蜗神经和前庭神经组成(图 2-1),支配耳蜗和前庭末端器官,向内侧通过内听道(IAC)和小脑脑桥角(CPA)池,然后到达脑干结构。在内听道中,其与第Ⅶ对脑神经(CN Ⅶ,也被称为面神经)伴行。

(一)内听道

内听道位于颞骨岩部内侧,是第Ⅶ、第Ⅷ对脑神经及迷路动静脉进出颅后窝的骨口。它位于前庭内侧,与外耳道大致在同一平面上,平均长度为 8mm(Guyla,2007)。在进入内听道外侧孔之前,前庭神经在解剖位置上占据后份,而蜗神经占据前下部分,面神经占据剩余的前上象限(Baloh & Honrubia,2001)。前庭神经、蜗神经和面神经在内听道内侧的位置更为复杂,因为各神经在通过内耳道和进入颅后窝的过程中会发生扭曲和融合。Guyla(2005)进一步详细描述了第Ⅶ、Ⅷ对脑神经中枢复合体的这种旋转和融合导致面神经的位置高于耳蜗神经。第Ⅶ、Ⅷ对中枢复合体的内听道内侧解剖位点在前庭神经切断术中尤为关键。然而,Guyla(2007)指出,在肿瘤研究中这种形态差异不太可靠,因为有相当大的移位可能会扭曲预期的解剖结构。总而言之,每条神经"扭曲"都具有重大意义,特别是当考虑到任何可能起源于内听道并影响神经功能的肿瘤病理的精确位置时,例如前庭神经鞘膜瘤。

(二)前庭神经

前庭神经由双极神经元组成,具有外周突和中央突。这些双极神经元的神经节细胞位于 Scarpa 神经节,在内耳道中被脑脊液包围(Gacek,2005)。这些双极神经元是连接前庭感觉末端器官和位于脑干内的前庭中枢核团的一级神经元。据估计,前庭神经有 15 000～25 000 根神经纤维(Schubert & Shepard,2008)。

前庭神经进一步被确定为两条不同的分支:上支和下支(图 2-1)。这两条分支负责支配五个前庭末梢感受器:三个半规管和两个耳石器。前庭神经的上支支配前半规管、水平半规管的壶腹嵴,以及小椭圆囊斑和球囊斑的上部。前庭神经的下支支配后半规管的壶腹嵴和球囊斑的下部(Guyla,2005)。

前庭传入神经纤维的通路众所周知。源于每个末梢感受器的基底上皮,一组单一的(传入和传出)无髓鞘神经纤维支配Ⅰ型和Ⅱ型毛细胞。在穿过横嵴板之前,单一神经变成有髓鞘神经纤维,并在内听道内侧端(底部)的Scarpa神经节处融合到各自的前庭神经分支中。

1. 前庭神经自发放电率　前庭神经生理学最重要的发现之一发生在1932年。在英国Worcester克拉克大学的生理实验室,Hudson Hoagland博士测量了鱼侧线传入神经纤维的自发神经活动(Baloh & Honrubia,2001)。这种前庭神经的自发静息神经活动后来在所有毛细胞系统中得到证实,对理解前庭生理学特别重要。自发静息神经放电速率可增加(兴奋)继发于感觉毛细胞去极化的神经放电速率,以及减少(抑制)继发于感觉毛细胞超极化的神经放电速率。人类前庭神经的自发静息神经放电速率各不相同,从每秒10个到每秒100个峰值(Goldberg & Fernandez,1975)。壶腹嵴神经的平均放电速率略高于囊斑神经;分别为每秒90和60个峰值(Gacek,2005)。由于半规管的共面关系,任何方向的角加速度都会引起自发神经放电速率的兴奋性和抑制性反应。因此,在一次头部转动的反应中,前庭迷路的Ⅰ型和Ⅱ型前庭感觉毛细胞发生去极化,从而导致传入前庭神经放电率的后续增加。相反,Ⅰ型和Ⅱ型感觉毛细胞同时发生在相对的(共面)迷路中,这导致前庭神经放电速率相反但呈互补性的降低。因此,相对的传入前庭神经活动之间的整体差异明显大于不抑制的情况。最大兴奋性传入神经驱动是每秒400~500个峰值,而最大抑制神经驱动完全饱和到每秒0个峰值(Gacek,2005)。这一差异表明兴奋性驱动比抑制性驱动高出近3倍。尽管这种生理机制能在自然的头部运动过程中产生更大更有效的前庭传入不平衡,但高自发静息电位的存在仍有一定价值。具体来说,这种高自发放电率为单侧迷路损伤后创造了病理生理机会。这种单方面的破坏性事件的有害影响是重大的,将在以后讨论。

2. 前庭传入神经调谐　前庭传入神经调谐位于前庭神经内;但这些纤维的调节不同于蜗神经。有证据表明,前庭传入神经对加速刺激存在广泛调节,并且在大范围的角频率和线性频率上有相似的反应(Leigh & Zee,2006)。证据还表明,传入响应增益和相位在较宽的中频范围内(例如,从0.1~1.0Hz)相对相等,在较高频率时灵敏度增加,而在较低频率时灵敏度下降(Highstein,1996)。这种灵敏度可能由不同类型传入器产生的发射速率类型决定。盏神经末梢与Ⅰ型毛细胞和大直径传入纤维有关,主要表现为不规则放电速率,在休息时通常不放电(Baloh & Honrubia,2001)。Ⅱ型毛细胞和小直径传入相关的纽神经末梢主要表现为规律的放电率,其紧张性神经放电率变化不大(Baloh & Honrubia,2001)。这些规则传入信号似乎对前庭眼反射(VOR)至关重要,因为不规则传入信号的消融对VOR的影响甚小(如果有的话)(Minor & Goldberg,1991;Goldberg,2000)。然而,不规则传入可能与前庭脊髓反射(VSR)的有效和高效功能以及对突然加速刺激的反应有关(Gresty & Lempert,2001;Hain & Helminski,2007)。不同类型传入神经末梢相关的各种特性的总结见表2-1。

3. 前庭传入神经投射　已经鉴定出三种大小的传入前庭神经纤维。最大的传入神经纤维(直径10 μm)终止于与Ⅰ型前庭毛细胞突触的较大盏神经末梢(Baloh & Honrubia,2001)。最小的传入神经纤维(直径<2.5μm)于较小的纽神经末梢终止,突触主要以Ⅱ型前庭毛细胞为主。中等大小的传入神经(直径2.5~4.5μm)在盏和纽神经末梢上终止,并与Ⅰ型和Ⅱ型

表 2-1 前庭毛细胞与传入神经类型的差异

毛细胞类型	Ⅰ型	Ⅱ型	Ⅰ型和Ⅱ型
神经末梢类型	盏神经末梢	纽神经末梢	两种都有
放电频率	不规则	规则	不规则(中央区和外周)规则(外周)
在感觉上皮的神经分布	中央区	外周	整个感觉上皮
传入神经纤维组织	前庭神经中央纤维	前庭神经外周纤维	中央和外周
线性刺激感受(耳石)	快速线性位移	持续离心力或偏头	快速线性(Ⅰ型)、持续性(Ⅱ型)
高加速角刺激感受器(半规管)	对高频/突然角加速度刺激敏感度递增	对高频/突然角加速度刺激敏感度递减	中央不规则与外周规则者敏感度不同
VOR 贡献	很少(切除不规则Ⅰ型毛细胞/传入神经纤维对 VOR 影响很小)	很多	Ⅰ型——中央区低敏,周围区高敏;Ⅱ型——很多
延迟刺激适应	快	慢	快(Ⅰ型);慢(Ⅱ型)
总增益	高	低	—
总时相反应	反应时相更多	反应时相更少	—
线性	非线性	线性	非线性(Ⅰ型);线性(Ⅱ型)
自发放电率	低	高	—
二级神经元支配	受大二级神经元支配	受小二级神经元支配	
电刺激抑制	是	否	—
Ⅰ型不规则传入的作用:VOR 适应和代偿反应,特别是高频高速旋转刺激。离心旋转时的 VOR 调控。VOR 取消或者一般低频低速的 VOR 部分。拓展到高加速度旋转时的 VOR 线性部分		Ⅱ型不规则传入的作用:代偿单侧迷路损伤后的低旋转刺激。高频、高速、线性 VOR	

Source:Adapted from Baloh & Honrubia, 2001;Goldberg, 2000;Gresty & Lempert, 2001;Leigh & Zee, 2006;Minor & Goldberg,1990;Ödkvist, 2001.

前庭毛细胞形成突触(Baloh & Honrubia,2001)。在不同的感觉上皮中(壶腹嵴或囊斑),传入神经纤维的位置存在形态学差异(图 2-13)。大纤维主要终止于壶腹嵴中心,或指向囊斑的微纹,以及在每个前庭神经的中心(Baloh & Honrubia,2001)。小纤维具有较小的纽神经末梢,主要终止于感觉上皮周围,并与多个Ⅱ型毛细胞形成突触。小的传入神经纤维也游走于前庭神经内部和周围(Baloh & Honrubia,2001)。中等大小的纤维均匀分布在感觉上皮的表面(Baloh & Honrubia,2001),见图 2-13。

4. 前庭神经上支 前庭神经上支(SBVN)支配水平和前半规管、椭圆囊和球囊前上部分(图 2-1)。在进入内听道底(内侧端)时,SBVN 处于蜗、面神经和前庭神经上/下分支中的后上位置。在出耳孔(IAC 的外侧端)后,SBVN 朝向前上位置(Gulya,2007)。

(1)水平半规管的神经支配:位于水平半规管(h-SCC)壶腹嵴的Ⅰ型和Ⅱ型毛细胞,与 SB-VN 传入突形成突触(Gacek,2005)。除了两种类型毛细胞(位于椭圆囊侧的壶腹嵴)的动纤毛排列,向椭圆囊方向的内淋巴流(也称为壶腹瓣流)也能引起感觉毛细胞去极化,并随后增加传入神经放电率。相反,h-SCC 中远离椭圆囊的内淋巴流动(也称为壶腹托流)会导致底层毛细胞的超极化,并随后降低传入神经放电率(Lysakowski et al,1998),见图 2-7。

(2)前半规管神经支配:位于前半规管(a-SCC)壶腹嵴的Ⅰ型和Ⅱ型毛细胞,与 SBVN 传入突形成突触(Gacek,2005)。除了两种类型毛细胞(位于半规管侧的壶腹嵴,与 h-SCC 和椭圆囊相反的位置)中动纤毛的排列,椭圆囊外的内淋巴流动(也称为壶腹托流)必然存在,以引起感觉毛细胞的去极化和随后传入神经放电率的增加。相反,a-SCC 中流向椭圆囊的内淋巴流动导致底层毛细胞的超极化,并随后降低传入神经放电率(Lysakowski et al,1998)。

(3)椭圆囊神经支配:位于椭圆囊囊斑处的Ⅰ型和Ⅱ型毛细胞,与 SBVN 传入突形成突触(Gacek,2005)。如前所述,由于椭圆囊上皮上的动纤毛向微纹的协同排列,单个平移力既可产生超极化,也可引起单个椭圆囊末梢感受器内底层毛细胞的去极化。因此,在一个单一的平移矢量,兴奋和抑制信号都是通过传入神经纤维从双侧椭圆囊传出(Leigh & Zee,2006)。

5. 前庭神经下支　前庭神经下支(IBVN)支配后半规管和球囊斑下部(Gacek,2005),见图 2-1。进入内听道底后,IBVN 处于蜗、面神经和前庭神经上/下分支中的后下位置。离开耳孔后,SBVN 朝向前下位(Gulya,2007)。

(1)后半规管的神经支配:位于后半规管(p-SCC)壶腹嵴的Ⅰ型和Ⅱ型毛细胞,与 IBVN 传入突形成突触(Gacek,2005)。除了两种类型毛细胞(位于半规管侧的壶腹嵴,与 h-SCC 和椭圆囊相反的位置)中动纤毛的排列,椭圆囊外的内淋巴流动(也称为壶腹托流)必然发生,以引起感觉毛细胞的去极化和随后传入神经放电率的增加。相反,p-SCC 中流向椭圆囊的内淋巴流动导致底层毛细胞的超极化,并随后降低传入神经放电率(Lysakowski et al,1998)。

(2)球囊神经支配:位于球囊斑的Ⅰ型和Ⅱ型毛细胞,与 IBVN 传入突形成突触(Gacek,2005)。如前所述,由于在远离微纹的球囊上皮上的动纤毛排列方式,单个平移力既可产生超极化,也可引起单个球囊末梢感受器内底层毛细胞的去极化。和上面椭圆囊神经支配相同。

6. 前庭传出神经投射　外周前庭传出神经纤维起源于脑干内的前庭神经核,与橄榄耳蜗束内的耳蜗传出神经纤维伴行。从 Scarpa 神经节发出的前庭神经传出纤维连接前庭神经的每个分支,并在壶腹嵴和囊斑的感觉上皮内支配Ⅱ型感觉毛细胞。尽管传出系统的确切功能存在推测,但其主要作用仍然难以捉摸(Schwarz & Tomlinson,2005)。

译者:戴晴晴

第 3 章

前庭中枢系统的解剖学和生理学、速度存储和中枢代偿

一、前庭中枢系统的作用概述

前庭中枢系统在形式和功能上都很复杂。它由中枢神经系统中最大的核团组成,每时每刻都在整合来自外周前庭系统、视觉系统、本体感觉系统、小脑和姿势反射系统的数百万个神经信号。负责产生和协调关键的姿势和视觉反射,以维持平衡和凝视稳定。此外,它还有一个完整而复杂的、称为速度存储机制的联合神经纤维子网络,此机制可增强较弱的外周输入,并有助于前庭外周损伤的适应。这种中枢机制也考虑前庭病变的代偿和不对称前庭输入的再平衡。

二、外周前庭和中枢前庭解剖的过渡

外周前庭和中枢系统之间的过渡区在外侧孔(或耳孔)附近的 IAC 内,是神经胶质-神经膜的连接处(Nager,1993)。这个过渡区很重要,因为髓鞘从外周的神经胶质细胞(称为施万细胞)转变为中枢神经胶质细胞(称为少突胶质细胞)。离开 IAC 内侧孔后,前庭神经上支和下支就已融合并穿过小脑脑桥角池,大多数传入神经纤维在延髓头端进入脑干(Gacek,2005)。前庭神经走行在内侧,在进入前庭神经核之前在小脑下脚和三叉神经降支之间走行(Lysakowski et al,1998)。在这里,前庭神经纤维束的升支和降支分配中枢前庭核。一小部分传入纤维直接支配小脑(Gacek,2005)。来自前庭核,传入和传出投射的极其复杂的排列协调姿势稳定性和凝视稳定性。前庭核发出很多投射支配许多中枢神经系统的神经节和神经中枢。前庭核团整合来自外周前庭终末器官的信号与来自脊髓、小脑、视觉系统和对侧前庭核团的信号。前庭核投射到眼动核(动眼神经核、外展神经核和滑车神经核)、与骨骼运动有关的网状和脊柱中枢、小脑的前庭区域(绒球、小结、腹侧旁绒球和腹侧小舌),以及丘脑和海马体。此外,每个前庭核都有主要的对应投射到对侧前庭核(Goldberg & Hudspeth,2000)。前庭神经核团及参与前庭处理的关键中枢结构概述见图 3-1。

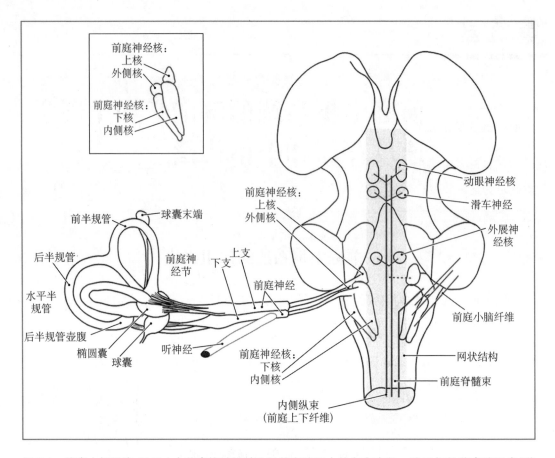

图 3-1　前庭中枢系统,显示 4 个前庭核(插图框)及其在脑干内的各自方位。除了初级前庭脑干束(前庭脊髓束和内侧纵束或 MLF)之外,初级眼球运动核(动眼神经核、滑车神经核和外展神经核)也分别被确认。可见分布于前庭核的前庭神经上、下支。From Neuroscience for the Study of Communication Disorders (4th ed.) by A. C. Bhatnagar,2013, Baltimore, MD, Lippincott, Williams & Wilkins. Reprinted with permission.

三、前庭核的基本作用

　　前庭神经核团的作用是整合头部、颈部和躯干运动,以协调适当的代偿性眼动或姿势反应(Lysakowski et al,1998)。协调的眼动发生在头动的相反方向,但速度(理想情况下)与头动速度相等。从而确保了视觉系统可以在称为中央凹的视网膜极小区域上保持图像的稳定性。即使预期图像从中央凹中心"滑动"$1°\sim2°$,图像的清晰度也会显著降低(Wong,2008)。为了获得最佳视觉,图像必须保持稳定在中央凹中心 $0.5°$ 以内(Wong,2008)。如果达不到这个要求,视网膜上的图像会出现自主的滑动,并在主动头动期间出现图像和视觉场景明显模糊甚至"视觉跳跃"(称为振动幻视)(Leigh & Zee,2006)。这些基本的前庭解剖学和生理学基础对于理解代偿过程至关重要。代偿性眼动的神经基础是称为前庭眼反射(VOR)的三级神经元的反射通路(Leigh & Zee,2006)。第 4 章详细讨论这一反射。理解 VOR 及其外周和中枢结构的重要性对于理解和解释大多数前庭试验至关重要。中枢前庭三个主要结构是产生 VOR 必不可少的,分别是前庭核、小脑和中央连合神经束。

四、前庭神经核

前庭核可细分为 4 个不同的大核,这些核团在解剖学上根据其功能和彼此的相互解剖位置进行标记(图 3-1,图 3-2)。前庭核复合体包括上核(bechterew)、外侧核(deiters)、内侧核(schwalbe)和下核(或降核)(Leigh & Zee,2006)。其他几个小核细胞群,最著名的是 Y 群,也已被确定为前庭核复合体的一部分。

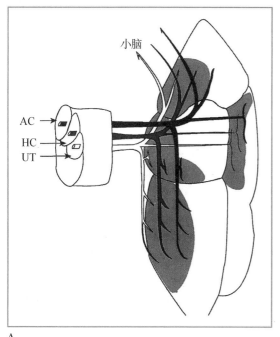
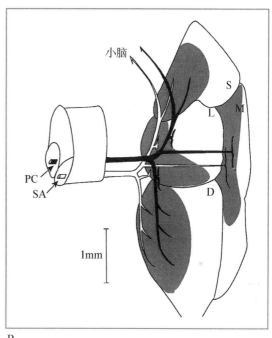

A　　　　　　　　　　　　　　　　B

图 3-2　中枢前庭核(VN),显示 4 个前庭核上 VN(S);外侧 VN(L);内侧 VN(M);降或下 VN(D)。初级传入前庭神经分支分为上神经分支(A)和下神经分支(B)。前庭上神经传递来自前半规管(AC)、水平半规管(HC)和椭圆囊(UT)的前庭神经核的神经信息。前庭下神经传递来自后半规管(PC)和球囊(SA)的神经信息。可见前庭神经的上、下支分布于前庭核团。From Baloh and Honrubia's Clinical Neurophysiology of the Vestibular System (4th ed.) by R. W. Baloh, V. Honrubia,and K. A. Kerber, 2011, New York, NY, Oxford University Press. Reprinted with permission.

(一)前庭上核

前庭上核(SVN)位于前庭复合体的背侧和吻侧(Lysakowski et al,1998)。SVN 局部组织有序。也就是说,大多数大到中等直径的一级传入神经纤维支配核团中心,而较小直径的纤维支配 SVN 的外围部分(类似于外周终末器官和前庭神经分支的支配模式)(Lysakowski et al,1998)。SVN 内的大部分传入纤维源自半规管的壶腹嵴(图 3-2)。已经在 SVN 的侧面识别出一些来自耳石斑的纤维。除了前庭传入神经,终止于 SVN 的另一大类纤维起源于小脑(Baloh & Honrubia,2001)。

SVN 的二级传出神经元主要通过内侧纵束(MLF)和 Dieters 升束上升支配眼动核(Leigh & Zee,2006)。鉴于这些神经支配,SVN 的主要作用是维持和协调头动时的视觉稳定(眼反射),从而形成关键的 VOR 反射弧神经中枢。

(二)前庭外侧核

前庭外侧核(lateral vestibular nucleus,LVN)位于 SVN 的下方和尾端。终止于 LVN 内的初级传入主要来自小脑的蚓部和顶核(Lysakowski et al,1998)。LVN 的前腹侧部几乎无神经元接收来自壶腹嵴和囊斑的前庭传入,表明仅部分参与维持 VOR(Leigh & Zee,2006),见图 3-2。较少的传入纤维已被确定起源于脊髓束以及通过连合纤维束的对侧前庭核(Barin & Durrant,2000;Leigh & Zee,2006)。

来自 LVN 的大部分传出纤维主要通过外侧和内侧前庭脊髓束投射,表明"这是一个控制前庭脊髓反射,尤其涉及前肢的反射的重要位点"(Baloh & Honrubia,2001:56)。

(三)前庭内侧核

前庭内侧核(MVN)位于第四脑室底下方,SVN 尾部和 LVN 内侧(Baloh & Honrubia,2001)。MVN 在前庭核复合体中最大、最复杂。它与 SVN 的解剖分隔不如复合体中其他相邻核明显。在这里,来自半规管壶腹嵴的中、小传入前庭纤维(图 3-2)以及小脑的顶核和绒球都已被确认(Baloh & Honrubia,2001)。在 MVN 内向腹侧移动,还发现来自耳石囊斑(球囊和椭圆囊)的中小纤维(Lysakowski et al,1998)。在尾部和腹侧部分,已确定来自小脑顶核和结节的传入纤维的优势地位。发现其他数量较少的传入神经来自对侧 MVN 以及网状结构和舌下前置核(NPH)(Baloh & Honrubia,2001;Leigh & Zee,2006)。MVN-NPH 复合体在称为神经整合器的空间眼位的转换和维持中起着关键作用(Hain & Helmisnki,2007)。来自 MVN 的初级传出纤维通过 MLF、脊髓、对侧 MVN 和小脑投射。根据这些投射,MVN 可能是协调 VOR、中枢代偿,以及头部和颈部运动的关键中心(Leigh & Zee,2006)。

(四)前庭下核

前庭下核(IVN)位于 MVN 的外侧和 LVN 的下方。来自壶腹嵴和囊斑的初级传入纤维终止于 IVN 的外侧,来自小脑(绒球、结节和悬雍垂)的传入纤维终止于整个 IVN(Baloh & Honrubia,2001),见图 3-2。IVN 已确定为来自耳石器囊斑的前庭传入的主要受体(Lysakowski et al,1998)。来自 IVN 的大部分传出纤维终止于小脑和网状结构,次级投射到前庭脊髓通路(Baloh & Honrubia,2001;Lysakowski et al,1998)。鉴于这些传出投射,IVN 可能对通过 VSR 和 VCR 协调姿势控制至关重要。

(五)Y 组核

Y 组核位于 SVN 的尾侧和外侧,LVN 的背侧,小脑下脚的腹侧(Lysakowski et al,1998)。许多传入神经起源于小脑绒球和囊斑。来自 Y 组核的传出投射主要支配小脑绒球,可能介导和协调垂直眼动(Lysakowski et al,1998)。

五、小　脑

前庭生理学与小脑密切相关,所以需要详细讨论小脑的作用。众所周知,小脑接受所有4个前庭核的神经纤维,同时也发出神经纤维(Gacek,2005)。事实上,小脑直接从外周接受一组传入纤维,无须先经过前庭核(Barin & Durrant,2000)。小脑首先是一自适应器,监测前庭输入并在必要时重新调整中枢前庭的处理(输出)(Hain & Helminski,2007)。有趣的是,如果切除小脑,虽前庭反应(反射)仍可发生;但这些反应不准确、没有作用和效率低下(Hain & Helminski,2007)。

(一)小脑分区

小脑包括小脑皮质和小脑白质。小脑皮质由10个不同的小叶组成,这些小叶从第四脑室顶部的顶点向外延伸,从蚓部的小脑中线向内延伸;一狭窄的中线区域,贯穿整个小脑矢状面(Arslan,2001)。这10个小叶分为3个初级叶;前叶、后叶和绒球小结叶。前叶包括Ⅰ至Ⅴ小叶,后叶包括Ⅵ至Ⅸ小叶(图3-3A)。绒球小结叶被后外侧裂隔开,仅由Ⅹ小叶组成(图3-3B)。小脑皮层下方是小脑白质,轴突从小脑白质向腹侧伸出,支配4个深部的、双侧成对的小脑核团;其中最重要的是顶核。小脑皮质的所有10个小叶都将轴突投射到小脑深部核团,绒球小结叶除外,其神经纤维投射直接到达前庭核(Brodal,2004)。来自小脑皮质的轴突投射由一层专门称为浦肯野细胞的细胞处理(Brodal,2004)。在功能上,小脑分为前庭小脑、脊髓小脑和脑桥小脑,各自有主要的需求和任务(Arslan,2001)。

前庭小脑(小叶Ⅹ)　前庭小脑由绒球小结叶(小叶Ⅹ)组成。前庭小脑是小脑中最原始、最小的部分(Brodal,2004),位于小脑前腹侧,第四脑室背侧。绒球小结叶主要接收来自前庭核以及前庭外周的神经纤维(Brodal,2004)。绒球小结叶由中线的小结和两侧的两个绒球叶组成(图3-3B)。小结直接位于小脑中线和前腹侧,是蚓部的最下部分。每个绒球通过从小结

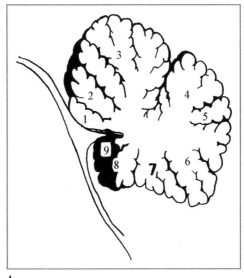

A

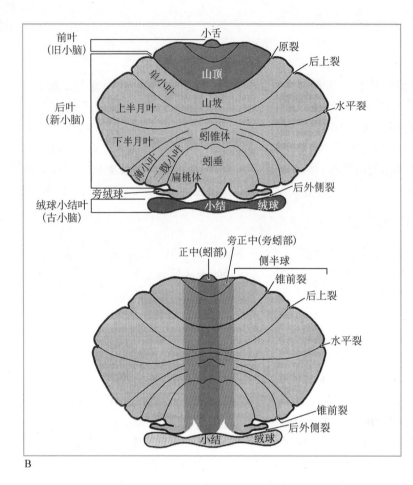

图 3-3　小脑(A);脑叶和裂隙的划分(横切面,B)

A.各小脑小叶(1～9)(矢状面)的单独标记。(1)小脑小舌,(2)中央小叶,(3)小脑山顶,(4)小脑山坡,(5)小脑蚓叶,(6)小脑蚓结节,(7)小脑蚓锥体,(8)小脑蚓垂,(9)小脑蚓小结。From Abolished tilt suppression of the vestibulo-ocular reflex caused by selective uvulo-nodular lesion by G. Wiest,L. Deecke, S. Trattnig, and C. Mueller, 1999, Neurology 52(2), 417-419. Reprinted with permission. B.绒球小结叶又称前庭小脑,包括小结、绒球和旁绒球,这些结构以及腹侧小结对中枢前庭代偿至关重要。From Neuroscience for the Study of Communication Disorders(4th ed.) by S. C. Bhatnagar, 2013, Baltimore, MD: Lippincott, Williams & Wilkins. Reprinted with permission.

横向突出称为旁绒球的一细茎相连(Brodal,2004)。如前所述,前庭小脑的浦肯野细胞没有轴突投射到小脑深部核团,而是将其轴突直接投射发送到前庭核团(Brodal,2004)。因此,前庭小脑对于前庭生理学和功能至关重要,包括 VOR 调节、平衡及中枢代偿(Brodal,2004)。在功能上,绒球、小结和蚓部各司其职。

(1)小脑绒球:绒球负责维持 VOR 增益(Hain & Helminski,2007)。来自绒球的轴突纤维主要终止于前庭上核和前庭内侧核,然后上行束通过内侧纵束投射到眼动核,最终支配各眼动肌以协调眼动(Arslan,2001)。因此,VOR 高效发挥作用需要绒球和前庭核团之间的协作。

(2)小脑小结:小脑小结负责调整 VOR 的持续时间/定时以及处理耳石输入(Hain & Helminski,2007)。小结的轴突投射与绒球的类似,只是进一步投射到侧核和下核。然后下行束形成用于协调姿势和平衡的前庭脊髓束。此外,证据强烈支持小结投射对损伤中枢代偿、恢复和中枢前庭神经对称性重调至关重要(Leigh & Zee,2006)。

(3)小脑蚓部:小脑蚓部负责协调前庭脊髓系统,以实现有效和高效的姿势与平衡(Hain & Helminski,2007)。蚓部及小脑前叶和后叶的浦肯野细胞有大量投射到小脑深部顶核,然后绕过前庭小脑(绒球小结叶),主要的轴突投射于前庭外侧核,接着传出投射又通过外侧前庭脊髓束下行并支配脊髓(Arslan,2001;Brodal,2004)。小脑蚓部及其传出投射对姿势控制至关重要(Brodal,2004)。

(二)脊髓小脑和脑桥小脑

前庭小脑除了完成自身功能外,还分为脊髓小脑和脑桥小脑(Brodal,2004)。前庭小脑由绒球小结叶组成,而脊髓小脑由小脑的整个前叶和蚓旁小叶(中间半球)组成(Brodal,2004)。脑桥小脑或大脑小脑由小脑半球的所有侧面组成(Timmann & Diener,2007)。脑桥小脑和脊髓小脑分别根据脑桥核和脊髓相应的密集轴突投射命名。两者都无大量投射进出前庭核,但其传入的感觉数据与绒球小结叶协同作用,连续、精细地调整运动(Timmann & Diener,2007)。脊髓小脑束提供有关推进式运动的基本数据(例如,移动)(Arslan,2001)。脑桥小脑及其脑桥束使来自大脑运动区出现跳跃性神经反应;最显著的是初级运动皮质、体感皮质、辅助运动和运动前区、后顶叶以及前额叶和边缘区(Timmann & Diener,2007)。因此,分析、规划、整合以及启动粗大运动和精细运动相关的感觉数据有关的神经信息充满小脑及其所有功能分区,以确保这些运动平稳、准确。

六、前庭联合纤维

前庭联合纤维是中枢前庭系统发挥功能和效率的关键组成部分(Barin & Durrant,2000;Baloh & Honrubia,2001)。联合纤维在速度存储机制的功能和中枢代偿中起着重要作用。大多数联合纤维在所有4个前庭核内产生和终止;上核和内侧核接收和发送大部分联合神经束,其中上核占大多数(Gacek,2005)。由于联合通路主要涉及上、下和内侧前庭核,默认情况下,联合神经活动主要由半规管神经输入激发。正如第2章讨论的,神经活动的主要机制是壶腹嵴外周相反极性的毛细胞提供的。由于囊斑在感觉器的两部分(由微纹分开)毛细胞极化方向相反,联合投射的差异性效应可能不是这些感觉终末器官激活产生的(Gacek,2005)。

前庭核团之间有大量同源的联合投射,但不同核之间存在更多可变投射,有更复杂的联合通路结构支持(Lysakowski et al,1998)。总之,不应忽视这些联合通路的相对重要性和功能。联合通路的主要作用很大程度上是抑制性和代偿性(Curthoys & Halmagyi,1996;Raphan & Cohen,1996)。联合网络在很大程度上促进了前庭系统的两个最重要的生理属性,即速度存储和中枢代偿(Leigh & Zee,2006)。

(一)速度存储

关于速度储存和中枢代偿的解剖学和生理学过程已由 Curthoys 和 Halmagyi(1996)、Barin 和 Durrant(2000)、Baloh 和 Honrubia(2001),以及 Leigh 和 Zee(2006)综述总结。关于速度存储机制的正常功能的大部分已知信息来自动物(主要是猴子、大鼠和豚鼠)的单神经元记录。强烈建议读者阅读这些资料,以获得速度存储机制及其互补的相关神经通路完整的生理学理解。

速度存储是对各外周前庭感觉感受器发出的传入信号整合、后续保存和增强的过程。它在低频刺激的中枢增强中尤为重要,否则这些刺激会太弱,无法有效驱动 VOR。在前庭核内速度储存由联合通路和小脑介导(Barin & Durrant,2000;Baloh & Honrubia,2001)。其过程主要由前庭核内的特定神经元细胞整合和介导(Curthoys & Halmagyi,2007)。这些高度特化的神经元细胞是 Ⅰ 型和 Ⅱ 型神经元。这些中枢神经元的激活也严格依赖半规管的外周传入信号,且只在较小程度上依赖耳石器的外周传入信号(Curthoys & Halmagyi,2007)。因此,速度存储机制的功能依赖足够的前庭外周输入。如果输入发生变化,例如外周前庭发生病变,速度存储机制的任务也会发生变化。

1. Ⅰ型和Ⅱ型前庭神经元　前庭核复合体中有两类初级神经元,即Ⅰ型和Ⅱ型神经元(与Ⅰ型和Ⅱ型外周前庭毛细胞不同)。这些细胞整合、处理外周前庭的感觉输入(连同小脑、高位脑干和皮质结构),然后再向适当的眼动、姿势运动和VCR发出传出反应。此外,Ⅰ型和Ⅱ型神经元对速度存储机制以及前庭损伤的代偿至关重要。每类神经元都有其特定的功能。总体上,Ⅰ型和Ⅱ型神经元与联合纤维一起发挥作用,形成一个互补的神经生理网络,这对中枢前庭系统的效率至关重要。

(1)Ⅰ型前庭神经元:每个前庭核都有专门的兴奋或抑制性Ⅰ型神经元。即一些Ⅰ型中枢神经元在兴奋时被激活,而其他Ⅰ型中枢神经元在抑制时被激活。这取决于头部旋转的方向,使得在水平面(yaw平面)向右旋转激活水平半规管初级传入神经,该传入神经投射并直接与右侧前庭核中适当的Ⅰ型兴奋性神经元发生突触。相反,左侧前庭核的Ⅰ型抑制性神经元同时被初级前庭传入神经激活,初级前庭传入神经由源自左侧水平半规管壶腹嵴的超极化(抑制)毛细胞驱动。Ⅰ型神经元还通过联合投射(通过对侧Ⅱ型神经元)显示与对侧前庭核内的Ⅰ型神经元的间接突触间隙(连接)。如前所述,这种交叉纤维的联合网络广泛、可变,通常投射到或远离其各自同源的对侧核。证据表明,这种联合投射本质上都是抑制性的(Curthoys & Halmagyi,1996,2007;Raphan & Cohen,1996)。

(2)Ⅱ型前庭神经元:Ⅱ型神经元与Ⅰ型神经元的区别:①Ⅰ型神经元要么是兴奋性的,要么是抑制性的,而Ⅱ型神经元只是抑制性的,并且仅通过对侧前庭核中的Ⅰ型兴奋性神经元的联合通路接收突触投射(Curthoys & Halmagyi,1996;Raphan & Cohen,1996)。即Ⅱ型抑制性神经元仅由对侧Ⅰ型兴奋性神经元通过联合通路激活(需要明确的是,Ⅱ型抑制性神经元的激活是指神经元抑制作用增强)。②Ⅱ型神经元总是与同一前庭核中相邻的Ⅰ型兴奋性神经元形成突触间隙(Curthoys & Halmagyi,1996;Raphan & Cohen,1996)。因此,Ⅱ型抑制性神经元与Ⅰ型兴奋性神经元关系很密切,其与相邻的同侧Ⅰ型兴奋性神经元共享直接突触间隙,并且还通过联合通路接收来自对侧兴奋性神经元的直接投射,从而与对侧前庭核的Ⅰ型兴奋性神经元形成间接的抑制性"联系"。

因此,Ⅱ型抑制性神经元的正常作用是促进两个前庭核的Ⅰ型兴奋性神经元,间接抑制(或者)甚至使对侧前庭核的Ⅰ型兴奋性神经元"沉默"(Curthoys & Halmagyi,1996;Raphan & Cohen,1996)。在这一过程中联合纤维网络不可或缺。当提到速度存储过程时,这种"联合抑制"过程和Ⅱ型抑制神经元的作用同样适用。Ⅱ型抑制性神经元的作用与在中枢代偿期间发生的"神经钳制"过程略有变化(稍后讨论)。

(3)Ⅰ型和Ⅱ型前庭神经元互补生理学:如前所述,Ⅱ型抑制性神经元通过来自对侧的Ⅰ型兴奋性神经元的联合通路激活,这些神经元由半规管传入[特别是水平面(yaw平面)旋转期间的水平管传入]驱动。在健康的前庭系统中,同侧Ⅰ型兴奋性神经元激活时,对侧Ⅱ型抑制性神经元总是被激活(发挥更强的抑制作用)(Curthoys & Halmagyi,1996;Raphan & Cohen,1996)。在考虑同一前庭核中Ⅱ型抑制性神经元与相邻Ⅰ型兴奋性神经元的关系时,这一点至关重要。在最基本的层面上,有人可能会争辩说,正是这种关系构成了速度存储机制的基础:由于对侧Ⅰ型抑制神经元的激活,对侧Ⅰ型兴奋性神经元正经历来自外周前庭神经的紧张性静息放电率的短暂降低,进一步被抑制。本质上,这有助于进一步降低与同侧前庭核的神经放电率增加相关的对侧前庭核的紧张性神经放电率。简言之,Ⅰ型和Ⅱ型神经元的兴奋和抑制是互补的。如果不是这种Ⅰ-Ⅱ型联合关系,两个前庭核团在这个过程会产生更大的紧张性神经差异。此过程对于低频加速刺激尤为重要,否则这些刺激太弱,无法有效驱动功能性 VOR。

举例总结,迄今为止了解的Ⅰ型和Ⅱ型中枢神经元之间的关系。向右侧转头时,右侧前庭核的Ⅰ型兴奋性神经元激活右侧(同侧)水平半规管,进而激活对侧左前庭核的Ⅱ型抑制性神经元。同时,左侧前庭核的Ⅰ型抑制性神经元激活(Barin ＆ Durrant,2000;Baloh ＆ Honrubia,2001;Curthoys ＆ Halmagyi,1996)。左侧对侧前庭核中的Ⅰ型兴奋性神经元被其相邻的Ⅱ型神经元抑制,继发于通过位于右前庭核中的同侧Ⅰ型兴奋性神经元的联合投射发送激活信号。这种"联合抑制"对于速度存储和中枢补偿至关重要。然而,这部分互补过程只是"故事"的一半。Ⅰ型兴奋性神经元和Ⅱ型抑制性神经元之间的联合关系并没有就此结束,甚至更加戏剧化和复杂的呈现。现在让我们继续剖析这种联合关系如何在增强弱神经反应的过程中形成速度存储机制的基础。

2. **速度存储的中枢机制**　速度存储的完整过程涉及联合纤维网络介导的前庭神经核(vestibular neuron,VN)内部和 VN 之间的Ⅰ型和Ⅱ型神经元之间错综复杂、周期性相互作用。现在需讨论的是速度存储过程的周期性成分。在此过程中,继续考虑Ⅰ型和Ⅱ型神经元之间的交互作用,以及每个前庭神经核内和跨联合纤维网络如何形成速度存储机制的基础。

之前已讨论外周前庭系统的效率是如何与频率相关联的。也就是说,因嵴帽响应加速度,低频加速刺激比中高频刺激(>0.05Hz)更不易引起强烈的反应。但前庭系统对低频加速刺激并非没有反应。实际上,前庭系统对极低频率的刺激有反应。碰巧,外周反应整合性很差、微弱,需要中枢处理机制,通过这一机制,极弱的神经反应可被"放大"(与耳蜗放大器的概念相似)。该机制称为速度存储。

速度存储对低频刺激产生的微弱的神经反应的处理和增强至关重要(除了与中枢代偿机制的整合)。低频刺激处理依赖于速度存储机制,正弦加速度测试时还将讨论、强调,因其涉及第6章的低频刺激。接下来讨论水平半规管壶腹嵴的低频角速度刺激的神经生理机制。外周前庭神经受体去极化导致传入前庭神经放电率增加,从而激活同侧 VN 内的Ⅰ型兴奋性神经元。同侧偏转的Ⅰ型兴奋性神经元通过联合纤维直接与对侧偏转的Ⅱ型兴奋性神经元形成突触。同时,对侧偏转的超极化水平半规管传入伴随一相反的信号,激活对侧偏转的 VN 内的Ⅰ型抑制性神经元。

对侧偏转 VN 中Ⅱ型抑制性神经元激活,与Ⅰ型抑制性神经元激活相结合,对增强弱外周冲动的输入至关重要。通过联合纤维,对侧偏转的Ⅱ型神经元的激活增加,间接降低了超极化侧Ⅰ型兴奋性神经元的激活。也就是说,Ⅱ型抑制神经元对对侧偏转的Ⅰ型兴奋性神经元施加了更多抑制。这是因为对侧偏转的Ⅱ型神经元激活增加(抑制增加)有助于减少超极化(抑制)侧Ⅰ型兴奋性神经元的兴奋性,从而创造了一个更为抑制的环境。这是相当正确的,因为Ⅰ型抑制性神经元同时创造了一个抑制性环境,这是外周前庭神经超极化,静息神经紧张性活动减少的缘故。

现在已经了解速度储存机制神经生理学的关键点。下一关键步骤涉及对侧偏转的Ⅰ型兴奋性神经元的进一步减少,同时伴随着同侧偏转的Ⅰ型兴奋性神经元"增强"增加。接下来,由于联合纤维处理的作用,速度存储机制增强微弱神经反应极其高效。由于对侧偏转的Ⅱ型抑制神经元降低了对侧偏转Ⅰ型兴奋性神经元的活性,并且由于这些对侧偏转的兴奋性神经元有类似的直接突触,可以返回到同侧偏转的Ⅱ型抑制性神经元,因此通过联合通路,对侧偏转的Ⅰ型兴奋性神经元的兴奋性活动的降低继而导致Ⅱ型同向偏转神经元激活降低。这种同向偏转的Ⅱ型抑制性神经元激活的降低(例如,神经元的抑制性降低)有助于减少对同侧偏转的Ⅰ型兴奋性神经元的抑制,反过来又进一步增加其兴奋性,超过由于水平管壶腹嵴去极化而增加的静息放电率产生的兴奋性。

另一神经生理学的要点是速度存储周期重复回路。它可以有效地集中增强微弱的外周传入信号。当同向偏转的Ⅰ型兴奋性神经元驱动到更高的紧张水平时(由于对其抑制降低,补充了被抑制的逆向Ⅰ型兴奋性神经元和联合纤维),又进一步激活了对侧偏转的Ⅱ型神经元对对侧偏转的Ⅰ型兴奋性神经元的抑制控制。这一过程类似开始讨论的同侧偏转的兴奋型Ⅰ神经元和对侧偏转的Ⅱ神经元之间的初始相互作用。最终,产生了一种重复效应,即同侧偏转的Ⅱ型神经元的激活减少,导致同侧偏转的Ⅰ型兴奋性神经元进一步增加,同时,在反向前庭核中产生了一种中枢性增加的抑制性神经状态。这样自我重复、回路往复,造就了一个神经正反馈回路。

总之,同侧偏转的Ⅰ型兴奋性神经元通过外周激活来增加其紧张性活动水平,邻近的同侧偏转Ⅱ型抑制神经元的抑制性控制降低(通过来自受抑制的反向偏转的Ⅰ型兴奋性神经元的联合纤维)。Ⅰ型和Ⅱ型中枢神经元之间产生了有力的协同作用,是速度存储机制的基本神经生理结构。图3-4(A-M)补充了前面的讨论及说明各阶段的速度存储过程。

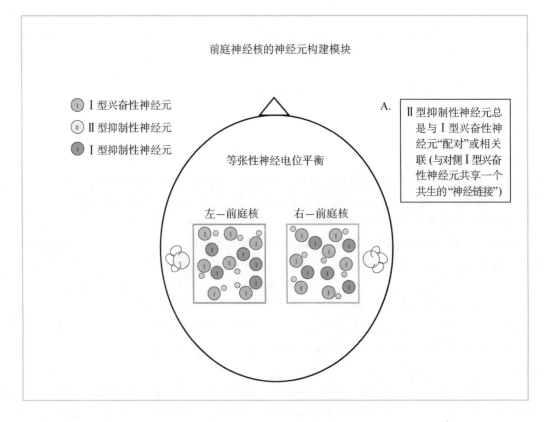

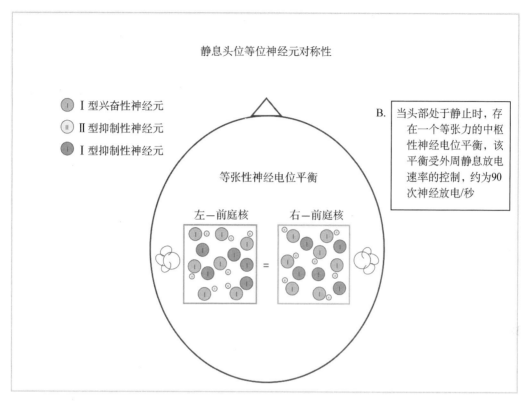

静息头位等位神经元对称性

Ⓘ Ⅰ型兴奋性神经元
Ⓘ Ⅱ型抑制性神经元
Ⓘ Ⅰ型抑制性神经元

等张性神经电位平衡

左－前庭核　右－前庭核

B. 当头部处于静止时，存在一个等张力的中枢性神经电位平衡，该平衡受外周静息放电速率的控制，约为90次神经放电/秒

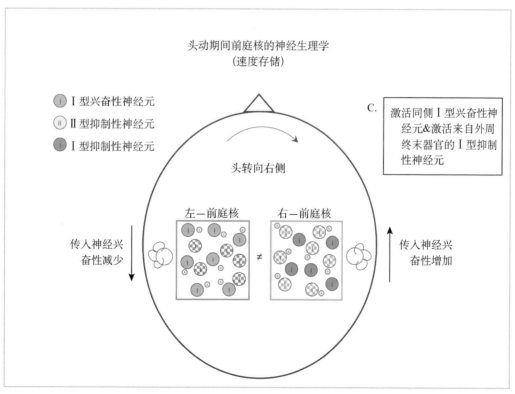

头动期间前庭核的神经生理学
（速度存储）

Ⓘ Ⅰ型兴奋性神经元
Ⓘ Ⅱ型抑制性神经元
Ⓘ Ⅰ型抑制性神经元

头转向右侧

左－前庭核　右－前庭核

传入神经兴奋性减少

传入神经兴奋性增加

C. 激活同侧Ⅰ型兴奋性神经元&激活来自外周终末器官的Ⅰ型抑制性神经元

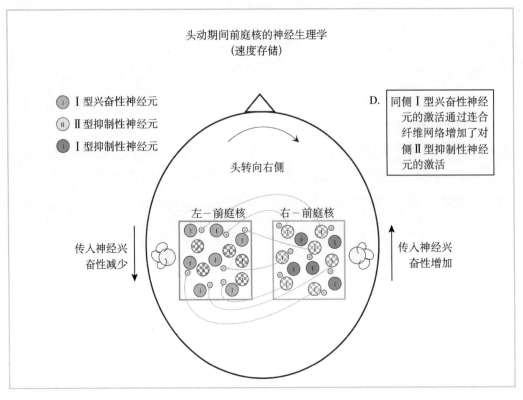

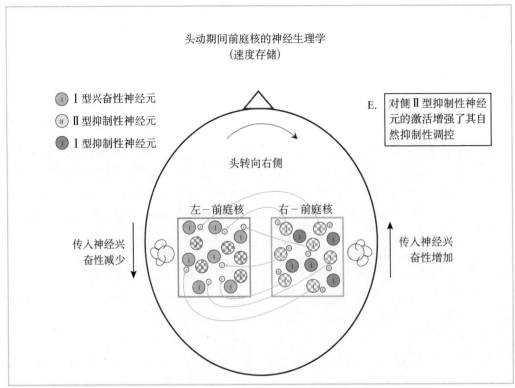

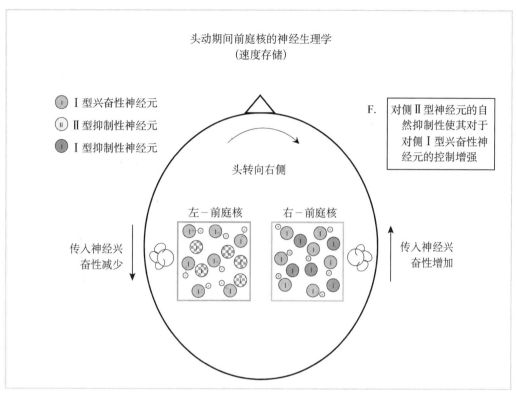

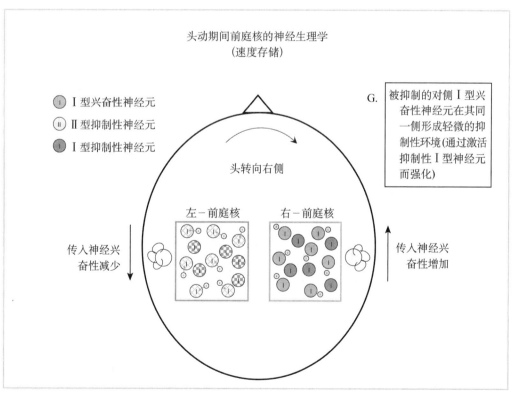

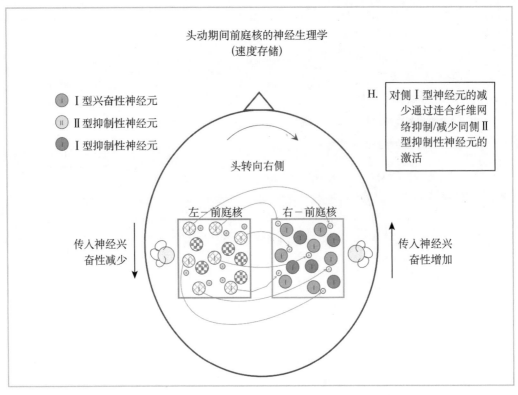

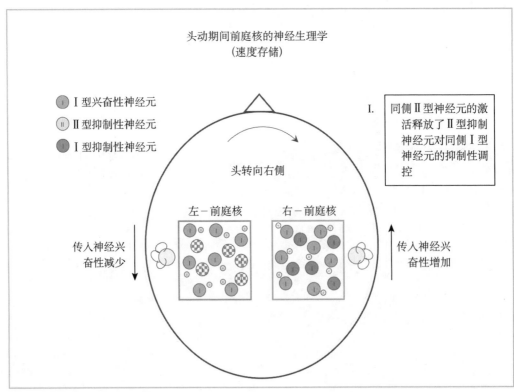

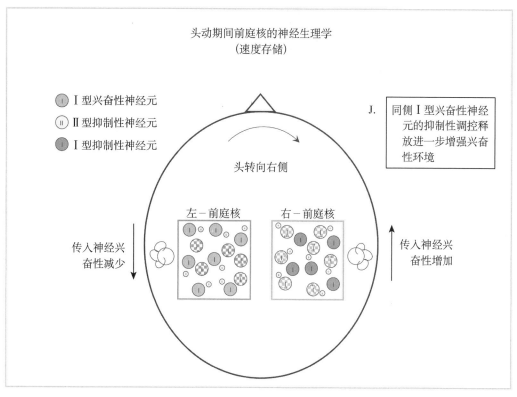

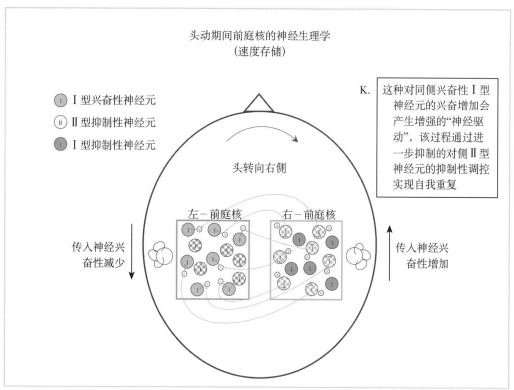

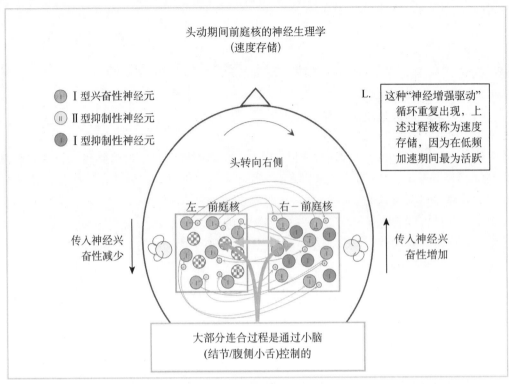

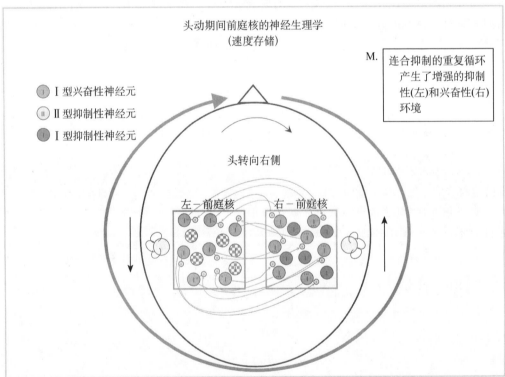

图 3-4　A-M. 与速度存储过程相关的渐进阶段。大方格代表左、右前庭核

(1)正反馈回路:这种传入增强(以及神经反应的保存)的过程并不是无限的,自身也无法持续。相反,正反馈回路主要由小脑蚓部结节和前庭小脑介导(Barin & Durrant,2000;Curthoys & Halmagyi,1996)。当然,已知这个正反馈回路最终可有效地增强并超出微弱的外周初级传入信号,这一过程称为速度存储(Baloh & Honrubia,2001;Curthoys & Halmagyi,2007;Markham,1996)。增强微弱的外周传入信号对于准确感知、整合低频头动,或者<0.05~0.1Hz的低频加速度都至关重要(Highstein,1996)。从根本上说,速度存储过程主要是为了延长(或增加)低频刺激的灵敏度(增益),而VOR本身在转换较慢的加速度刺激时效率低(Highstein,1996)。这种效率损失主要是由于对<0.1Hz的前庭传入信号的调谐降低所致(在Highstein,1996年的早期文章中没有提到)。对前庭病变导致的速度存储效率降低的功能后果的程度尚有争论,第6章进一步讨论这一概念。

频率>0.1Hz的刺激对速度存储机制的依赖基本上为零。这是因为嵴帽是加速计,且对更高频率的刺激反应良好(偏转)。正如半规管功能的钟摆模型所示,更强的刺激(>0.1Hz)、嵴帽和毛细胞偏转产生的传入神经放电速率(驱动力)本身足以驱动VOR。可见中、高频刺激不需要中枢的增强作用,只有低频加速才需速度存储机制增强不稳定的神经传入驱动。第6章在回顾VOR结果测量(特别是VOR相位)时再详细讨论前庭传入驱动的频率依赖系统的概念。

速度存储机制除了增加低频刺激的敏感性,这一正反馈环路也可以管理外周持续输入条件下的紧张性神经活动。前庭系统受到类似于行走或谈话中发生的、短暂的头动的影响较多。也可受到外周前庭系统持续的外周输入,有时会受到持续的身体旋转,如花样滑冰时,甚至在游乐园游玩时。持续的外周传入输入必须由中枢系统进行适当的管理,中枢系统同样受到速度存储机制的控制。第7章讨论速度阶梯测试时,介绍临床医生和研究人员如何利用这类持续刺激和反应的场景。

(2)速度存储依赖性:速度存储的协同过程复杂,且高度依赖于特定的神经传导过程和解剖结构的完整性。如前所述,前庭联合纤维无疑对这一过程至关重要,因为切断联合纤维可破坏速度存储(Leigh & Zee,2006)。在这一过程中小脑信号,最显著的是小脑结节和蚓垂内的浦肯野细胞的信号有效下调(Curthoys & Halmagyi,1996;Highstein,1996;Leigh & Zee,2006)。最后,速度存储也依赖于前庭神经或周围感觉末端器官的传入信号。前庭神经切断或周围感觉终末器官损伤(单侧或双侧)可降低速度存储,并显著缩短VN的神经输出,类似于嵴帽力学或嵴帽过程(第7章讨论速度阶跃试验时再回顾)(Leigh & Zee,2006)。总之,这些机制或过程不仅负责产生速度存储,对确保单侧前庭损伤后有效代偿,前庭神经再平衡也必不可少。

(二)前庭代偿

前庭代偿指单侧外周前庭神经损伤后,中枢前庭神经核之间的神经张力对称性恢复(Barin & Durrant,2000)的过程。中枢代偿包括一系列以不同速度、程度和不同阶段发生的步骤或过程。静态代偿的发生速度比动态代偿快得多,其中,实现和维持神经再平衡,使非对称迷路中运动诱导的活性所需的中枢整合的复杂性呈指数级增加(Curthoys & Halmagyi,2007)。尤其对于低频信息,速度存储对VOR响应很大。此外,前庭代偿的成功与否取决于许多生理因素,包括前庭核之间的联合纤维的效率、小脑对前庭核控制的有效性(例如,clamping)、对侧兴奋性活动解除抑制的适应、眶位、改变凝视的神经活动变化、脊髓输入的重调、突触发生(缓慢、长期过程)和去神经敏感性(缓慢、长期过程)(Curthoys & Halmagyi,1996;Zee,2007)。由于前庭神经核神经元接收除外周前庭迷路(小脑、脊髓、皮质、脑干)之外的许多传入纤维,调整、调节神经对称性恢复的过程通常很复杂,有时难以成功。

1. 前庭静态代偿 为了理解前庭静态代偿的过程,了解前庭神经核内Ⅰ型和Ⅱ型神经元兴奋性和抑制性相互作用的神经生理学至关重要(见速度存储的讨论)。急性前庭损伤后,由于失去同侧迷路的抑制,正常侧 VN 的平均神经静息放电率增加(Barin & Durrant,2000;Curthoys & Halmagyi,2007)。同时,完整 VN 的较高静息率会使病变侧进一步"沉默"或抑制。当然,刚讨论过的速度存储和抑制性联合网络的基本神经生理学结构能说明这一点。

单侧外周前庭病变后,同侧Ⅰ型兴奋性神经元显著减少。回顾对侧Ⅱ型抑制性神经元的直接突触投射,同侧Ⅰ型兴奋性神经元的病理性减少导致对侧Ⅱ型抑制性神经元的激活减少(即抑制控制减少)。鉴于对侧Ⅱ型抑制神经元和对侧Ⅰ型兴奋性神经元之间的紧密相邻关系,对侧Ⅱ型抑制神经元的激活减少(对Ⅰ型兴奋性神经元的抑制控制减少)导致对侧Ⅰ型兴奋性神经元的紧张性兴奋水平随后增加,尽管缺乏任何头部旋转或运动。这一神经生理过程主要是驱动对侧神经达到更高的强直性静息放电速率,高于正常的每秒 90 个的神经峰值。然而,这一有害的、潜在的神经生理过程尚未结束。假设对侧Ⅰ型兴奋性神经元已有更高水平的紧张性激活,它们反过来又通过连接网络将激活增加抑制同侧Ⅰ型神经元,这些神经元直接连接到其相邻的同侧Ⅰ型兴奋性神经元,正是外周病变使Ⅰ型兴奋性神经元受到影响。如果可能,这一信号只会增加同侧Ⅱ型抑制神经元的激活,从而增加它们对同侧Ⅰ型兴奋性神经元的抑制控制,从而进一步降低其紧张性神经活动(Curthoys & Halmagyi,2007)。当然,这种对同侧Ⅰ型兴奋性神经元的进一步抑制和对侧Ⅰ型兴奋性神经元的紧张性兴奋增加将继续恶化回路,与速度存储过程类似;因此,在持续驱动对侧 VN 中更高水平的紧张性神经放电的同时,同侧 VN 中的紧张性神经放电水平下降。

神经钳制:正如之前讨论的速度存储,这种周期性的联合过程是病理性的,除非被中断和调节,否则将持续传播。该调节作用已在小脑内确认(至少在大鼠中),特别见于中枢前庭不对称早期的小脑蚓部小结和小脑绒球(Kitahara et al,1998;Kitahara,Fukushima,T akeda,Saika,& Kubo,2000)。这种干预过程称为"神经钳制",涉及完整 VN 内神经活动的下调(Barin & Durrant,2000;Curthoys & Halmagyi,2007)。在完整侧的Ⅰ型兴奋性神经元上 γ-氨基丁酸(GABA)神经递质受体效率降低使同位的Ⅰ型神经元的(恢复)活性增加。这是因为同侧Ⅰ型兴奋性神经元不会受到突触相邻Ⅱ型抑制神经元的抑制影响,来自目前"稳定"的对侧Ⅰ型兴奋性神经元的抑制信号减少(或消除)(Curthoys & Halmagyi,2007)。事实上,数小时的非病理性前庭不对称也可诱导出"神经钳制"过程,例如持续进行单侧前庭刺激(Barin & Durrant,2000)。单侧前庭损伤的一周内,可在受损侧的前庭核内测出Ⅰ型兴奋性神经元的神经活动变化。这种"神经再生"并非来自传入外周,而是源自中枢神经系统内的其他部分(Barin & Durrant,2000)。

在修复中枢不对称性的后期,可观察到神经活动逐渐增加和再平衡,因为小脑已适应和修改了"神经钳制作用"。Kitahara 和同事(1998;2000)提出,小脑绒球中的神经元可能调节完整前庭核中"过度活跃"的兴奋性神经元。反过来,这种作用有助于调节Ⅰ型兴奋性神经元的抑制(通过减少对同侧Ⅱ型抑制神经元的抑制),使得在没有任何来自受损迷路的外周输入的情况下,恢复Ⅰ型神经的活动。这一过程可能会继续,并不断接受小脑修正,直到"钳制"的对侧神经活动恢复到病变前水平,两个前庭核之间的中枢神经张力恢复对称。图3-5(A-V)补充了前面关于静态代偿的讨论,并说明了代偿补偿过程的各个阶段。当病变稳定,环境(个体)静止时,中枢代偿过程最稳定、有效。事实上,静态代偿过程非常稳健,很少加速或受到阻碍(Curthoys & Halmagyi,2007)。相反,恢复动态平衡或动态代偿的过程更为复杂,涉及整合与运动有关的所有系统,如VCR和前庭自主神经反射系统。

在中枢修复不对称性的后期,当小脑已适应和修改了"神经钳夹"后,神经活动得以再次平衡。Kitahara及其同事(1998;2000)提出,小叶中的神经元可调节完整的前庭核中"过度活跃"的兴奋神经元。反过来,更重要的是,这种作用将有助于调节同侧Ⅰ型兴奋性神经元的抑制(通过减少对同侧Ⅱ型抑制性神经元的抑制),使得在没有来自受损外周迷路输入的情况下,恢复Ⅰ型神经活动。这一过程可能继续,并不断被小脑修改,直到受到"钳夹"的对侧神经活动恢复到损伤前的水平,两侧前庭神经核中枢神经张力的对称性恢复。图3-5(A-V)补充了前面静态代偿的讨论,并说明代偿过程的各阶段。

当病变稳定且环境(个体)静止时,中枢代偿过程最稳定、有效。事实上,静态代偿过程非常稳定,几乎没有加速或受到阻碍(Curthoys & Halmagyi,2007)。与之相反,恢复动态平衡或动态代偿的过程更加复杂,涉及整合与运动有关的所有系统,如VCR和前庭自主神经反射系统。

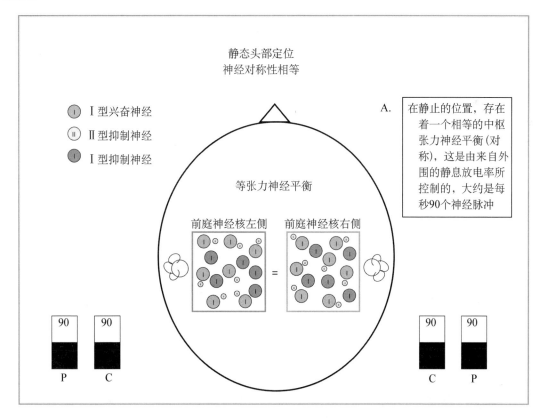

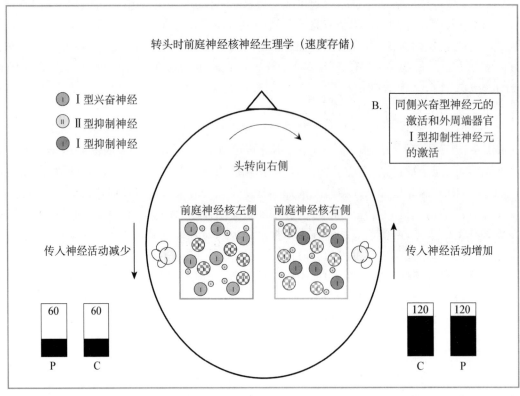

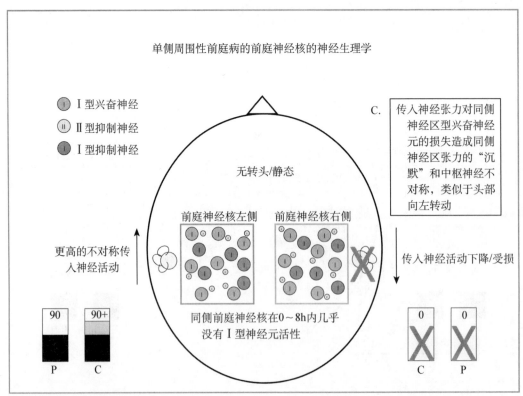

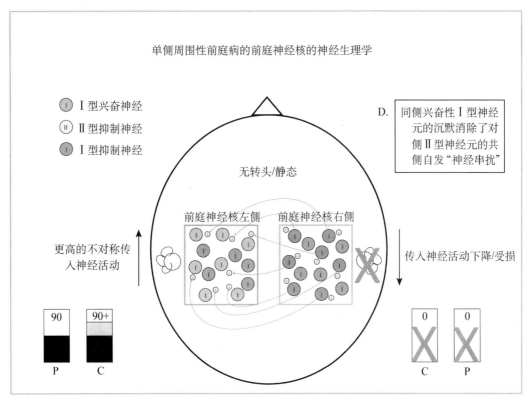

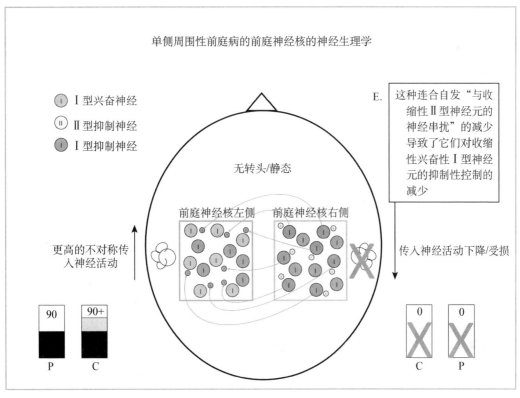

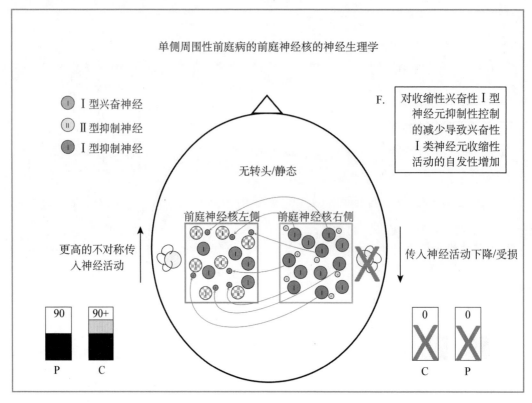

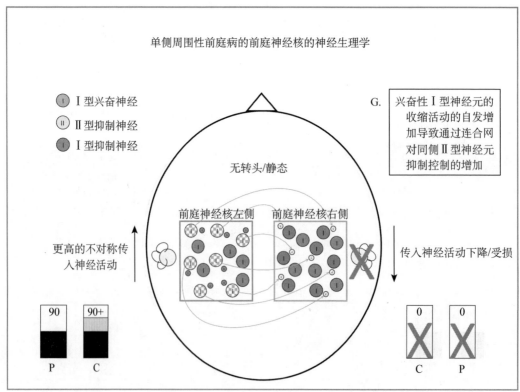

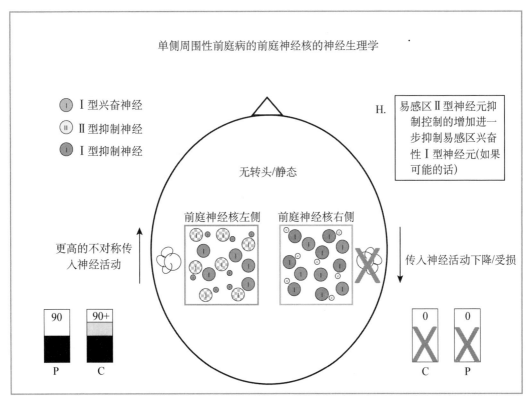

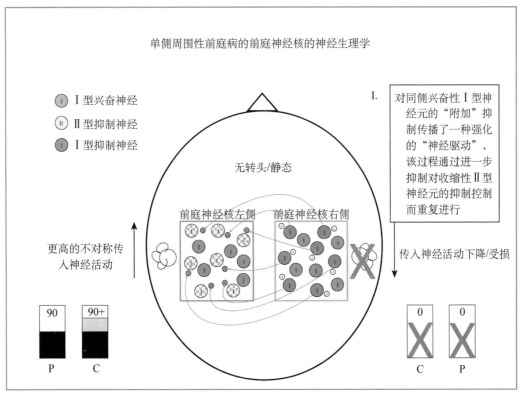

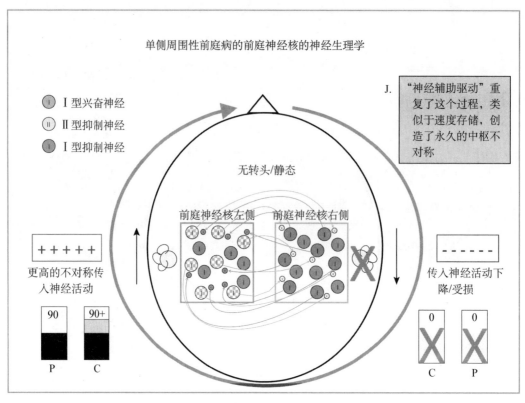

单侧周围性前庭病的前庭神经核的神经生理学

J. "神经辅助驱动"重复了这个过程，类似于速度存储，创造了永久的中枢不对称

I 型兴奋神经
II 型抑制神经
I 型抑制神经

无转头/静态

前庭神经核左侧　前庭神经核右侧

＋＋＋＋＋

更高的不对称传入神经活动

传入神经活动下降/受损

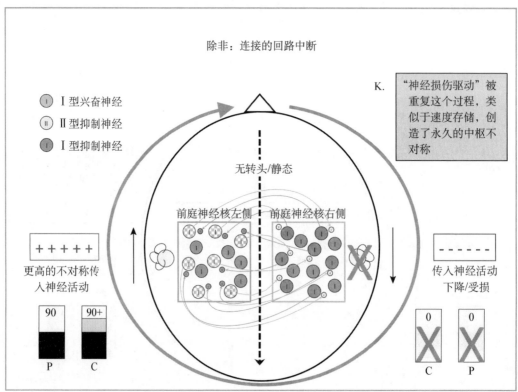

除非：连接的回路中断

K. "神经损伤驱动"被重复这个过程，类似于速度存储，创造了永久的中枢不对称

I 型兴奋神经
II 型抑制神经
I 型抑制神经

无转头/静态

前庭神经核左侧　前庭神经核右侧

＋＋＋＋＋

更高的不对称传入神经活动

传入神经活动下降/受损

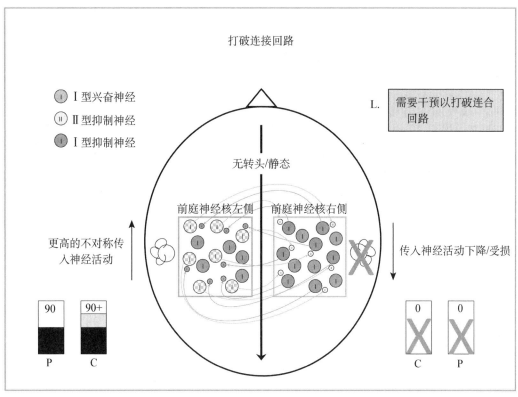

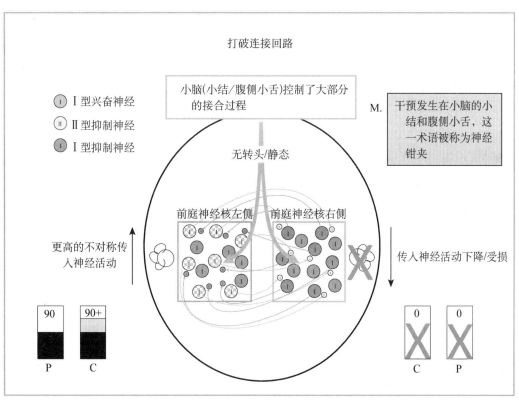

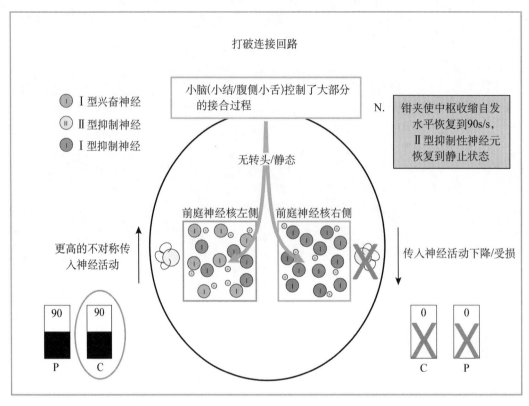

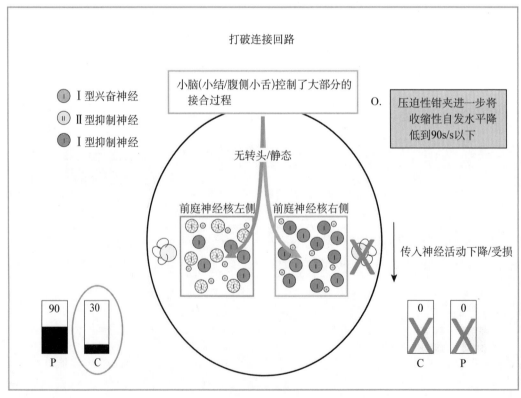

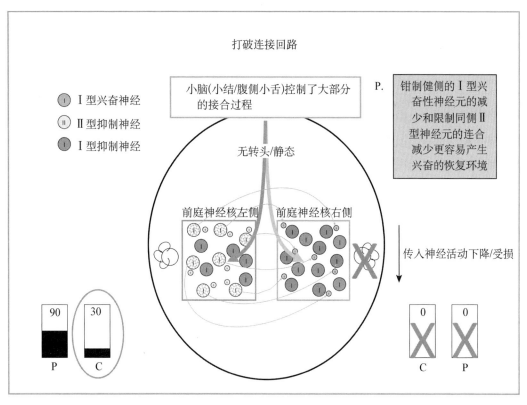

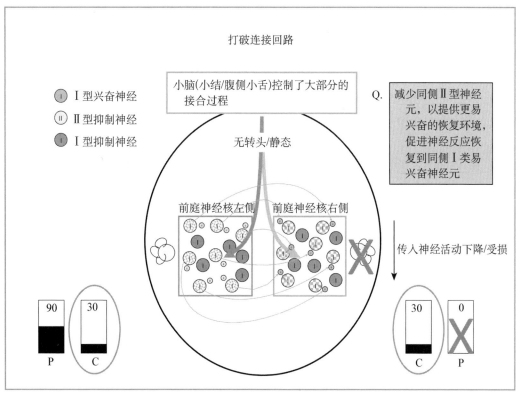

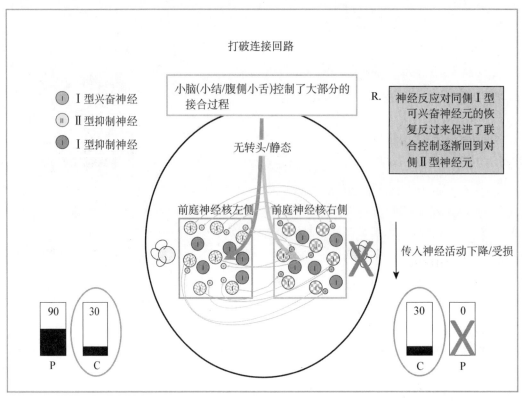

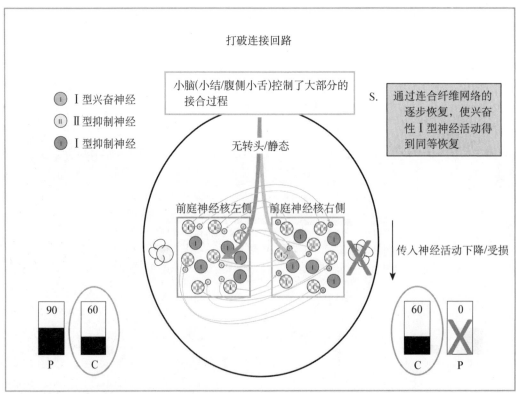

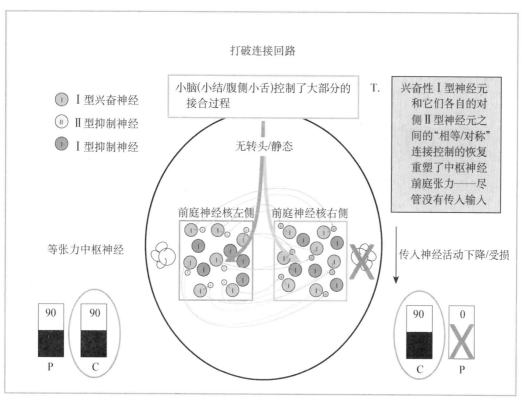

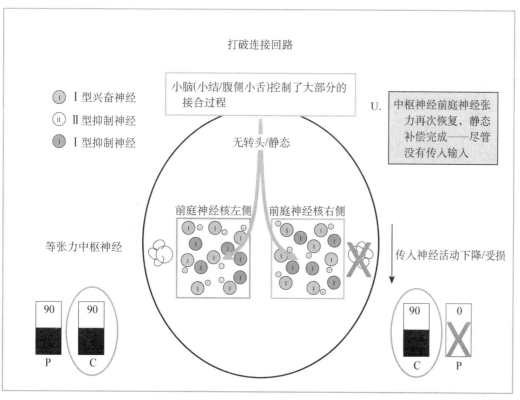

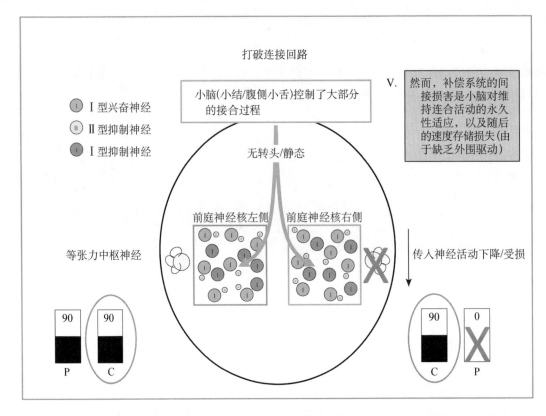

图 3-5　A-V. 单侧前庭损伤后与前庭中枢神经代偿过程相关的进展阶段。大方框代表左右前庭核。较小的垂直矩形(每个底部两侧各有两个)表示外周(P)和中央(C)假设的前庭系统内神经张力活动水平

2. 动态代偿　静态代偿比动态代偿高效。单侧迷路损伤后(即使在静态代偿之后),由于终末器官功能不对称,很难准确表示头动的加速度和速度。根据前述,中心代偿就是中枢过程。张力平衡在前庭核内。但在头动过程中,完成静态代偿的中枢前庭核将继续接收不对称的外周输入。终末器官功能失衡,尽管静态代偿已经完成,在动态(头动)条件下仍会继续表现异常(Barin & Durrant,2000)。将使神经反应迅速饱和,达到每秒零反应(如果系统尚未处于这种状态)。相反,完成静态代偿的中枢前庭核,来自完整侧的兴奋性传入反应不受影响。因此,中枢前庭神经核在静态代偿完成的情况下,仍然无法完成动态代偿。

动态代偿的解决方案更为复杂。前庭输入的绝对幅度大约是外周损伤前的一半,即如果一侧外周迷路完全损伤,只保留了 50% 或 1/2 的生理功能。在动态代偿过程中,前庭通路需要"重新调整"以接收和处理神经放电速率的新"二分之一"模式。这必须根据病变的偏侧性与头动方向(朝向或远离外周病变)的关系来完成。然后,适当地整合并转化为适当的代偿性眼动,使 VOR 有足够的增益,避免患者产生头晕感。某些头动期间,VOR 通路必须"加倍"补偿外周输入一半的损失,而其他头动可能不需要这样的代偿(Barin & Durrant,2000)。动态代偿通常涉及促进该过程的其他方面的神经适应,如 VCR 通路。总之,这些过程可能需要相当长的时间在很大程度上取决于多种不同的因素,包括外周前庭损伤的严重程度、年龄和整体健

康状况,以及患者的活动水平等。

动态代偿的效果也与频率有关。一般来说,头部在动态变化过程中,尤其是低加速度刺激,即使静态代偿已经完成,神经信号无法有效整合。假定前庭功能损失了50%,提高前庭系统整体增益或灵敏度最有效方法是增加中枢系统整合和协调VOR响应能力的输出(减少限制/控制)(Barin & Durrant,2000)。这种方法并非没有重大后果。通过增加VOR通路的整体积分和输出,几乎没有外周传入输入可有效地"存储"在神经积分器中。即速度存储机制和效率显著且永久地降低(如果没有被小脑完全修改为"零"存储),并且中枢系统传播、扩展或增强低频刺激的神经输出的能力基本破坏或完全丧失。因此,低频头动的处理和整合比任何其他刺激都显著降低。这可解释尽管静态和动态代偿已经完成,但非急性单侧前庭损伤患者在站立和坐着不动时通常会感觉到轻微的摇摆感(低频刺激),且在运动时感觉更明显(高频刺激)(Curthoys & Halmagyi,2007)。此外,前庭测试中发现长期存在的低频刺激异常(即低频VOR相位延长)并不奇怪,因前庭系统整合和处理这些刺激的能力长期受到影响。即使已发生有效的静态和动态代偿补偿,依旧不变,因为一旦中枢速度存储机制被破坏,这一过程很少有机会恢复(Barin & Durrant,2000)。再者,这一过程(速度存储)的修复可能没有实际的益处,因为把速度存储恢复到其损伤前状态,造成的影响远大于替代方案。在第6章回顾正弦加速度测试时,再详细讨论。

总之,动态代偿过程可能比简单地增加VOR的总增益或改变速度存储更复杂。VCR和VSR密切参与信号整合过程,并对有效的动态代偿至关重要。

七、其他非前庭传入/传出投射

前庭神经和小脑并非前庭神经核传入输入的唯一来源。已知有很多非前庭传入投射到前庭核;非前庭来源传入的功能可能不好评估,包括视觉系统、颈椎和脊髓神经元,以及自主神经系统通路。这些神经中枢的生理反应许多已清楚了解受到与前庭神经活动无关的行为和刺激的影响(Lysakowski et al,1998)。更多见的传递到前庭核的非前庭传入信号来自视觉系统、颈椎和脊髓神经元通路。

(一)视觉的作用

视觉系统是姿势和整体平衡功能的基础(Nashner,1997;Peterka,2002)。因此,视觉系统对前庭核独立投射不足为奇。如前所述,从VN到眼动系统存在非常关键的、称为VOR的传出投射。然而,视觉系统独立地向VN投射传入纤维也至关重要。这些纤维为前庭系统提供的冗余安排,使其补偿前庭系统对低频运动的感知效率较低这一缺陷(Lysakowski et al,1998)。具体而言,壶腹嵴和囊斑对<0.05Hz的低频运动(加速度)效率相当低(Lysakowski et al,1998)。事实上,在产生适当的眼部或姿势反射反应时,前庭系统对低频刺激相对低效常造成严重的生理问题,因这种微弱刺激的整合和处理需要补充机制增强反应(即速度存储)。速度存储是解决这一缺陷的主要机制,而视觉系统作为另一个关键因素可检测视觉场景的极低频运动,并将其纳入VOR或姿势反射反应。在这个过程中,大脑利用低频视觉信息来补充从迷路获得的整合较差的信息(Lysakowski et al,1998)。视觉系统可很好地补偿前庭系统对低(和非常高)频率刺激的低效。视觉前庭增强在很大程度上由视动系统介导,并且在外周前

庭系统无法做到这一点时,可有效地将"运动"信息整合到前庭核。第 8 章讨论旋转测试中视-前庭增强的临床评估(Leigh & Zee,2006)。视-前庭相互作用的一常见实例是,红绿灯前,人在静止的汽车里,相邻的汽车启动,其生理感知是自身在慢慢向前移动。

支持视觉系统和前庭系统之间整合联系的最后一个证据是晕动病。许多人都有晕动的经历,其本质是视-前庭信号整合的中枢冲突。这一关联进一步证明存在独立又整合的感觉通路。

(二)颈椎和脊柱的作用

脊髓,特别是颈髓是非前庭传入和传出信号的另一来源(Lysakowski et al,1998)。小脑蚓部的投射可协调 VN 内的颈部和姿势运动。通过这个网络,适当的代偿性眼动也通过前庭脊髓和脊髓小脑神经通路与头部和颈部运动相协调。如果没有这个网络,就不可能有效地维持视觉和头部稳定。传入和传出纤维穿行的颈椎管区内的神经束被称为内侧和外侧前庭脊髓束(分别为 MVST 和 LVST)(Lysakowski et al,1998)。然而,每个区域的功能都是独特的。MVST 只是内侧纵束的延伸。它的突起终止于脊髓的颈部区域,并通过激活颈部肌肉来稳定头部并将其置于肩部的中心位置,颈部肌肉不仅抵抗头部的被动运动(例如,行走中),而且在有意向的身体运动中产生主动的头部运动。外侧前庭脊髓束延伸至脊髓的下腰椎区,为姿势伸肌运动神经元提供持续的兴奋性突触输入。伸肌的这种张力神经输入在抵抗持续的重力时是极为重要的(Lysakowski et al,1998)。如果没有这样的神经输入,姿势控制会在重力的驱动力下瘫痪,身体将无法支撑直立的姿势。总之,MVST 和 LVST 提供了一种姿势"直立"的感觉,急性单侧迷路损伤可影响这种感觉。急性单侧前庭损伤,特别是在缺乏视觉提示的情况下,由于张力性失衡,会产生倾斜姿势,且由于损伤侧无张力输入而易于向损伤侧倾斜。这是 Rhomberg 或 Fakuda 步进测试异常的基本原理。可以想象在走路时阅读时特别需要头部和眼睛的补偿运动,头、眼睛反射反应的对立性功能上相关。步行时,由于 MVST,不仅可使头部稳定,还可通过 VOR 产生补偿眼动,以保持视觉稳定。在 Mal de Débarquement 综合征中,脊柱和前庭输入之间存在感觉冲突,是病理性前庭和前庭脊髓作用的一个相关的实例。

(三)自主非前庭神经投射

虽然还不完全了解,但有其他各种传入和传出纤维投射到前庭核。丘脑有称为前庭-眼-丘脑皮质通路的投射(Arslan,2001)。Lysakowski 等(1998)假设,在无视觉刺激的情况下,丘脑投射实际上可以提供眩晕或自我运动的意识。

八、血管供应

最后,如果不讨论前庭系统的血管供应,对周围和中枢前庭系统的讨论就不完整(图 3-6)。前庭系统及其终末器官的主要血供是通过迷路动脉,也称为内耳动脉。它起源于小脑前动脉、小脑上动脉或基底动脉(Lysakowski et al,1998)。最常见的是迷路动脉起源于小脑前动脉(Wende,Nakayama & Schwerdtfeger,1975)。迷路动脉与迷路静脉一起穿过 IAC(除了Ⅶ和

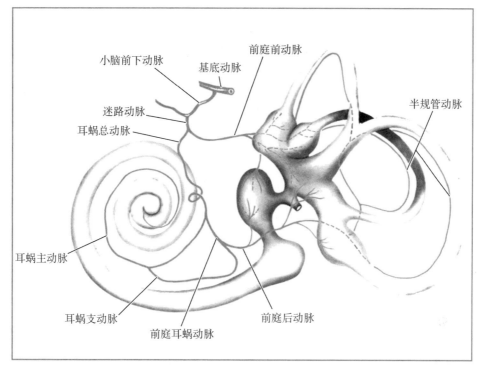

A

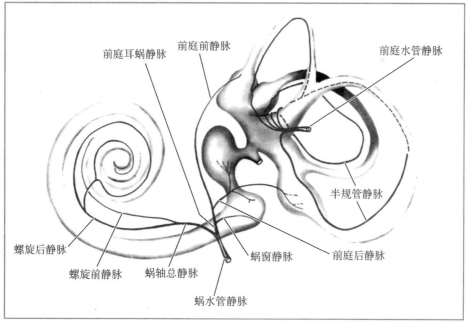

B

图 3-6　迷路血管供应（A. 动脉回路；B. 静脉回路）。From Schuknecht's Pathology of the Ear (3rd ed.) by S. N. Merchant and J. B. Nadol, 2010, People's Medical Publishing House, Shelton, CT. Reprinted with permission.

Ⅷ颅神经)。在离开 IAC 底后不久,迷路动脉分支成两个分支:前庭动脉和耳蜗总动脉。后者的名称是耳蜗总动脉,但也为前庭系统供血(Lysakowski et al,1998)。前庭前动脉供应椭圆囊。耳蜗总动脉分为耳蜗固有动脉和前庭耳蜗动脉。后者进一步分为前庭后动脉,前庭后动脉是后 SCC 和大部分球囊的主要血供动脉。有趣的是,外周前庭终末器官血供的解剖组织与前庭神经及其传入神经末梢的神经支配模式类似(Lysakowski et al,1998)。

译者:施天明　邹小冬

第 4 章

前庭眼反射和前庭性眼震

一、前庭眼反射

前庭眼反射(VOR)是人体重要的生理反射(Schwarz & Tomlinson,2005)。该反射速度非常快,每天可发生数十万次。不需要认知或意识参与。通常,我们认为这是一种生理反射。除非该反射通路被损坏。简而言之,VOR 是一种与头部运动方向相反的补偿性眼球运动,以便在头部运动过程中保持视觉目标稳定。所以我们在走路或跑跳时仍然能清晰视物。当我们在高低不平的鹅卵石路上开车时也能稳定视物。运动员在快速运动时仍能清晰视物(同时,在快速运动时视觉系统也会补偿 VOR,但是相对较弱)。前庭外周器官、前庭神经核、小脑、眼动神经核和眼外肌之间的传入和传出投射,可以提供有效的 VOR。

(一)前庭眼反射的作用和机制

VOR 的作用是维持头动时视网膜上图像的稳定性。这一作用通过与头动方向相反的快速有效的代偿性眼动来实现。即,当头部从左向右移动时,为了盯住交通标志,必须产生速度相同、与头动方向相反(从右向左)的眼动。即使头动速率高达 $350°/s$,VOR 也能够产生有效的前庭眼动(Leigh & Zee,2006;Schwarz & Tomlinson,2005)。当头部运动速率高于 $350°/s$,甚至达到 $500°/s$ 时,VOR 的灵敏度(增益)会明显下降(Schwarz & Tomlinson,2005)。当头动速度接近或超过 $500°/s$ 时,视动系统将参与补偿。VOR 的潜伏期需要足够短,以免头动初期在视网膜上出现图像滑移导致视物模糊。人类 VOR 的潜伏期非常短,为 $10\sim12ms$(Schwarz & Tomlinson,2005)。

VOR 响应的方向总是与头动的方向相反,这由前庭外周器官决定。而 VOR 的速度信号主要由前庭神经整合(Gacek,2005;Leigh & Zee,2006)。VOR 的振幅和时间常数(即 VOR 的增益和相位),取决于头动的速度。在中高频刺激($<350°/s$)时,眼速与头动速度大致相同(Highstein,1996;Leigh & Zee,2006)。VOR 在头动速率较低时作用弱,而在高频头动时参与度更高。中枢速度储存结构会"加强"或"代偿"VOR 对低频刺激的低应答(在没有任何补充视觉信息的情况下,或者在视觉被拒绝的情况下)。

(二)前庭眼反射和 Ewald 定律

头动速度和方向的信息通过前庭系统对空间的特定矢量和角/线性加速度以数学积分的方式进行整合。每个半规管对其各自方向平面上的角加速度最为敏感(Lysakowski,McCrea & Tomlinson,1998)。即与头动相匹配但方向相反的代偿性眼动由受刺激的半规管平面决定。具体来说,水平半规管对水平(yaw)平面的头动最敏感,对这个平面的头动产生代偿性眼动(VOR)。头在前、后运动平面上的运动,会激活垂直半规管产生垂直方向的代偿性眼动。眼球旋转所在平面与受刺激半规管平面相同。这种代偿性眼球运动与受刺激半规管平面相同的特性被称为 Ewald 第一定律(Baloh & Honrubia,2001;Leigh & Zee,2006)。Ewald 第一定律明确指出,眼球运动最强的刺激平面与受刺激半规管平面相同(Leigh & Zee,2006)。这一定律不仅用于评估前庭系统的生理特性,而且可用于定位前庭系统损伤部位。此外,同样重要的是,除了半规管可以产生 VOR 外,囊斑也可产生 VOR。由于这两种感觉器官的解剖不同,半规管-VOR 有时也被称为角-VOR(a-VOR),其中囊斑 VOR 有时被称为线性-VOR(t-VOR)。本章回顾这两种 VOR 的生理基础。

除了 Ewald 第一定律外,Ernst Julius Richard Ewald(1855—1921)还提出了另外两个关于半规管功能的定律。Ewald 第二和第三定律指出,兴奋性的前庭反应比抑制性的神经反应更强。这主要是由于前庭神经电活动受到抑制时,其静息电位放电率会受限,最低可为零,而前庭神经兴奋时静息神经放电率上限可大很多,可能在每秒 400~500 个峰值。具体地说,Ewald 第二定律指出,水平半规管内的淋巴向壶腹(向椭圆囊)运动比离壶腹运动(远离椭圆囊)反应更强烈;Ewald 第三定律指出刺激垂直半规管时,离壶腹运动(远离椭圆囊)比向壶腹运动(朝向椭圆囊)反应更强烈。

二、半规管 VOR

半规管 VOR 为三级神经反射通路,从外周前庭感觉器官(壶腹嵴)到各半规管对应支配的眼外肌。如第一章,Lorente de Nó(1933)详细介绍了每个半规管到其支配的眼外肌的三级神经通路(Cohen & Raphan,2004)。每个半规管的三级神经反射通路如图 4-1 所示。一般来说,兴奋性通路交叉支配,抑制性通路同侧支配。

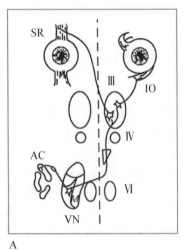
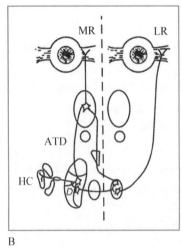
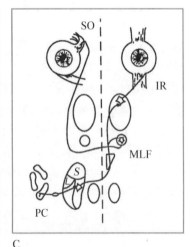

A   B   C

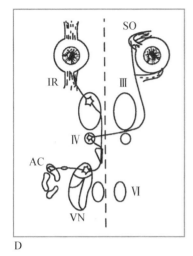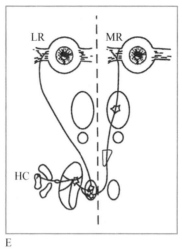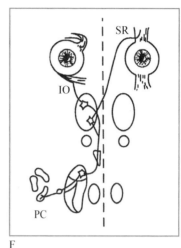

图 4-1　各个半规管 VOR 神经通路

　　一般来说，兴奋性通路走行于对侧内侧纵束（MLF）（A、B 和 C），抑制性通路走行于同侧内侧纵束（MLF）（D、E 和 F）。AC. 前半规管；HC. 水平半规管；PC. 后半规管；Ⅲ. 动眼神经核；Ⅳ. 滑车神经核；Ⅵ. 展神经核；IR. 下直肌；MR. 内直肌；LR. 外直肌；SR. 上直肌；IO. 下斜肌；SO. 上斜肌。From Baloh and Honrubia's Clinical Neurophysiology of the Vestibular System (4th ed.), by R. W. Baloh, V. Honrubia, and K. A. Kerber, 2011, New York, NY: Oxford University Press. Reprinted with permission.

（一）水平半规管 VOR

　　日常活动和前庭评估时最常见的头部运动，多刺激水平半规管。接下来会详细描述水平半规管 VOR 通路。前半规管、后半规管有各自的 VOR 通路，后面也会详述（Leigh & Zee，2006）。

　　水平半规管 VOR（h-VOR）在水平（yaw）平面中产生与头动方向相反，与头动速度相同的代偿性眼动。但在日常活动中，仅仅刺激单一方位平面的头动很少，多数情况下头动产生的眼动是所有半规管（和囊斑）平面共同刺激作用的结果。然而，在前庭功能检查时，尤其进行旋转测试时，将头部放置在特定的平面，可以仅使水平半规管得到最大刺激，从而产生水平半规管 VOR 的代偿性眼动。因此，本章主要讨论水平半规管-前庭眼反射。

　　1. 兴奋性水平半规管 VOR 通路　　水平半规管 VOR 为三级神经反射通路，起源于半规管壶腹嵴的纤维，终止于内直肌和外直肌（Leigh & Zee，2006）。Leigh 和 Zee（2006）和 Gacek（2005）详细描述了兴奋性和抑制性三级神经元反射通路。头部在水平面旋转，左、右水平半规管壶腹嵴均受到刺激，产生方向相反的眼动反应。对于水平半规管，兴奋耳（右转时为右耳，反之亦然）的静纤毛朝向动纤毛，毛细胞去极化（Ewald 第二定律）（Baloh & Honrubia，2001）（图 4-2）。然后导致同侧前庭神经传入纤维电活动增加，传到 IAC（即一级前庭神经元），并将刺激传到前庭内侧核和前庭上核。对于低频刺激，中间神经元通过速度存储机制调控传入电活动，小脑及其联系纤维参与这一过程（Curthoys & Halmagyi，1996）。然后该冲动通过同侧前庭神经内侧核传递至对侧展神经核（Ⅵ），支配外直肌。这些兴奋性刺激使对侧外直肌收缩，产生

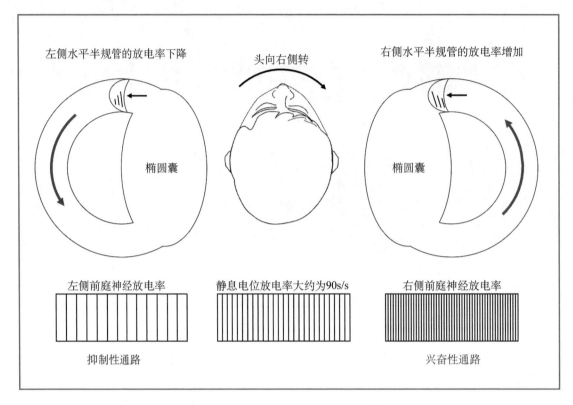

图 4-2　展示了向右侧转头时双侧水平半规管的壶腹嵴纤维传入和囊斑的兴奋和抑制。箭头表示内淋巴流动的方向。Source：Adapted from Barin, K., & Durrant, J. (2000). Applied physiology of the vestibular system. In Canalis, R. F. & Lambert, P. R. (Eds.)

朝向对侧的眼动。其眼动速度（理想情况下）等于头动速度。前庭神经上核另一传导通路是经同侧代特束（ATD）将兴奋信号传导至同侧动眼神经核（Ⅲ）终止于同侧内直肌。该兴奋信号使同侧内直肌收缩，产生朝向对侧的共轭眼动，其眼度（理想情况下）等于头动速度。同时还有第三条通路，该兴奋刺激也会从对侧展神经核穿过中线，通过内侧纵束，传导至同侧动眼神经核（加入来自同侧上升纤维的 ATD）支配同侧内直肌。水平半规管的兴奋性神经传导通路总结如图 4-3 所示。

　　2. 抑制性水平半规管 VOR 通路　主动肌和拮抗肌可以联合作用，以保持眼球处在正中位。拮抗肌的抑制性反应主要作用为促进对侧 VOR 兴奋性肌肉收缩运动（Leigh & Zee，2006）。对侧水平半规管产生抑制性反应（Barber & Stockwell，1980）。对侧水平半规管壶腹的静纤毛远离动纤毛，产生抑制性反应，投射至另一侧的前庭神经内侧核和前庭神经上核。与前面所述的通路相同，最终投射至对侧内直肌和同侧外直肌。抑制肌肉收缩（肌肉放松），促进对侧兴奋性肌肉收缩运动（图 4-4）。

　　3. VOR 协同水平半规管-VOR 传入纤维的优势　补充和协同传入通路是 h-VOR 有效运行的关键因素（如半规管及囊斑-VOR 通路）。这些通路相对独立，分别作用于眼肌，促进其收缩并产生眼动（Wong，2008；Schwarz & Tomlinson，2005）。其重要性在于基于这种独立性，可以使眼球盯准不同距离的目标物体（聚散）并可在更多的角度调节 VOR（Schwarz &

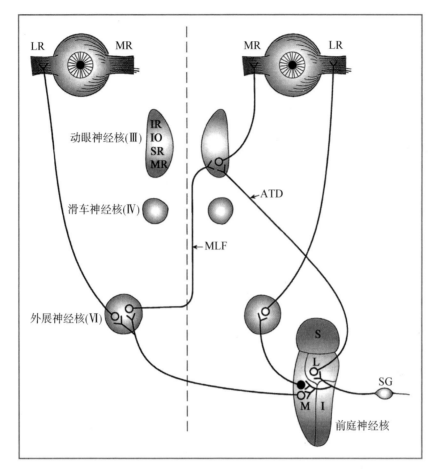

图 4-3 水平半规管 VOR 通路,内侧纵束(MLF);ATD(上行传导的代特束);IR(下直肌);MR(内直肌);LR(外直肌);SR(上直肌);IO(下斜肌);SG(前庭上神经)。
From Baloh and Honrubia's Clinical Neurophysiology of the Vestibular System (4th ed.), by R. W. Baloh, V. Honrubia, and K. A. Kerber, 2011. New York, NY: Oxford University Press. Reprinted with permission

Tomlinson,2005)。协同通路可以同时调整双眼运动。该反射发生在头部运动初始的 10～12 ms。不管是单眼还是双眼潜伏期延长或振幅(增益)增加都有助于诊断,如核间眼肌麻痹(INO)。

(二)前半规管-VOR

前半规管的兴奋性眼动反应和代偿性眼动反应,与前半规管的平面相同(Ewald 第一定律)。该通路由前半规管-VOR 的三级神经元支配特定肌肉实现(a-VOR),见图 4-1。虽然前半规管 VOR 三级神经元与水平半规管 VOR 的三级神经元相似,但其具体的中枢通路、神经及支配的眼肌略有不同(Schwarz & Tomlinson,2005)。前半规管-前庭眼动反应产生的眼动为双眼协同向上,伴有双眼反向扭转即双眼上极向对侧旋转的眼动(即同侧眼内旋和对侧眼外旋)。重要的是,前半规管壶腹嵴的静纤毛与动纤毛排列顺序与水平半规管相反。动纤毛位于管

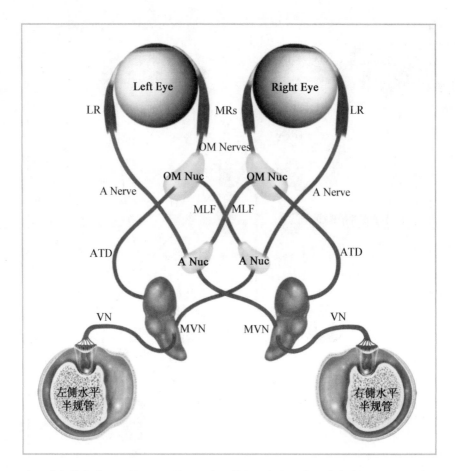

图 4-4　水平半规管前庭眼反射(VOR)神经通路。从右下角右侧半规管出发的所有通路表示向右侧转头时兴奋性通路,从左下角左侧水平半规管出发的所有通路表示抑制性通路。MR(内直肌);LR(外直肌);OM Nerve(动眼神经);OM Nuc(动眼神经核);MLF(内侧纵束);A Nerve(展神经);A Nuc(展神经核);ATD(Dieters 上行束);MVN(前庭内侧核);VN(前庭神经);h-SCC(水平半规管)。From Electronystagmography and Videonystagmography: ENG/VNG by D. L. McCaslin,2012,San Diego,CA:Plural Publishing. Reprinted with permission

侧。前半规管兴奋时,内淋巴从壶腹部流向管部,静纤毛朝向动纤毛运动,从而使毛细胞发生去极化产生兴奋性运动(Ewald 第三定律)。对于前半规管,头向右前方俯仰时,右侧前半规管为兴奋侧(即第 2 章提及的 RALP 平面);同理,向左前方俯仰时,左耳为兴奋侧(LARP 平面)。

(三)后半规管-前庭眼动通路

后半规管兴奋产生的兴奋性代偿性眼动也是在与半规管相同的平面(前-后)(Ewald 第一定律)。该兴奋性反应是由后半规管 VOR 通路(p-VOR)的三级神经元反射弧支配的特定眼肌实现的(图 4-1)。与 a-VOR 一样,p-VOR 三级神经元与 h-VOR 相似,但具体的中枢通路、神经及支配的眼肌略有不同(Schwarz & Tomlinson,2005)。p-VOR 的特定眼动与前半规管相似。后半规管兴奋,产生双眼协同向下,伴有双眼上极向对侧旋转的眼震(即,同侧眼内旋和对侧眼外旋)(Schwarz & Tomlinson,2005)。前半规管和后半规管产生的眼震其慢向扭转方向相同(都是朝向对侧,或受抑制的一侧),而其眼动的垂直成分不同,前半规管兴奋产生的眼动慢相向上,后半规管兴奋产生的眼动慢相向下。这种不同有助于鉴别前、后半规管 BPPV。

与前半规管一样,后半规管壶腹嵴上的静纤毛和动纤毛排列也与水平半规管相反。即动纤毛位于管侧。如果后半规管兴奋,就会导致静纤毛向动纤毛侧运动,产生去极化反应(Ewald 第三定律)。对于后半规管而言,当向右后方向仰头时,右后半规管兴奋(即 LARP 平面,如第 2 章所述的),当向左后方向仰头时,左后半规管兴奋(RALP 平面)。

三、耳石(囊斑)VOR

(一)囊斑前庭眼动通路

囊斑可感知水平和垂直平面上的线性加速度,从而产生与头动相反方向、位移相同的眼动,因此也称为线性-前庭眼反射(t-VOR)(Leigh & Zee,2006)。但是 t-VOR 比较复杂,因为囊斑的静纤毛并不是在一个方向全部兴奋或全部抑制(详见第 2 章)。鉴于此,单侧囊斑受损后其功能快速代偿,不会产生持续的受损反应,甚至连短暂的临床表现也没有(Gresty,Bronstein,Brandt,& Dieterich,1992)。此外,囊斑的前庭眼动通路比半规管前庭眼动通路更为复杂精确。这主要是因为囊斑上的动纤毛排列更复杂,而且囊斑会对所有类型的线性加速度做出反应(Schwarz & Tomlinson,2005)。因此,耳石器功能的临床研究面临很多挑战。

目前尚没有关于耳石器功能的临床研究。头部向一侧倾斜会兴奋囊斑,产生眼球反向扭转运动,也称为眼球反向扭转(Baloh & Honrubia,1998;Gresty & Bronstein,1992;Ödkvist,2001;Tran Ba Huy & Toupet,2001)。然而,t-VOR 的代偿明显不足。这主要是因为头部倾斜运动诱发的眼球扭转运动的振幅(增益),只有实际头部倾斜振幅的 10% 左右。即使是大幅度的头部倾斜,数值也没有明显提高(Barin & Durrant,2001)。向心力作用于不对称的囊斑,产生反向眼球扭转,相当于重力加速度刺激(Baloh & Honrubia,1998)。此时也会产生眼球扭转,导致主观垂直线偏斜(正常情况下可有 2~4 转倾斜)(Baloh & Honrubia,1998)。类似于偏离中心轴(离心)旋转试验时侧向力对囊斑(椭圆囊)的作用(Böhmer & Mast,1999)。反向眼球扭转度数的相关数据可用于临床评估耳石器功能。然而,测试 t-VOR 的相关数据的离心旋转试验仪器非常昂贵难以应用于临床。该试验第 8 章详述。

(二)囊斑-VOR 的代偿

刺激囊斑主要引起两种反射,有助于头和眼球的稳定。首先是囊斑-脊髓反射,在姿势改变时帮助维持头部稳定,其次是囊斑 VOR,与半规管 VOR 类似,有助于运动中维持凝视稳定(Tran Ba Huy & Toupet,2001)。在快速平移加速运动和(或)静态头部倾斜时,稳定注视和姿势就是上述两种反射。首先要讨论的是囊斑 VOR。

1. 囊斑 VOR 代偿性囊斑 VOR 反射的作用是在头部线性平移和(或)头部倾斜时保持凝视稳定。半规管的角加速度运动时也存在类似的反射以便保持凝视稳定。双侧前庭病导致双侧半规管受损时,在做角加速度运动时不能维持凝视稳定,产生振动幻视。可以推断,如果耳石器受损,在快速平移时也会产生类似的振动幻视。事实也如此。既往研究表明,双侧前庭受损则在突然的线性加速过程看不清目标(Lempert,Gianna & Gresty,1997)。这一证据也证实了线性 VOR 或平移 VOR 的存在,以及其在维持凝视中的重要作用。两种主要的囊斑VOR:线性或平移性 VOR(t-VOR)和反向眼扭转 VOR(c-VOR)。

囊斑-眼动反射通路:两种不同的囊斑-眼反射(t-VOR 和 c-VOR)的解剖学基础已得到很好的研究。微纹把囊斑分为两部分:内侧和外侧(图 4-5)(Leigh & Zee,2006)。如前所述,两侧动纤毛及静纤毛相对排列使两侧极性相对。微纹两侧毛细胞的极性相反,与半规管的推拉反应类似(Tran Ba Huy & Toupet,2001)。即两侧椭圆囊囊斑,相同极性微纹毛细胞相互辅助。一侧椭圆囊囊斑的一半微纹传导线性 VOR(t-VOR),另一侧微纹的相同极性的一侧产生代偿性的扭转性眼动(图 4-5)。椭圆囊外侧可能与 t-VOR 相关,因此其对线性加速度敏感(Leigh & Zee,2006)。内侧与眼球反向扭转相关(c-VOR),因此对静态头倾斜运动敏感(Leigh & Zee,2006)。囊斑不同部位对平移及倾斜的反应不同,可以产生不同的前庭症状。这种功能细分还进一步证明并凸显早先引用的囊斑区域形态学和生理复杂的差异(Leigh & Zee,2006)。此外,这种平面的半切极性反应可以保证 t-VOR 和 c-VOR 会同时相应于每个线性加速度。通过给予线性加速度或静态头部倾斜刺激,观察 t-VOR 或 c-VOR 反应,可以判断囊斑是否受损或部分受损。这些试验可以应用于临床判断是否存在单侧椭圆囊受损。

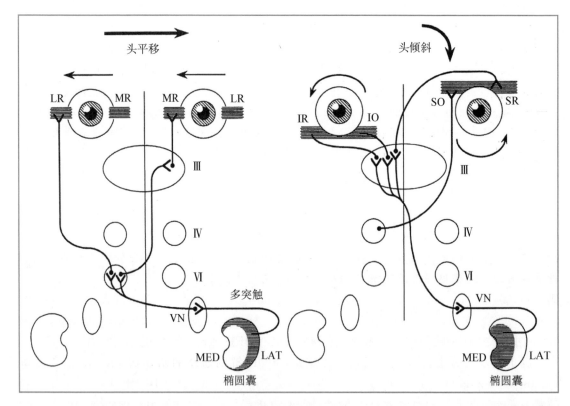

图 4-5 倾斜和平移运动的囊斑 VOR 通路。囊斑内侧(MED)通过支配眼球垂直扭转的肌肉,有助于眼球反向扭转。囊斑外侧(LAT)通过支配水平眼动肌肉,形成一个方向相反的慢向水平眼动。LR(外直肌);MR(内直肌);IR(下直肌);IO(下斜肌);SO(上斜肌);SR(上直肌);Ⅲ(动眼神经核);Ⅳ(滑车神经核);Ⅵ(展神经核)。From The Neurology of Eye Movements (5th ed., p. 75) by R. J. Leigh and D. S. Zee,2015,New York,NY:Oxford University Press.Reprinted with permission

(1)线性 VOR(t-VOR):t-VOR 是头部快速平移加速运动时产生的 c-VOR 的一个互补的水平眼震。精确代偿的 t-VOR 与视靶的距离成反比(Bronstein,Gresty & Rudge,2004;Gresty & Lempert,2001)。即视靶距离越小,t-VOR 的增益越大。事实上,只有距离视靶很近时才需要线性代偿,因为距离较远时可以通过轻微眼动维持凝视稳定(Gresty & Lempert,2001)。虽然上述数据表明 t-VOR 可能不必要,但现实中,这种代偿反应是必要的,人类的 t-VOR 的潜伏期约为 20 ms(Gresty & Lempert,2001)。

囊斑-眼反射的解剖通路不如半规管-VOR 通路了解得透彻(Leigh & Zee,2006),系线性加速度测量的复杂性难以在临床试验中应用所致(Leigh & Zee,2006)。囊斑-前庭眼动反射与椭圆囊有关,t-VOR 从囊斑外侧通过小脑纤维投射至对侧前庭核(Leigh & Zee,2006)。前庭核通过广泛的纤维与大脑半球、小脑、视觉和本体系统交互联系,在被动运动及自身运动过程中协调代偿性眼动(Gresty & Lempert,2001;Leigh & Zee,2006)。因此,当突然向左侧平移加速运动时,左侧椭圆囊的外侧被激活,通过激活右侧外直肌和左侧内直肌诱发产生一个向右的低增益的代偿性水平眼动(图4-5)。此外右侧椭圆囊内侧囊斑被激活,产生微弱的与线性加速度相同方向的眼球扭转。线性加速度时间短暂时,眼球扭转反应较弱(或不存在),此因启动眼动所需的潜伏期较长(Gresty & Lempert,2001)。而对持续的线性加速度的反应,例如偏心旋转测试,很明显,t-VOR 和 c-VOR 是持续施加在耳石器的加权作用力所致(Gresty & Lempert,2001)。

(2)反向眼扭转 VOR(c-VOR):c-VOR 发生在头向两侧(roll 轴)和前后(俯仰轴)持续倾斜时。头向一侧倾斜时,眼球出现反向扭转,以保持视网膜的水平线平行于地球水平面(Tran Ba Huy & Toupet,2001)。然而,该反射的主要限制是其灵敏度或增益低。正如 Tran Ba Huy 和 Toupet(2001)所述,头侧向倾斜90°只会产生6°的眼扭转,相当于时钟上的分针移动了1min的角度。c-VOR 增益较低,约为头部实际倾斜的10%(Ödkvist,2001),并且启动较 t-VOR 延迟很多,通常高达300ms(Gresty & Lempert,2001)。如果头部倾斜是静态的,则 c-VOR 在很大程度上源于囊斑,特别是椭圆囊(Ödkvist,2001)。而在头动或持续侧滚(roll)时,例如喷气式战斗机持续侧滚时,c-VOR 诱发的眼球扭转运动主要来源于垂直半规管(Ödkvist,2001)。因此,倾斜的感知可能单纯来自于加速诱导的半规管的电活动,而与耳石器无关(Gresty & Lempert,2001)。因此,对于囊斑反应,了解各种刺激条件至关重要,以便将囊斑反应与半规管反应区分开。然而,持续的偏心线性加速度也会诱发耳石器的 c-VOR(在第8章的动态单侧离心试验中讨论)。偏心线性加速度导致的 c-VOR 几乎完全是由耳石囊斑诱发。这是因为偏心扭转 VOR 主要是由横向向心线性力驱动的,而不是在动态头部倾斜或动态横向滚转(roll)时诱发垂直半规管作用产生的更强烈的扭转 VOR(Gresty & Lempert,2001)。

由于眼动记录技术的进步(旋转测试),c-VOR 解剖通路的阐述比 t-VOR 更为详细(Leigh & Zee,2006)。c-VOR 接受来自椭圆囊内侧的纤维投射突触连接。已经发现囊斑内侧对头部倾斜的信号传递更为重要,头倾斜会通过支配负责垂直扭转眼动的肌肉产生代偿性反向眼球扭转(Leigh & Zee,2006),见图4-5。即在头部向左侧倾斜或持续向左偏心旋转时,左侧椭圆囊的内侧部分激活,通过支配右侧下直肌和下斜肌以及左侧上斜肌和上直肌产生向右的低增益的代偿性眼球扭转(Leigh & Zee,2006)。

2. 囊斑-脊髓反射 囊斑-脊髓反射是耳石器投射至脊髓通路的反射,作用是在突然的线性平移过程中维持姿势稳定。突然运动时,该反射可快速启动肌肉反应抵抗突然的线性作用力。这一反射称为惊跳反射。然而,正如 Gresty 和 Lempert(2001)所述,"惊跳反射最初始的部分完全起源于前庭。该反应很可能是通过刺激耳石器的不规则传入纤维诱发。具体地说,非连续存在的Ⅰ型微纹区毛细胞提供所需的不规则传入反应。此外,Brandt(1999)认为该耳石器反射可以提供重要的持续的抗重力肌肉活动。这是耳石危象的机制,即通过刺激耳石-外侧前庭脊髓反射使肌张力的突然丧失。在这个过程中,患者会莫名地摔倒在地上,但无意识丧失,通常描述为肌张力完全丧失,不能维持直立姿势(Brandt,1999)。通勤者站在行驶的火车上也可体验囊斑-球囊反射,当突然开车和停车时,囊斑-脊髓可以维持身体平衡,以避免跌倒。临床上,VEMP 测试就是通过该反射评估的(Colebatch,2001)。虽然椭圆囊和球囊都可产生囊斑-脊髓反射,但日常环境中大多数运动发生在水平面而非垂直面,故椭圆囊与前庭脊髓反射更密切相关(Leigh & Zee,2006)。

(三)前庭-颈反射(VCR)

最近,球囊反射的研究为球囊反射解剖生理和功能探索带来了新的思路。已证明球囊功能对前庭-颈反射(VCR)的重要贡献(Colebatch & Halmagyi,1992;Colebatch,Halmagyi & Skuse,1994)。来自球囊、颈部脊髓和小脑的投射纤维对调节颈眼反射(COR)很重要,颈眼反射可协调头、颈和眼的反射以实现图像稳定。传入信号从球囊投射至前庭下神经,然后投射至前庭内侧核和前庭上核的中间神经(Lysakowski et al,1998)。传出纤维通过内侧纵束向下传导至前庭脊髓内侧束和前庭脊髓外侧束,在较小范围内支配颈髓内的中间神经元,然后传导至颈髓前角细胞和颈髓屈肌和伸肌运动神经元(CN Ⅺ 的脊髓副核),见图 4-6。VCR 通过协调颈部肌肉收缩来抵抗头部的被动运动,从而保持头部稳定(Lysakowski et al,1998)。因此,刺激球囊产生可测量的颈部肌肉反应,称为前庭诱发肌源性电位(VEMP)。临床上,通过 VCR 可以有效地评价前庭脊髓内侧束以及球囊神经和前庭下神经功能。

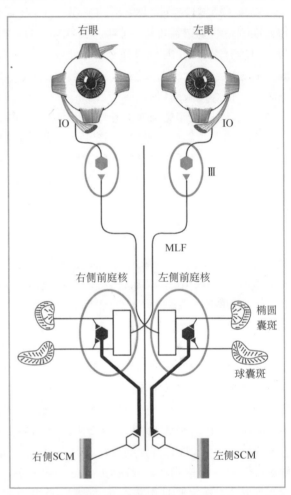

图 4-6　囊斑 VSR。椭圆囊通路支配眼动系统,而球囊通路投射至同侧前庭脊髓内侧束(MVST),支配脊髓的前角细胞(AHC)和同侧胸锁乳突肌(SCM)。内侧纵束(MLF);IO(下斜肌)。D. L. McCaslin 和 G. P. 雅各布森的前庭诱发肌源性电位(VEMPs),2016. In G. P. Jacobson and N. T. Shepard(Eds.),Balance Function Assessment and Management,(pp.533-579). San Diego, CA:Plural Publishing. Reprinted with permission

(四)前庭-脊髓反射(VSR)

前庭脊髓功能主要通过前庭脊髓外侧束(LVST)控制。LVST 的投射纤维主要来自椭圆囊囊斑,以及小脑蚓部和小脑顶核,以及前庭神经外侧核的中间神经元。通过 LVST 传递的神经纤维为持续兴奋性纤维。这种持续的强烈的兴奋性强直性收缩信号传入初级伸肌运动神经元和肌肉,可以持续抵抗重力作用,保持姿势稳定(Lysakowski et al,1998)。该兴奋性通路称为 VSR。如果单侧前庭功能减退会导致前庭脊髓通路受损,显著减少伸肌输出。这样患者就会产生向患侧跌倒的风险或踏步试验时向前庭功能弱侧偏转。

四、前庭性眼震

(一)眼球震颤的定义

Baloh 和 Honubia(2001)将眼震定义为眼球不自主有节律性的往返运动。起源于前庭的眼震存在眼球在眼眶缓慢移动的眼震慢相。慢相之后是一个快速的"重置"阶段,使眼睛回到眼眶的初始位置。这个快速(重置)过程是脑干的脑桥旁正中网状核和前庭内侧核介导(Leigh & Zee,2006)。虽然眼震的慢相成分起源于前庭,但眼震方向用快相方向定义。也就是说,右向前庭性眼震会存在向左的前庭慢相眼震,随后产生向右的快相眼震(图 4-7)。前庭测试时,可诱发前庭眼震;然而,在没有任何头部运动或其他前庭刺激诱发的情况下出现的眼震往往为病理性的。前庭性眼震很少纯粹单一方向,经常表现为水平、垂直甚至扭转多个方向的混合性眼震(Leigh & Zee,2006)。虽然眼震方向可多样,但根据 Ewald 第一定律,眼动平面与受刺激半规管平面相同。水平方向眼震最常见是因垂直半规管受损产生的眼动,通常被与其共轭的垂直半规管诱发眼动抵消,仅留水平方向的眼震(Leigh & Zee,2006)。具体的前庭性眼震的生理在水平半规管前庭眼动中详述。因此,这里只讨论水平前庭性眼震,因为它与前庭系统的生理测试密切相关。

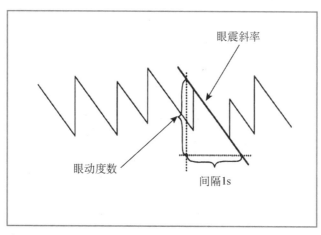

A

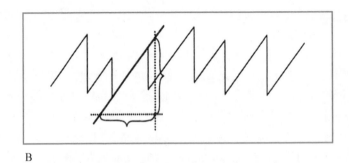

B

图 4-7　右向(A)和左向(B)眼震。眼震大小通过慢相成分的斜率量
化,眼震方向为快相的。眼震的斜度是指 1s 内眼动的幅度。
A 图为右向眼震,B 图为左向眼震方向

(二)单侧前庭病变引起的眼震

如前所述,前庭性眼震既可以在试验中或生活中诱发,也可因前庭系统病变导致双侧失衡
而产生。病理性眼震的神经生理学基础与前面讨论的 h-VOR 的机制相似。

1.中枢性前庭张力失衡　双侧前庭对称的生理基础是前庭中枢的张力对称决定的
(Baloh & Honrubia,1996;Barin & Durrant,2000;Curthoys & Halmagyi,1996)。正常生理
状态下,两侧前庭核复合体会接收到相等的传入信号,因此两侧前庭中枢张力保持平衡,见图
3-5A。静息状态的前庭中枢系统张力变化(增加或减少)也会导致前庭外周器官产生对称性
改变。因此,当前庭外周器官传入不对称时,前庭神经的电活动也会不对称(Barin &
Durrant,2000,见图 3-5C,从而导致前庭中枢持续不对称,产生持续的自发眼颤,并伴有恶心
和呕吐等自主神经症状。此外,常伴有持续眩晕。此时,患者会比较虚弱,会伴有向健侧的倾
倒感(Barin & Durrant,2000)。在随后几天或几周内,中枢代偿后前庭神经张力可再次恢复
平衡。在此过程中,自发性眼震逐渐减弱。

2.自发性眼震的病理生理　急性自发性眼球震颤的病理生理机制是由急性单侧前庭损
伤导致中枢前庭张力不对称。单侧前庭外周传导消失,同侧前庭神经核的Ⅰ型神经元活动消
失。与此同时,在对侧前庭神经核其中枢平均静息电位显著增加(Curthoys & Halmagyi,
1996)。对侧前庭神经核静息电位的急剧升高是由于同侧前庭核对其的持续抑制率明显减少。
但是,健侧 VN 静息活动的增加又会通过交互纤维加强对患侧前庭神经抑制,使其活跃度更低
(如果可能的话)(Curthoys & Halmagyi,1996)。这种前庭神经核内增强的前庭张力类似于
突然高速将头转向对侧诱发的前庭活动。同时兴奋性刺激通过第二级和第三级神经元传到
眼外肌神经元,从而产生朝向同侧的缓慢的眼球运动(慢相前庭性眼震)。眼球缓慢移动到眼
眶边后会继发眼球向对侧的快速纠正性眼动,回到最初的眼球位置(眼震快相)。在中枢代偿
期间,神经电活动不对称将持续存在,产生持续性自发眼震。只有当中枢代偿完成,神经张
力恢复对称,自发性眼震才会逐渐减弱。

(三)双侧前庭周围病变导致的眼震

急性单侧前庭病变导致神经张力传入信号不对称会产生自发性眼震(Baloh & Honrubia,

1996；Barin & Durrant，2000；Curthoys & Halmagyi，1996）。然而，如果两侧前庭外周器官同时受损，双侧无明显不对称。此时因前庭核之间张力平衡，可无自发眼震。即使双侧灵敏度（相位或增益）快速下降至0，因双侧传入对称，也无自发眼震。

尽管急性双侧迷路受损不会产生自发眼震，但可见前庭功能障碍及临床表现。没有前庭信息传入，就无有效的VOR。因此，就不能产生与头动方向相反、对等的代偿性眼动。在头动时会出现视野模糊。简言之，双侧前庭受损后在头部运动时，VOR不能产生代偿性眼动维持视觉稳定。即使轻微的头部运动，仍不能盯准目标。然后经过200ms以上的延迟，重新盯准目标（Leigh & Zee，2006），此为矫正性扫视，可见于头脉冲测试。所以双侧前庭病的临床表现是在简短的头动时不能盯准目标。在持续头动时缺乏视觉稳定，例如在行走时，常出现视物模糊。这会造成视觉环境的"晃动"或"跳跃"感，称为振动幻视，是双侧前庭外周损伤的常见体征，例如中毒性双侧前庭病（Leigh & Zee，2006）。

前面讨论了双侧对称受损的前庭病的临床表现及机制。那么双侧不对称的前庭病变的临床表现是什么？从理论上讲，迷路不对称损伤应该产生朝向健侧的自发性眼震，或者朝向张力更高的一侧。然而，不对称的双侧前庭病变是否出现自发眼震（和眩晕），损伤的时间也是重要的因素。有趣的是，双侧不对称的迷路病变可能也不会产生自发性眼震和眩晕。原因之一是虽然双侧前庭外周受损不对称，但是损伤缓慢发生。随着中枢代偿，可能不出现自发性眼震和眩晕（Carin & Durrant，2000；Curthoys & Halmagyi，1996）。缓慢的不对称性前庭损伤，有效地代偿可以促进双侧神经活动恢复平衡。简言之，不对称前庭神经功能衰退的速率等于中枢代偿的速率。这种病理过程的实例是Ⅱ型神经纤维瘤病，缓慢生长的双侧前庭神经鞘瘤会不同程度地影响前庭功能。然而，由于前庭神经鞘瘤生长缓慢（尽管不对称），中枢代偿使急性前庭性眼震和眩晕并不常见。如果神经鞘瘤改变了生长模式，导致双侧前庭神经传入严重不对称，则很可能出现自发性眼震和眩晕（取决于正常的前庭神经）。

译者：李　文

第 5 章

旋转试验的临床应用

一、旋转试验导论

基于前庭系统的解剖学和生理学全面的了解和积淀,可以开始讨论旋转试验的意义和整体生理反应。与耳蜗对大范围的声频做出反应类似,前庭系统也会对大范围的加速刺激(频率)做出反应。前庭系统的敏感度范围像听觉系统一样,也明显比日常生活活动所需的敏感度宽得多。具体而言,前庭系统的响应特性在 $0.05 \sim 6Hz$ 的窄范围内是快速有效的,尽管其对加速度刺激的检测灵敏度远超该范围。图 5-1 说明了这一点,并突出了该系统在自然头部运动窄频范围内的有效性。在该频率范围内,前庭系统的响应表现为近乎完美的 VOR 增益和相位的线性系统(Goldberg et al,2012;Wilson & Jones,1979)。这是非常理想的结果,因为在功能上,VOR 的工作范围与行走期间最常见的活动,特别是日常生活活动相关的、$1 \sim 5Hz$ 的主动头动相匹配。

此外,图 5-1 还可见发生在自然头动频率上、下范围内的非线性关系,以及缺乏响应的统一性(完美增益)。对于这些频率,VOR 增益和相位明显较差。遗憾的是,临床评估前庭系统的冷热刺激,恰位于此范围内,因此既不属于理想刺激,也不能代表日常活动频率。图 5-1 中可见冷热刺激频率的前庭系统的增益和相位都很低。但这并不等于温度反应结果没有临床意义。温度测试在确定前庭病理的偏侧性方面具有明显优势。但冷热刺激的主要缺点之一是轻微的前庭病变通常都足以激发异常的前庭反应。这似乎是温度刺激的优势,因其对轻微的前庭病变敏感。但前庭功能的特征是工作频率范围很宽,小范围的刺激频率局限性很大。冷热刺激更明显,因为它处于操作频率范围的最下限,而大多数前庭病变最开始、最多见的都是这一频率范围。实际上,这一直都是冷热刺激试验的重要缺点,就像只测试 8000Hz 的听力(大多数听觉病变开始、多发都在此处),必须全面描述听觉的表型(覆盖整个频率范围)。遗憾是,在进行前庭评估时,这种类比太正确了。自罗伯特·巴拉尼时代以来,前庭评估主要为冷热试验,评价整个前庭系统的频率响应已经是临床常规。近年的视频头脉冲测试(vHIT),就是解决频率问题的一个切实的努力。vHIT 可填补全面前庭评估中高频刺激的空白。vHIT 为前庭系统提供了刺激范围,通常 $1 \sim 10Hz$(Barin,2013)。然而,vHIT 的扩展频率范围超过冷热刺激确实有价值,但也面临挑战。vHIT 测试的优点尽管已被证明,但把快速加速脉冲准确、一致地传递到头部仍为一重大障碍。此外,刺激频率范围远远超过冷热刺激期间的范围,但其不能评估 $0.003 \sim 1Hz$。旋转试验不仅填补了这一刺激频率区间(图 5-1),而且在前庭评估过程中提供了最稳定、精确和一致的刺激传递机制。

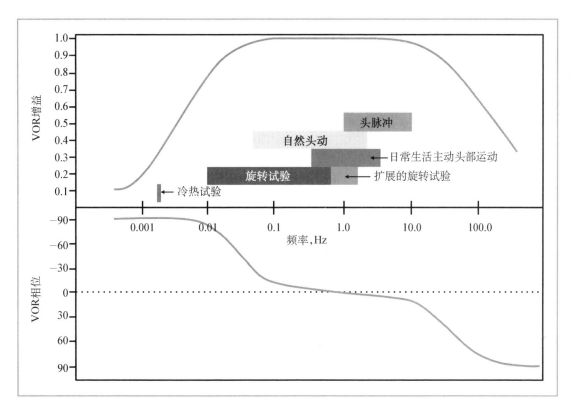

图 5-1 测试和头动的频率分布。传统的旋转频率范围为 0.01~0.64Hz。扩展的旋转频率范围有时可以包括 2.0Hz 的频率。冷热试验频率为 0.003Hz。HIT 在 1~10Hz。前庭系统(VOR)的增益和相位响应特性被叠加在频率范围上。请注意,在 0.05~5Hz 的日常生活中,对于自然和主动的头部运动,VOR 的线性响应和近乎完美的相位。Adapted from Barin, 2013; Goldberg et al., 2012; Wilson & Jones, 1979

旋转试验原理

旋转试验是研究前庭系统生理反应的极佳方法,因其提供了可重复的、可靠的、一致的、精确的和可耐受的加速度刺激。此外,在衡量详尽的结果的准确性方面是其他检查不能替代的。旋转试验是在高度控制条件下评估 VOR 功能。Arriaga,Chen 和 Cenci(2005)指出,事实上,旋转前庭测试有非常精确的灵敏度,应作为前庭功能测试的主要方法,而视频眼震图(VNG)作为其补充。

从根本上讲,旋转试验是由刺激前庭系统一系列来回振荡(旋转),还有一系列突然的持续旋转组成的。旋转通过计算机控制的扭矩驱动椅传递给处于坐位的患者,转椅可以进行精细调整,以施加精确的加速和速度。为了让水平半规管受到最大的刺激,检查时,受试者头部向下倾斜约 30°,保证水平半规管置于水平位(图 5-2),身体和头部以精确的频率旋转,刺激频率可低至 0.003Hz(冷热刺激),高至 2.0Hz(Brey,McFherson & Lynch,2008b)。还可提供高达 400°~600°/s 的恒速刺激,以及速度高达 1000°/s² 的脉冲加速(Neuro Kinetics,Inc.)。现代旋转试验有很多测试选项,可提供精确的刺激条件。

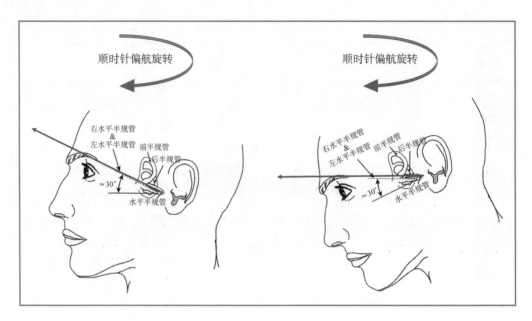

图 5-2　绕地球垂直轴旋转，头部向下倾斜 30°，使水平半规管与 yaw 旋转的最佳平面平行（长直箭头），根据 Ewald 第一定律获得最大的兴奋和抑制反应。Adapted from Barin, K. & Durrant, J. (2000). Applied physiology of the vestibular system. In P. R. Lambert & R. F. Canalis (Eds.). The Ear: Comprehensive Otology. Philadelphia, PA: Lippincott Williams & Wilkins. Used with permission

　　通过眼震电图（EOG）或高采样率的眼震视图（VOG）方法，可以精确地记录对不同转椅加速度响应的眼动。测试通常在不透光的封闭环境进行，或至少在无视觉干扰的情况下，以便在测量 VOR 时不考虑任何视觉或视动的影响。精确的旋转范式已经建立并适用于年龄段很宽的人群，从年轻人到 80、90 多岁患者。然而，在讨论旋转测试常规（和非常规）测试之前（第 6、7 和 8 章），本章讨论设备和患者设置、旋转测试方法的各种组件及旋转评估的临床应用和适用的患者。此外，本章还介绍了旋转测试的生理反应，以及旋转测试的优点和局限性、重复性和总体可靠等。

二、转　椅

　　与听力计不同，转椅的选择非常有限。目前，只有少数几家制造商生产该设备，这是一种商用设备，专门用于高级临床旋转测试。美国非常常见的两家制造商是 Neuro Kinetics, Inc. (NKI) 和 MicroMedical, Inc.。国内设备制造商有上海志听（由庚医疗）图 5-3 显示了 Neuro Kinetics 公司生产的神经耳科测试中心套件（NOTC）的两张图像。每幅图像包括一个不透光的外壳和扭矩驱动的转椅。两张图片的主要区别是，左边的 NOTC 是标准转椅，右图是能够产生角旋转、位置略偏离垂直轴的转椅，后者称为偏离垂直轴旋转（OVAR），位于高于地面的位置，并需要升级的扭矩马达驱动。因此，增加了转椅旋转倾斜需要直径 8 英尺的隔间，而非标准 NOTC 转椅的 6 英尺隔间。图 5-4 显示 MicroMedical, Inc. 生产的两张系统 2000 图像。这两张图像显示的是相同的转椅。图像的区别在于，因为摄像目镜是全封闭的，所以可以不需

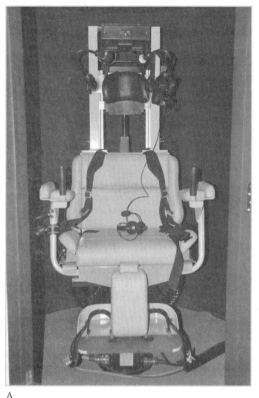
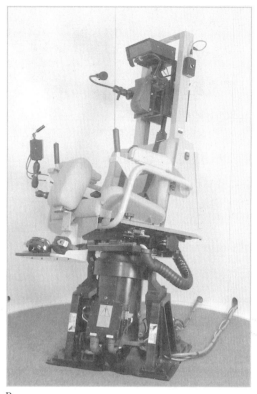

A

B

图 5-3 A. 地球-垂直轴式旋转椅。B. 偏离垂直轴旋转(OVAR)旋转椅,显示为向后外侧倾斜 30°。图
片由 Neuro Kinetics 公司提供

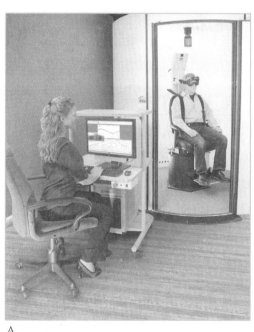
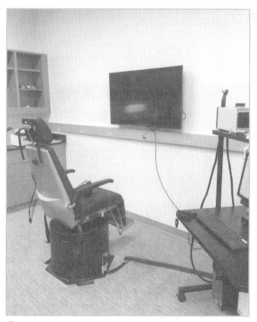

A

B

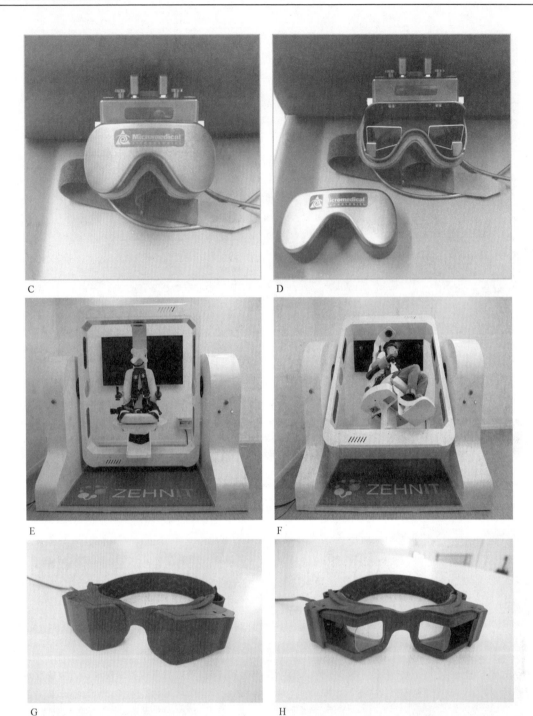

图 5-4　A-D 为旋转试验组件图像(System 2000,MicroMedical 公司．)。A. 遮光隔间里的转椅。图片由 MicroMedical 公司提供。B. 无隔间的转椅。前面的 LCD 屏提供眼动刺激,而避免视觉影响的目镜在 VOR 检查时使用目镜。C. 遮挡光源的护目镜。D. 同一护目镜,去除遮挡。图片 B-D 由弗吉尼亚州哈里森堡的詹姆斯·马迪森大学提供。E-H 为 Verti-Chair 眩晕症诊疗系统(ZT-CHAIR-I,志听医疗)。E. 非遮光环境的转椅,转椅后方的视靶可提供视眼动检查所需的视靶。F. 转椅绕俯仰轴旋转 30°。G. 视频眼罩盖上遮光盖形成暗室。H. 视频眼罩取下遮光罩,用于视眼动检查,E-H 图由志听医疗供图

遮光外壳也可以测试。这可以在可能无法支持 6 英尺,甚至 8 英尺直径的存储模块的测试环境中有明显的优势。此外,转椅没有外壳的制约,可以将椅子降低到平放或冷热试验位,可以很容易地转换,同时可行 VNG 测试。两张视频眼罩图片分别显示了眼罩遮光罩盖上/取下的状态,由于配备遮光罩的眼罩可提供暗室,因此,该设备可在非暗室条件下进行试验。同时,该设备可使用视靶进行视频眼震图检查。图 5-4(E-H)为中国志听医疗生产的 ZT-CHAIR-Ⅰ 型 Verti-Chair 眩晕症诊疗系统,两张转椅图片的区别为右侧的图片显示该转椅可绕俯仰轴(Pitch)旋转,因此可额外用于位置试验。

转椅组件

转椅本身并不复杂。图 5-5 为防光隔间转椅的各种基本部件。转椅的软件和微调扭矩马达是错综复杂。转椅使用各种不同的刺激模式,在地球垂直轴上旋转,并在此过程中记录眼动。然而,几乎所有的旋转椅都有一些对其结构和性能不可或缺的主要组成部分。这些部件通常包括测试设备外壳、扭矩驱动马达、安全吊带、头部约束装置、用于运行椅子的计算机和(或)电气控制台,以及可以用诸如视频摄像目镜记录眼动的装置。虽然眼动也可以通过眼动图(EOG)仪记录,但常规临床实践中,电极导联的使用几乎已经过时,因为视频目镜的价格已降低,并且在收集可以记录、回放和存储在安全文件中的眼睛数据时可提供更精细的信息。虽然基本硬件对大多数转椅都通用,但在设计上,不同的制造商可能会略有不同。然而,这些组件对于旋转测试的准确管理以及患者的安全至关重要。现在将讨论每个组件。

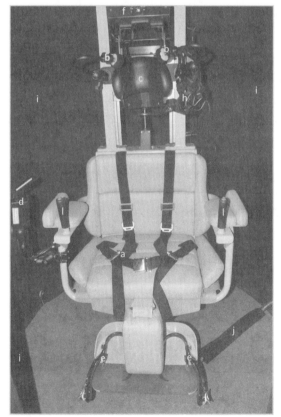

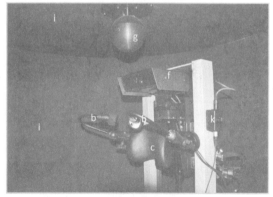

图 5-5　地球垂直轴旋转座椅,a-l 为各部件:(a)安全带约束装置,(b)铰接式头枕,(c)头枕,(d)红外摄像机,(e)脚约束器,(f)眼动投影仪,(g)视动投影仪,(h)双筒摄像机(挂在头部约束器上),(i)遮光外壳(内壁涂成黑色),(j)CPU/电线,(k)对讲患者音量旋钮,(l)SVV 按钮和旋转时的手柄

1. 旋转测试附件 旋转测试设备最外在的部件是安放转椅的遮光外壳(图 5-6)。需要一个遮光(或至少是不受视觉影响)的环境进行旋转测试,以改善任何可以增加 VOR 产生的视觉线索。视觉线索对 VOR 的增强称为视觉前庭增强,将在第 8 章中讨论。如果旋转测试要将反应从前庭系统中分离出来,并消除视觉对 VOR 的影响,必须消除任何视觉因素。

那么,与使用全封闭视频摄像目镜的无罩测试套件相比,在遮光外壳内进行旋转测试有什么明显的优势?在遮光外壳中进行旋转测试的优点是,可以在旋转测试之前进行精确的眼动测试。虽然眼动测试可以在遮光转椅间外进行,VNG 评估,大多数如此。但有证据表明,在遮光环境中测量眼动反应最好,特别是视动反射测试。因此,目前大多数的摄像目镜都被设计成具有"开放的视线",以便在记录 VOG 的同时能有效地观察眼动刺激(图 5-7)。使用双目目镜和单目目镜都有一定的优、缺点,稍后再讨论。如果无隔间,眼动刺激通常显示在 LCD 屏幕或位于患者前面的灯条上。在遮光转椅间执行轮换测试的第二个优势是在高度受控的环境下管理特定的专业测试。这类测试将包括某些旋转测试,以评估视觉系统和前庭系统如何相互作用。这些测试被称为视-前庭相互作用试验,第 8 章中讨论。虽然在无隔间的旋转试验可以像视抑制试验一样,但其他测试,如视-前庭增强试验、单侧离心试验和主观垂直/水平视觉试验,通常没有任何竞争性视觉刺激最好。

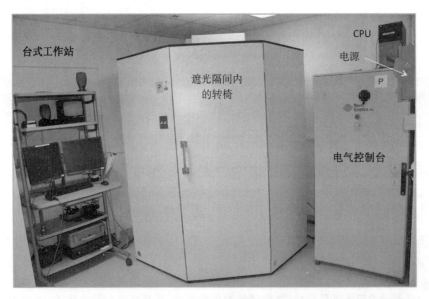

图 5-6 旋转前庭试验组件(Neuro Kinetics 公司)。从远程变压器接收"清洁"和"稳定"的电力。中央处理器控制电子操纵台,电子操纵台为遮光隔间中的转椅提供各旋转方案精确控制的刺激。整个组件在工作站管理,临床医生在这里监控刺激、转椅操作、患者安全,以及数据采集和分析

2. 地平线上:封闭式 LCD 视频目镜 目前,制造商正在设计 LCD 视频目镜的商用版本(图 5-8)目镜,完全封闭的目镜下呈现全方位的眼动刺激目镜。全封闭式摄像目镜的明显优势是便携,能够呈现完整的眼动刺激目镜。这为显著的优势,特别在非临床环境中,例如运动创伤性脑损伤(TBI)现场评估,甚至在军事现场期间在战斗中或甚至非战斗性损伤中发生脑震荡后立即使用。

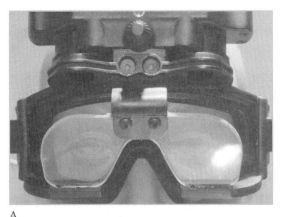
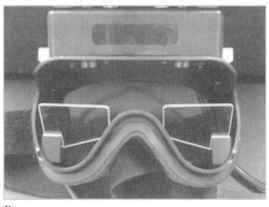

A   B

图5-7　A. 二色性玻璃的透明度可以观看正前方的眼动信号。B. 另一套双目目镜透明度类似。图片由 James Madison 大学提供。两种目镜的红外摄像头都垂直安装在二色性玻璃的上方,可在不妨碍视觉的情况下记录眼动。位于相机支架上的旋钮可微调反光玻璃的视角目镜

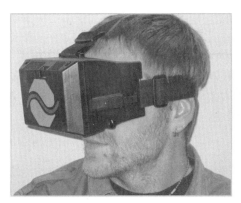
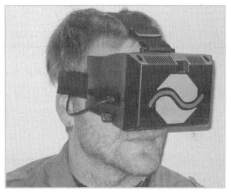

图5-8　图像为"3D 头戴式显示(HMD)系统"的 LCD 目镜。使用独立的 3D 成像 LCD 屏幕,视野完全封闭,该 LCD 屏能够投射所有眼动追逐刺激和其他各种视觉刺激,如三维图像、反应时间刺激、光反射刺激、主观垂直和水平视觉刺激、聚散度测试和多平面引起视动反应的视动刺激。护目镜通过便携式笔记本电脑供电和分析,该系统在各种环境中高度可移动,包括病房和前线活动,包括体育和战斗环境。图片来源:Neuro Kinetics 公司

3. 转椅马达　转椅都安装在电脑控制的交流驱动扭矩马达上(图5-9)。现代扭矩马达(与前代不同)平稳、刺激安静。其必要性是其可改善或避免可以增强 VOR 反应的体感或听觉线索,有时还可能包括认知贡献,这些有助于探知旋转感(Van Nechel,Toupet & Bodson,2001)。现代扭矩马达除了安静和平稳外,还能产生难以置信的角动量,特别是高达 340 英尺磅的扭矩(Brey,McFherson & Lynch,2008a)。如此高的扭矩允许产生和呈现高度受控的刺激,能够为 400 磅的患者产生高达 $1500°/s^2$ 的高精度、可重复的加速度。对于体重 100 磅的较轻患者,加速程度逐渐增加到 $3500°/s^2$(Brey et al,2008a)。扭矩马达的原理是,可以提供同样

的精确加速度刺激,而不受患者体重的影响,如果要比较不同患者、不同临床地点,以及在较长时间内重复就诊的患者之间的结果指标至关重要。20世纪70年代初,一个显著的优势变化是转椅从不太可靠的直流驱动力矩马达过渡到了目前的交流驱动力矩马达。

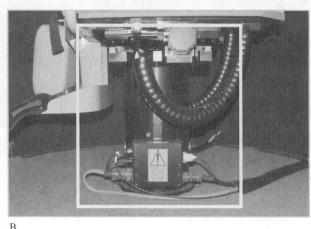

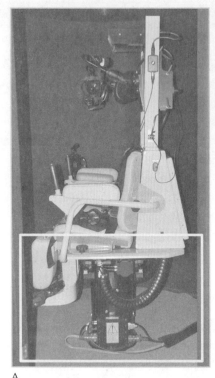

图 5-9　转椅下方的扭矩马达。矩形(A)突出显示电机,并以较大比例(B)显示。电气和电脑程序接插线连接到控制台上扭矩马达的底座

一些转椅有专门的电机组件,这些组件可让转椅偏离垂直轴倾斜(OVAR),或者偏离水平轴中心旋转。后者称为单边离心机(UCF)测试,第8章详细讨论。如前所述,OVAR扭矩驱动电机是高度专业化的,因此这些电机可以在水平旋转之前或期间使椅子稍微偏离垂直轴倾斜。关于UCF测试,许多转椅设计成将旋转中心向右或向左移动。即所谓偏心旋转测试。一些研究椅上,位移的程度可以多达1m(或更大);然而,许多临床测试范例将转椅的轴心位移限制在不超过10cm。这两项测试,OVAR和UCF,是用于研究耳石(囊斑)功能的高度专业化的测试。第8章中进一步讨论这些特殊测试的内容。

4. 眼动投影仪　转椅上方通常安装一个投影仪,提供眼动评估时使用的刺激(图5-10)。眼动投影设备的替代方案是使用LCD屏幕,通过LCD屏幕呈现各种眼动刺激。LCD屏幕通常与无隔间旋转系统一起使用(图5-4B)。在进行任何旋转评估方案之前,进行全面的眼动评估绝对必要。这是因为VOR(我们测量的结果)是通过眼动系统过滤的前庭功能的"间接"测量。任何眼动异常都会对旋转测试中产生的眼震产生有害的影响。前面提过,前庭性眼震的快相实际上是一种扫视,它是由产生视觉介导的扫视的同一神经结构产生的(Leigh & Zee,2006)。如果在扫视的产生过程中出现异常,那么这种异常很可能也会在VOR输出中表现出来,从而导致旋转VOR。当务之急是在进行旋转测试之前识别这种眼动异常,以免误诊为前庭疾病而不是更正确的眼球运动障碍。

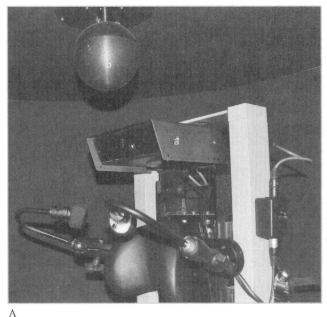
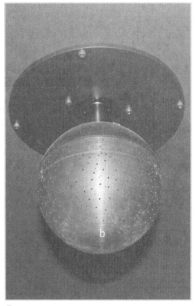

A   B

图 5-10　A. 安装在头枕和头枕上方的眼动投影仪(a)。视动刺激投影仪安装在座椅上方的天花板上，
直接位于遮光隔间(b)的中心。这种刺激设计，视动刺激区域类似于一个星场的随机白点的投
影。图 B 为效果较好的视动刺激投影仪

5. 患者-临床医生对话系统　封闭式转椅都有双向通信系统，通过该系统，临床医生与患者可在测试期间交流。无隔间转椅没有这项设置。图 5-11 为有对讲通信系统的例子。转椅这一部分至关重要，因为大多数旋转测试都需要某种形式的脑力任务。整个这一部分将讨论脑力任务的重要性及其对获得准确可靠数据的重要意义。有时，一些原因无法使用对讲系统，特别是患者听力严重受损，反馈无法完成。对于听力功能严重减低或没有听力的患者(无论有无辅助听力)，对讲系统可以搁置，转而采用其他任务处理方法，例如背诵故事、食谱，甚至用手势进行交流。

6. 红外线患者视频监护仪　除了无隔间转椅外，每个转椅系统都有安装在转椅上的红外摄像机，在整个测试过程中可对患者进行视觉监控(图 5-12)。有四个重要原因：①观察到患者紧张反应和(或)全面观察患者在测试期间的行为。患者的焦虑情绪有时可能不利于旋转测试，干扰数据采集，影响 VOR 的准确性。焦虑的产生可因幽闭恐惧、对加重眩晕症状的恐惧，甚至是夜恐症(对黑暗的恐惧)。患者大多可以克服这类焦虑，至少可以完成部分(如果不是经常完成)测试，因为在整个评估过程中至少医生也可以"看到"他们。②手语进行交流的聋人，或者提醒临床医生患者可能遇到的问题，也都需要视频监视器。③临床医生可以监视患者在检查中的体位变化。这有利于安全，也解决了测试操作标准化问题。旋转试验的优先事项就是安全。因此，检查中需要持续监测患者位置、患者情绪和方位变化。如果患者被安全和适当地固定在转椅上，就无滑倒的担忧。患者安全是首要关注的问题，尤其在更高(更快)的旋转刺激下。监测患者的体位也解决了测试操作的标准问题。确保患者头部保持在正确的测试位置对结果的可靠性和可重复性至关重要。患者在旋转过程中有向下滑的倾向，未保持正坐，并经常改变其头位。此外，在角旋转期间，头动也可引发严重的眩晕发作，这是半规管相对其测试

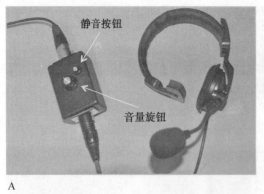
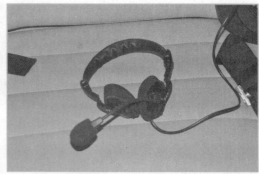
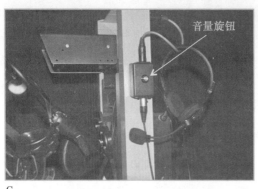

图 5-11　患者对讲系统。A. 医生的下颌式麦克风和音量/静音听筒音频耳机。B. 患者下颌式麦克风的音频耳机。C. 上述的耳机挂在转椅一侧的音量调节表盘旁

前的空间方位突然改变引起的(科里奥利力),半规管对旋转刺激反应迅速,即刻引起半规管发生反应。当然,这也影响 VOR 响应(输出测量)发生重大变化,当然不是检查期望出现的结果。相反,新的头位可致不需要的垂直 VOR 响应,同时也改变了水平 VOR 响应,这严重影响测试的准确性。④在旋转试验中,视觉监视器自身提供了另一种"记录"方法,在无法进行 VOG 或 EOG 检查时,直接观察眼球的反应,例如婴儿或蹒跚学步的幼儿。大多数幼儿无法独自(通常也不应该)完成旋转试验,直到足够大年龄,能够保持适当的坐姿并配合测试。然而,这并不意味着婴儿或幼儿不能进行旋转试验。事实上,他们可以而且经常进行完整的旋转试验,只是略微修改测试方案,检查中,孩子可以坐在父母的大腿上,而临床医生只须观察孩子的眼睛,并确认与旋转刺激匹配的 VOR。此时,因无视频目镜,故无法客观测量眼震目镜。这样,检查的结果只能确定 VOR 有无反应,是定性的、而非定量测试。

　　7. 头枕　转椅的另一个基本部件是头枕(图 5-13)。头枕的位置应使头部处在略微向下 30°位置(图 5-2),水平半规管与水平(或 yaw)平面平行,根据 Ewald 第一定律,在直立旋转期间对水平半规管的刺激最大化。然而,在旋转试验中,头部方向的轻微变动对 VOR 强度的影响可以忽略不计(Coats & Smith,1967;Fetter,Hain & Zee,1986)。本章后面在回顾影响旋转试验的因素时,将深入讨论头位的影响。然而,尤为重要的是,临床医生应尽一切努力使测试程序标准化,以期测试结果的最大化和同质化。

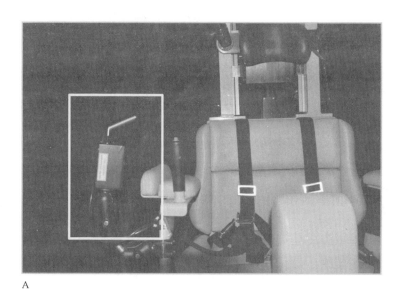

A

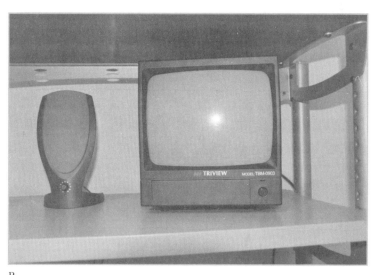

B

图 5-12　患者视觉监护系统。A. 安装在转椅扶手上的红外摄像机（矩形），在视频屏幕上为遮光隔间中的黑白图像（B）

8. 隔间灯和循环风扇　隔间内部通常安装有一盏灯和一台循环风扇。风扇应满足在评估期间定时更新空气。信号灯常为红色，原因：①如果 VOG 不可用或不能采用，红光环境可以为患者 EOG 检查提供足够的光线准备，可以显著减少稳定角膜-视网膜电位（CRP）所需的适应时间。Bartley(1951)发现，红光环境下，CRP 在 5～10min 内可以稳定到所需的 1mV；而白光环境下，这一过程需要 15～20min(Brey et al,2008b)。即患者为进行 EOG 轮换测试前有效的暗适应和稳定的 CRP。显然，对于已经成为当前旋转设备的标准的 VOG 测试，这不是问题。②红灯对试验结束后患者的视觉适应更快。此外，循环风扇和隔间灯是设备的功能组件，不会影响 VOR 响应，除非在测试过程中无意忘关隔间灯。在测试过程中如果隔间灯保持照明，可导致 VOR 固视抑制（甚至完全消失）。因此，旋转过程中如无 VOR 响应，人为因素需要考虑没有关掉隔间灯。

9. 转椅安全带　转椅都配有某种形式的安全约束装置和（或）安全带。至少，所有的转椅

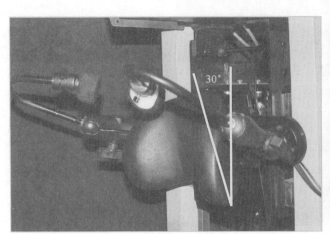
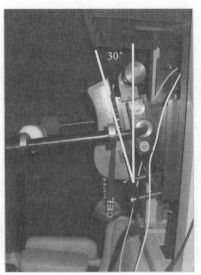

图 5-13　转椅头枕。注意头枕使头位轻微向下 30°，以便在水平（yaw）平面与水平半规管平行，根据
　　　　Ewald 第一定律兴奋和抑制最大化

都配备安全带，现在许多转椅都配备四到五固定点的安全带（图 5-14）。此外，还可能有其他安全约束装置，如膝盖、腿部，甚至脚约束（图 5-15）。随着某些测试需要更高的加速度和（或）恒速刺激，这种约束变得越来越重要。事实上，每秒 200° 以上的旋转刺激经常会产生向心力的感觉，这种向心力会产生身体偏离椅子的位移感的感觉。在旋转过程中，拥有贴身的四点式安全带约束及腿部、膝盖和脚的约束都有助于增强患者的安全度和安全感。

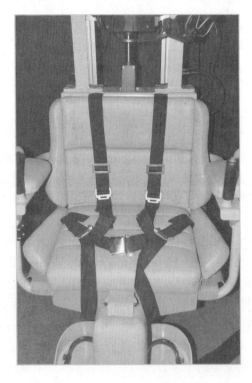

图 5-14　转椅的四点式安全带。图
　　　　中没有额外的胸带，并将肩
　　　　带紧密地连接在一起，以增
　　　　加安全性和保持力

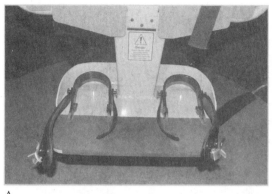

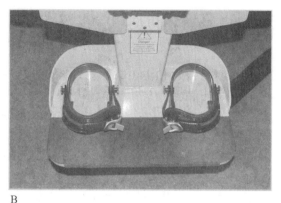

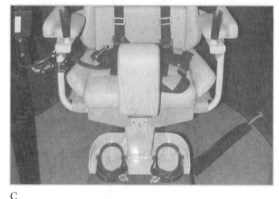

图 5-15　打开(A)和扣合(B)位置的脚约束装置。C. 腿部中心支撑/坐垫,也可以与大型尼龙搭扣带一起使用,可以帮助将腿固定在中心坐垫周围,提高安全性和支撑性

10. 转椅头枕　所有转椅的另一个重要约束是头枕(图 5-16)。这是旋转试验中最关键的组件之一,用以保证转椅的扭矩马达产生的角加速度和速度刺激精确地传递到头部和前庭系统。如果没有这一装置,头速很容易落后于椅速,使头部和前庭系统的刺激相对于转椅异常延迟。这几乎肯定会导致前庭系统的灵敏度(或增益)显著降低,同时产生与所施加的刺激不"同步"、相反的 VOR 反应(称为 VOR 反应的"相位")。毫无疑问,随着旋转加速刺激加快,刺激和前庭反应之间同步性差的关系会呈指数级增加(即,加速刺激越快,头到椅子延迟的可能性越大,误差也越大)。因此,必须努力确保头部紧紧地固定在转椅上,同时又不影响患者的安全性和舒适性。在进行旋转试验之前,这可能是最关键的(或至少是之一)程序设置。

头枕的类型:最常见的头枕形式是通过用柔软的头柱铰接臂实现的,如图 5-16 所示。这种头柱推动和保持头部牢固地靠在头枕上,以最大限度地减少测试过程中头部旋转和颈部弯曲的程度。须注意的要点是,应给患者的适当的指令,比如要求测试中不要移动头部,并尽可能保持不动,可以在很大程度上改善采集数据的质量。头枕的其他常见形式是头部和(或)下颚带(类似于橄榄球头盔的下颚带),见图 5-16。下颚带可使头部(和身体)在转椅上保持直立,以防头部低垂,并帮助保持头部紧贴头枕,并保持可接受的舒适度。铰接臂软头柱之外的这些附加约束,特别适用于更高刺激率。始终需要记住,头部运动的可能性和刺激强度之间存在强

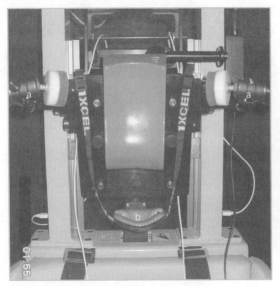

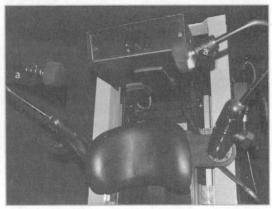

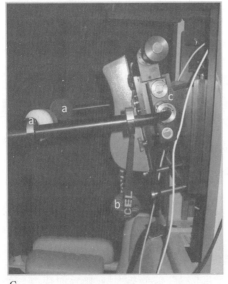

图 5-16　A-C. 各种头枕。铰接臂(a)用作头枕。头柱上有柔软的泡沫顶端,该顶端可以牢固地压在患者的头皮上,用于将头部牢固地放置和约束在头靠上,又不影响舒适性。可选的下颚带(b)也可用来固定头部,以确保稳定性和安全性。用于自定中心的可选择的头枕(c)确保头定位在角旋转的中心。图片 A & C 由 Neuro Kinetics 公司提供

相关性。因此,加速刺激越大,无意和不必要的头部运动或滑移的可能性就越大。这种不必要的头部运动使 VOR 测量结果中掺杂干扰和异常反应。这样,测量结果将不准确,无法真实地反映测试刺激的生理响应。加速刺激越快,这种意外的头部运动和测量伪影之间的有害关系通常会以指数形式增加。这个问题经常困扰着测试方案,例如由于视频目镜在头部滑动或头部在转椅上滑动导致头部快速推动。第 8 章继续讨论这一问题,回顾较新的旋转方案

(crHIT)，如何应用极快的转椅加速，以便与 HIT 方案类似地推头。不太常见的头部约束装置有柔软的可塑面罩、自定中心头枕（图5-16），甚至咬合垫。虽然这些设备通常只在研究实验室中才能找到，但如果涉及非常高的加速刺激旋转方案，为了获得准确、可靠的数据，这些设备也是至关重要的。

11. 电脑/软件/电气控制台　20 世纪 60 年代以来，计算机控制的转椅已可控制和管理极其精确的刺激。此外，通过日益先进的眼球跟踪程序软件记录 VOR，显著增强了临床医生跟踪更细微的眼动（例如，眼扭转）和病变的能力（例如，核间眼肌麻痹、微小扫视异常）。毋庸置疑，计算机是旋转测试组件中最重要的一部分，也是不断变化的组成部分。计算软件的进步正不断改进眼球跟踪记录技术和分析算法。事实上，深入讨论计算机及其软件意义不大，因为很快，讨论的内容可能已经过时。因此，本文的目的不是回顾每个制造商的软件，而是全面了解转椅及其诊断测试和生理学结果。虽然如此，重要的是读者要了解本书许多例子都来自个人经验，即来自一个转椅系统。但在理论上，这种分析和解释的原则可以应用于所有转椅的数据，与软件和制造商无关。

图 5-17 示转椅后面的电气控制台（或转椅的大脑）。它是一个复杂的电线和开关网络，将适当的电信号传送到扭矩马达、摄像目镜和（或）眼睛运动刺激发生器。就像任何由电线、开关和保险丝组成的复杂机械网络一样，偶尔也会出现问题，与制造商建立良好的工作关系非常重要，以确保设备保持正常工作状态，需要时可以排除任何问题。

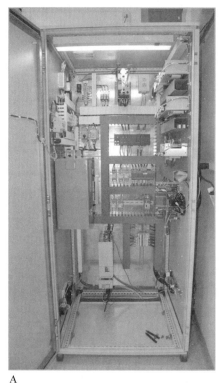
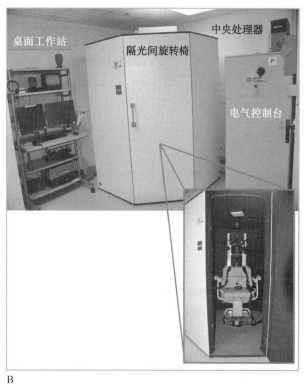

A　　　　　　　　　　　　　　　　B

图 5-17　门开启的电动控制台（A）示控制转椅刺激参数的电气工程的复杂性（B）。电气控制台由一个安装在天花板上的远程变压器（未显示）提供，将其传送到控制台之前，该变压器可以"清理"和"稳定"任何电力波动

12. 视频眼动图目镜 转椅的第二关键部件是记录目镜(图 5-18)。高分辨率目镜可确保准确、精密地记录眼动,临床医生可以详细分析和视频回放。正如前面提及的,目镜还须给患者一清晰的视线,在整个测试过程中不同时间看到出现的视觉目标。这是通过安装在目镜前面的复杂相机和镜子实现(图 5-18)。视频摄像机有许多特性会影响其性能。接下来回顾一些更关键的组件,例如红外光的探测、分辨率和帧速率,以及目镜上的各种硬件组件。然而,为了更好、全面地回顾 VOG 和眼部视频记录的各个方面,建议读者参阅 Miles 和 Zapala(2015)的《前庭功能测量设备》。

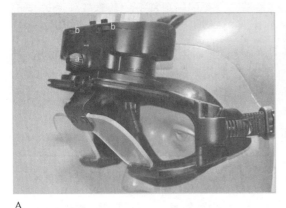

A

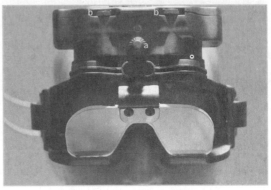

B

C

图 5-18 二向色镜面玻璃。A. 示二向色玻璃(镜子)的安装角度。B. 示二向色玻璃(镜面)的反射涂层。C. 示镜片的透明度,这样可直接看到呈现在病人面前的眼动信号。旋钮(a)位于相机底座上,可对二向色镜头的视角进行微调。较小的刻度盘(b)允许摄像机聚焦到每个眼睛图像。如果视觉屏蔽罩已就位,则可通过目镜显示固视灯(c)

(1)双目 VS 单目摄像机:大多数转椅使用双目目镜而不是单目目镜,尽管两种目镜都可以有效地使用。图 5-19 示两种目镜。有时可能只有一只眼睛可以记录;但并不妨碍使用双眼记录且只分析一只眼睛。尽管如此,重要的是要认识到,如果有明显的非共轭眼动,或者单眼病变无法双目记录,单眼 VOR 记录可能更合适。如果分析软件不允许在双目和单目分析之间进行选择,这一点尤其正确。请记住,这一规则仅适用于 VOR 评估,而不适用于眼球运动结果的分析,在这种情况下,眼球运动错位的识别始终是首选的,并且可能对鉴别诊断至关重要。最后,双目目镜和单目目镜之间也有细微的区别,因为它与某些特定的测试有关,例如主观视觉垂直(SVV)测试。这些区别是在第8章讨论 UCF 测试时介绍的。

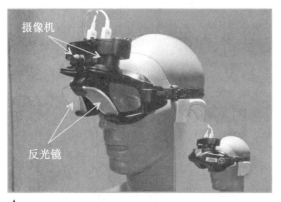

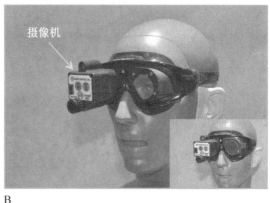

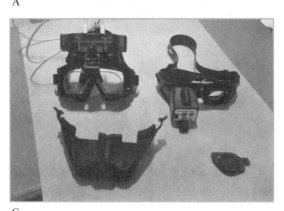

图 5-19　双目和单目视频目镜。双目目镜(A)具独立的左、右红外摄像机,垂直安装在每个二色性透镜的上方,用于记录镜面上的眼睛图像。单目目镜(B)有一个水平安装的摄像机,可直接在线记录眼睛。单目摄像机可以安装在左或右眼上。插图示在适当的位置上目镜的视觉遮盖物。C. 拍照时,两种目镜并排放置,在目镜前为各自的视觉遮盖物

(2)红外线的使用:视频摄像机利用红外线(IR)从周围较亮的虹膜中识别瞳孔的对比度,从而识别和捕捉眼动(图 5-20)。该软件能够识别并"锁定"瞳孔,使其能够跟踪每一只眼随时间的移动。然而,各种问题可能会限制该软件的眼球追踪算法。具体地说,眼球追踪问题最常见的原因是眼妆。尤其是睫毛膏,它对红外光非常敏感,会产生红外光突出的反射面(类似于瞳孔对比)。当这种情况发生时,眼球追踪软件很难区分瞳孔和眼妆(图 5-21)。这种眼的"飞溅"可能会导致眼球追踪算法"锁定"到预期目标(瞳孔)时出现严重问题,造成极差的信噪比和非常差的(有噪声的)记录。因此,这种噪声记录的分析充满了糟糕的信号检测和丢失或无法解释的数据。这是在(VNG)测试中经常遇到的类似且常见的问题。正因为如此,出现这种情况时,使用化妆巾来清除睫毛膏通常是有帮助的。其他妨碍眼球跟踪准确(即"干净")的因素包括眼线、上睑下垂、眼皮下垂、眼缝狭窄、严重的缺损、白内障晶状体置换手术和黄斑变性。

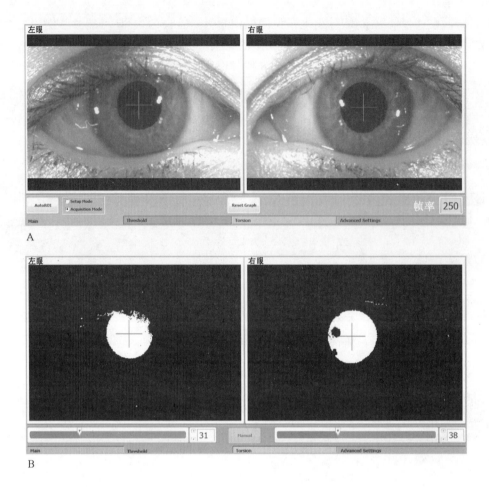

图 5-20　VOG 显示实际的眼睛图像(A)和阈值图像(B)。调整检测阈值以最大限度地提
　　　　高周围虹膜与瞳孔的对比度

　　(3)相机分辨率和帧速率：与电脑或电视屏幕类似,图像清晰度与更高的图像分辨率高度
相关,同时转化为更大的可用像素。这意味着更多的可用视觉信息,以及在眼睛运动记录期间
获取更高程度的眼细节(数据)。此外,摄像机的帧速率(即,摄像机每秒能够捕获的帧或"图
像"的数量)也与记录时间每 1 秒可以捕获的细节(数据量)相关。帧速率越高,采集的数据量
越大。这在快速眼动时很重要,特别对于眼球跳动等眼动,速度可达 $900°/s$。需要牢记的是,
前庭性眼震的快相在生理上与扫视相同。鉴于此,更高的帧速率可有更大量的数据采集,并更
有可能捕获与极其短暂或快速眼动(例如微扫视)相关的细微异常。

　　传统的模拟相机的帧速率为 60Hz,然而,纯数字相机的帧速率可高达 100～250Hz。这样
的帧速率可显著增加所捕获的眼动(数据)的程度。这可能非常有益,特别对于一些更细微的
眼动,如扭转性眼震,以及一些更详细、快速的眼动,如微矫正扫视或眼球扑动。然而,需要认
识到,当对运行眼球追踪算法的软件同时施加或附加要求时,有时会降低帧速率。要求可能包
括增加瞳孔测量、扭转眼动跟踪,甚至增加记录所需的眼睛区域。通常,眼睛追踪算法需对图
像(即眼睛)扫描的行数越少,记录帧速率就越高。因此,如果增加被记录眼的感兴趣区(ROI)

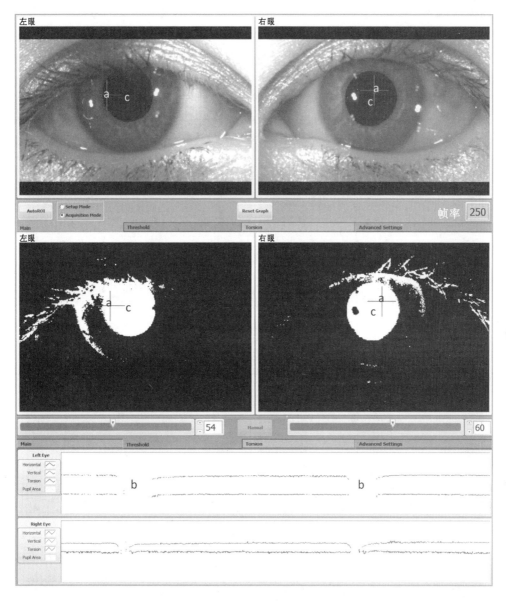

图 5-21　VOG 图像示由于睫毛膏导致的瞳孔阈值检测过饱和。这个例子为轻微-轻微-中度影响,这通常可以通过调整阈值检测参数纠正。然而,有时校正很难解决,瞳孔检测容易模糊,这用十字准线(a)偏离眼睛的实际中心(c)来描述。偏移量会严重影响采集的数据的可靠性。阈值饱和过高最常见的原因是阈值检测设置不正确,或者干扰无法校正并坚持测试(如睫毛膏过多)。因此,VOG 要么无法连续的 VOG 信号捕获,要么丢失检测(b),要么被收集的信号为噪声,从而显著影响信噪比

(即,扩展记录区域以包括眼睛周围的更大部分),则帧速率将降至相机设计最佳可记录的极限以下(例如,从 250 Hz 降至 200 Hz 或更低)。图 5-22 示相对于不同的需要记录感兴趣的几个帧速率。鉴于此,临床医生需要认识到,期望的记录图像大小、其他记录特征(例如,瞳孔测量)和帧速率之间常常需折中。临床医生需要决定哪些功能是重要的。

（4）视频目镜的其他组件：目镜的某些部件需要定期检视和维护，有 3 个要点：①在进行眼部记录之前（无论是眼动评估还是 VOR 测试），正确对焦每只眼睛的红外摄像机图像很重要。以确保最细微的眼动（例如扭转）也能准确测量。由于患者面部尺寸会有所不同，眼和相机之间的焦距也因人而异。因此，在测试之前，需要重新调整摄像头的焦距。此外，由于红外光的焦距与可见光不同，如果在光线充足的房间将摄像机对焦，然后在避光外壳中测试，摄像机可

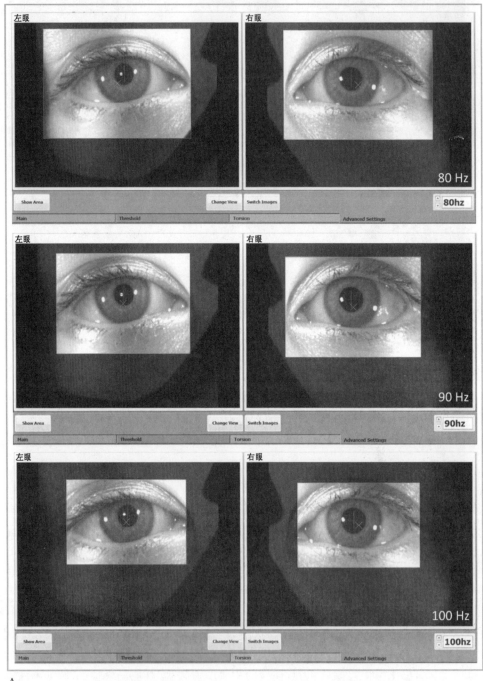

A

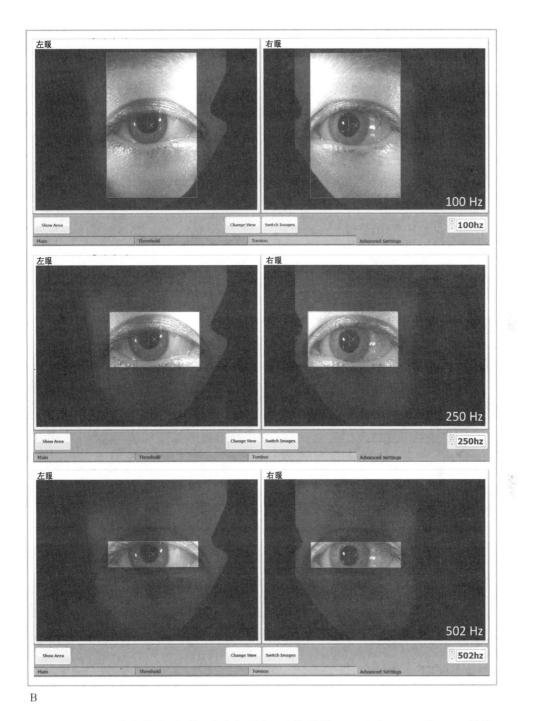

B

图 5-22　VOG 采样率作为 (记录) 感兴趣区 (ROI) 的函数。A. 来自 100Hz 的 VOG 目镜；B. 250Hz 的 VOG 目镜。ROI 降低 (更小)，VOG 采样率增加 (如图右下角所示)

能需要重新对焦。虽然如此,通常更好的做法是在光线最弱的情况下对焦,如展台的红灯,或者在光线昏暗的房间。请注意,这与CRP适应不同,后者需要20min。②维护目镜的面罩和头带很重要,要保持避光,特别是不使用遮光隔间时。应避免使用含酒精的溶液,以免使橡胶面罩和头带(如果由橡胶制成)过早老化、破裂。③每次测试之前,应检查安装在眼睛正前方的红外反射二向色镜(透镜),见图5-18。清除碎屑、污点甚至裂缝,这些可能阻碍眼球追踪算法准确追踪眼动。使用柔软的透镜布擦拭干净,避免任何刺激性清洁剂(如窗户清洁剂),因其可能损坏红外线反光涂层。

三、测试准备和患者设置

已经介绍了转椅主要的硬件组件,接下讨论旋转试验准备的要点,包括预试验程序,如头晕问卷、患者指导、定标和眼动前评估。

(一)检查前准备要点

(1)预测试说明,包括避免使用可能模糊眼球追踪的睫毛膏、检查前48～72h使用酒精。还将包括避免可能改变VOR反应(通常是抑制反应)的药物,或产生中枢异常。表5-1中列出了药物分类及其相关的可能出现的异常情况。停药事项需要与相关专科沟通,因为某些药物可能不宜停用。

表 5-1   与不同药物分类相关的前庭评估异常

药物分类	异常
酒精(乙醇)	前庭功能障碍:位置性眼震;脑干-小脑功能障碍模式
氨基糖苷类抗生素	前庭功能障碍:慢性和不可逆性前庭功能减退,可导致迷路反应完全丧失
链霉素	
庆大霉素	
抗惊厥药	脑干-小脑功能障碍:垂直或斜向上跳性眼颤;扫视性侵扰(即扫视跟踪)
苯妥英(地兰汀)	
卡马西平(得理多)	
抗抑郁药	中枢镇静模式;静态位置性眼震
三环类(阿米替林,去甲替林)	核间性眼肌麻痹;慢峰扫视速度
其他(百忧解等)	眼阵挛;部分或全部凝视麻痹
锂	脑干-小脑功能障碍模式
化疗药物	前庭功能障碍:慢性和不可逆的前庭功能减退,可导致迷路反应完全丧失
顺铂	
利尿药	前庭功能障碍:暂时性迷路功能减退
呋塞米	
依他尼酸	
抗精神病药	眼阵挛
异哌啶醇	

（续　表）

药物分类	异常
工业溶剂 　二甲苯,甲苯三氯乙烯、苯乙烯	脑干-小脑功能障碍模式;前庭功能障碍;中枢性位置性眼震;夸大的 　VOR;受损的 VOR 固视抑制
大麻	脑干-小脑功能障碍模式
美沙酮	脑干-小脑功能障碍模式;扫视欠冲
阿片类药物	脑干-小脑功能障碍模式;垂直下跳性眼震
奎宁	前庭功能障碍;位置性眼震
水杨酸盐(阿司匹林)	前庭功能障碍;短暂性迷路功能减退
中枢神经刺激药	损害的凝视会聚
安非他明	缩短扫视反应时间
可卡因	"波纹"状扫视波振幅降低
利他林(哌醋甲酯)	扫视异常
镇静药	脑干-小脑功能障碍模式
巴比妥类	中枢性位置性眼震
苯二氮䓬类药(安定、阿拉西泮、 　阿普唑仑)	中枢镇定模式;脑干-小脑功能障碍模式;下跳式眼震
前庭抑制药(美甲嗪、东莨菪碱、 　非那根、苯海拉明)	中枢镇静模式;峰值速度下降;视动性眼震;在热椅和旋转椅测试中 　VOR 下降
烟草,尼古丁	上跳性眼震;方波急跳

（2）患者填写一份头晕问卷。有很多问卷可供选择,例如眩晕残障量表(Jacobson & Newman,1990)。可在预约前将调查问卷寄给患者,可以节省前庭评估过程的时间。问卷中可能包括一封简短的信件或小册子,简要讨论患者要接受的测试,但需要注意勿让患者产生紧张情绪。包含转椅的图像可能有帮助,因为第一次看到转椅,一些患者可能有恐惧感。

（二）患者的准备

病人到达检查室,首先熟悉转椅。让其感到舒适和安全。可减少焦虑,紧张情绪可能影响眼动数据。当患者坐在转椅上时,安全约束和安全带应紧贴在患者身上,没有不适感。目镜和面部之间牢固的接触也至关重要,因为测试过程中目镜的滑移会产生虚假的(通常是减少的)眼动数据。此外,头枕杆和头部/下颚带应紧紧地系在头部,将头部牢固地靠在头枕上,防止头部在垂直或水平方向上移动。这是确保患者坐在转椅上的最关键的因素,因为头部移动度可直接从转椅的移动度推断出来。两者之间的任何差异都会降低信噪比,影响结果的可靠性和准确性,影响往往很微妙。

对病人的指导应该简单明了。将双向对讲通信耳机戴在患者身上可进一步缓解患者的焦虑,并提供一个极好的方法来减少测试焦虑,进一步指导患者完成测试方案,并在测试的特定部分提供任何必要的思维任务。与患者沟通是必不可少的,良好的反馈对于记录高质量的眼动非常重要。定期提醒在黑暗中保持"睁眼"的姿势对于获得高质量的记录非常关键。这里有一个简单的关系;高质量、干净的记录才可获取好的结果分析。反之,即使事后使用最好的分析滤波器,也无法恢复或改善由于干扰和眼球追踪不充分导致的眼动记录不良、过度眨眼伪影、和(或)由于眼睑下垂(困倦)导致数据完全丢失。毫无疑问,进行前庭评估时,最关键的是使用视频目镜获得最干净的眼动跟踪。简而言之,分析受到干扰的数据没有意义。此外,也不能分析缺失的数据。评估期间最重要的是一直保持良好的眼球追踪数据。这通常意味着在线监控瞳孔追踪软件,以确保良好的眼球跟踪,而不是专注于对记录的眼动数据的目视检查(图5-23)。为了定期调整瞳孔的红外阈值,可能需要在整个测试过程中进行检测,由于眼球在眼眶中的位置,对抗瞳孔和化妆对比度之间的眼球检测抖动,甚至瞳孔颜色非常浅,往往会导致红外软件无法快速、准确锁定瞳孔。在进行旋转试验时,尤其是在第一次进行旋转试验时,瞳孔追踪不良是主要缺点之一。由于各种原因,临床医生的视觉注意力(实时数据的在线视觉检查)通常指向记录的眼球轨迹(即随后的 VOR 反应数据),而不是 VOG 数据和“实时”眼球追踪数据(图 5-23)。这类似于将视觉注意力引向听性脑干反应的累积平均反应上,而不是检查或监测在线 EEG 数据的噪声。然而,ABR 记录和 VOG 记录之间的主要区别在于,一旦眼球追踪数据的时刻过去,并且 VOG 数据的一部分丢失(由于眼球追踪或眼闭合的损失),无法返回或延长记录时间来收集更多的眼球跟踪数据(即,类似于扩展 ABR 运行时以收集更多的ABR 扫描数据)。这很大程度上是因旋转检查草案要求在预定时间域收集数据。如果数据丢失,超过预定的椅子旋转次数的即时测试旋转不会“延长”。结果是要么在缺少数据的情况下进行分析(绝不容易),要么必须重复特定的旋转,这可能会显著延长整个测试时间[更不用说可能引起患者不适和(或)疲劳]。

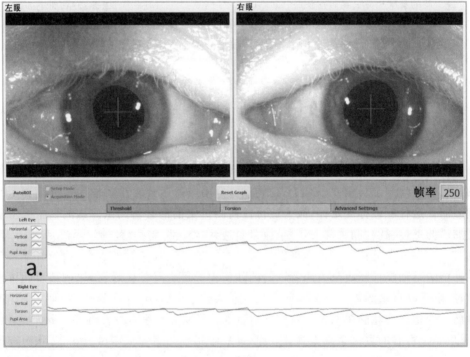

A

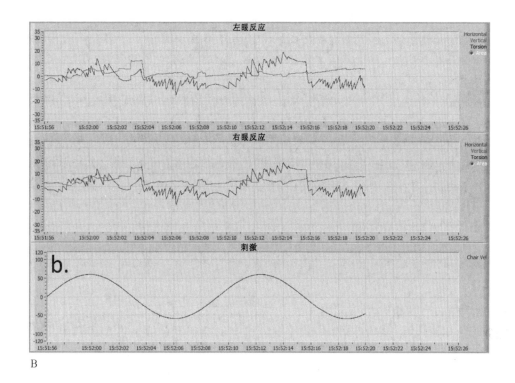

B

图 5-23　检查者屏幕视图显示实时数据采集时查看的图像(A)。该图像类似采集听性脑干反应期
间的脑电反应。实时捕获每只眼睛的水平(横线)和垂直(竖线)数据,并在图中描绘出来
(a)。高质量的眼部跟踪是获取高质量数据的关键,应持续监测是眼部跟踪,包括瞳孔检
测的干扰(例如,睫毛膏过多)、眼部跟踪丢失(十字准线消失)、过度眨眼伪影、睫毛阻塞、
上睑下垂、闭眼及任何明显偏离主中心的凝视。然后,直接从采集屏幕记录眼睛反应的数
据并存储以供分析(B)。用来监测椅速的刺激反馈(b)

(三)测试定标

在进行任何涉及刺激呈现和记录的测试之前(如本案的眼动),在前庭测试之前,验证眼球
运动的程度(即大小)至关重要。对于前庭测试,即用已知目标运动的大小和方向验证眼动的
大小和方向。这种验证称为定标,应为进行任何测试之前的必备测试。虽然临床医生不必背
诵前庭测试的定标标准,但重要的是要透彻地了解为什么要定标,以及定标不准确对测试结果
的影响。

VOG 定标涉及对视频图像中的瞳孔位置相对于已知目标视觉刺激的变化的精确测量。
具体地说,定标测量眼图像从视频屏幕上的一个位置移动到另一个位置时,相对于刺激(目标)
位置的已知变化而移动的像素数量的变化。例如,眼相对于 30°视觉刺激移动 200 个像素,则
眼动的定标将是 200(像素)除以 30°,或者是眼动每度 6.67 像素。水平和垂直方向定标后,评
估期间,计算机软件就使用眼移动的每度像素计算视频目镜追踪眼球移位的度数(即,眼震的
度数)目镜。因此,可以确定任何眼球偏转的眼动度数,甚至也可以计算扭转眼动的度数。

对每个患者进行定标是很重要的,因为面部特征的微小差异可能导致目镜和瞳孔之间发

生深度上小至中度的变化,导致每度像素计算中产生很大的差异。结果为不同患者之间的眼震度数产生很大的偏差。虽然每个患者的眼动方向相同(左向眼震的正倾斜眼位改变和右向眼震的负倾斜眼位改变),除非对眼动定标,否则具体的眼震度数是无效的。同样的原理适用于在评估过程中将视频目镜移动到患者头部的中间位置。这种变化可能很小,但很小的变化也会在每度的像素数上产生很大变化。同样的道理也适用于使用默认定标,它可能会导致与实际值相差高达 25% 的测量误差(Miles & Zapala,2015)。尽管使用默认定标有时不可避免(例如,儿童),但需要强调的是,前庭评估期间记录的任何眼动(眼动、VOR 或前庭性眼震)及随后使用默认定标分析的任何眼动只能用于定性,而不能用于定量。

(四)眼动测试

定标后,在进行 VOR 旋转评估之前,患者应行完整的眼动评估。由于 VOR 通过眼动系统测量,因此需要确定是否存在中枢或眼动损伤(S)。在旋转评估期间,这些异常不可避免会出现在 VOR 的记录。因此,旋转试验之前需要识别眼动异常,以免将异常的旋转试验结果解释为前庭病变所致(而实际上,异常结果是眼动麻痹/瘫痪或中枢性视觉障碍的结果,并非源于前庭系统病变)。

眼动评估最好在[旋转]避光罩中进行,避光的环境是眼动评估的理想环境,因此时目标刺激是视网膜视野内的唯一刺激。视野内没有任何视觉标识对于像视动这样的测试至关重要,因为这些标识可以提供微妙的影响,错误地增加眼到目标的速度(Leigh & Zee,2006)。此外,视动测试时,如果视网膜区域内有静止的视觉线索,往往无法记录到针对神经反射通路特定的视动反射[即,附属光学系统(AOS)和视束核(NOT)](Leigh & Zee,2006)。各种眼动测试或与眼动测试相关的各种异常不是本书的重点,读者可以参考 McCaslin(2015)、Jacobson 和 Shepard(2016)及 Leigh 和 Zee(2006,2015)关于这个主题的全面讨论。

四、旋转试验方案

现在已经很好地了解了旋转评估所涉及的各个方面,接下来简要概述与旋转试验相关的各种测试方案。对于基本或常规的临床旋转前庭评估,有两种基本的测试方案:正弦谐波加速度(SHA)测试和速度阶跃(VST)测试,通常后者也称为梯形阶跃测试,或简称为阶跃测试。这两个测试包括基本旋转评估,完成两项评估需 30~45min。也就是说,当这两项测试方案与定标和全面的眼动评估共需 45~60min。除标准的临床评估外,可以增加一些试验,但不作为常规检查项目。这些测试包括固视抑制、前庭视觉增强、主观视觉垂直、主观视觉水平、单侧离心法(UCF)、偏离垂直轴旋转(OVAR)和转椅 HIT(chair HIT,crHIT)。

SHA 是最常用的旋转测试。与视频眼震图(VNG)测试中更常见的 VOR 测试相比,正弦加速度测试比常用的冷热试验能提供更宽频率范围的前庭系统响应性的关键数据(图 5-1)。特别是,SHA 测试可更深入了解前庭系统对更接近日常生活活动中的频率的响应性(图 5-1)。旋转试验对全面评估前庭功能至关重要。最初,前庭病变经常影响前庭系统检测和转换低频加速度的效能。正因为如此,双侧前庭病变通常冷热试验无反应,而较高刺激频率的前庭反应有残留(甚至正常),如 SHA 测试中的刺激引发的反应。第 6 章详细讨论 SHA。

因速度阶跃测试可以作为 SHA 数据的补充,同时有助于外周前庭病变的定侧,其通常包括在常规的旋转评估。速度阶跃试验是所有旋转试验中最古老的,最初由 Róbert Bárány 引入用于诊断(第1章)。检查包括将椅子快速加速到持续的恒速旋转,然后同样快速的减速使转椅回到完全停止的状态。根据加速刺激的强度,速度阶跃试验有利于了解中枢前庭系统的功能,也有助于外周前庭病变的定位。第7章详细讨论速度阶跃测试。

　　总之,SHA 和速度阶跃测试通常一起进行。联合应用有利于了解外周和中枢前庭系统功能,其他测试方法无法替代。然而,SHA 和速度阶跃测试也有缺点,每种测试都有自身的优点和局限性,第6章和第7章会单独讨论这些优点和局限性。还可进行一些附加测试(如 VOR 抑制、视-前庭增强等)。可进一步了解前庭系统独特的生理学特点,并应在临床需要时选择使用。表5-2 为各种旋转试验的简要总结。第8章讨论这些辅助和专项测试的用途和临床适应证。如何选择很大程度上取决于临床医生的判断。2008年,Jacobson 和他的同事写道,"临床医生的最终目标是在评估过程中'领先一步',随着通过定量测试获得的每一点新的信息,不断更新假说。"这在旋转评估较小的范围内是正确的。当结果表明需要进一步探索异常结果时,采用某些测试,如高频 VOR 抑制测试,可以(也应该)补充到 SHA 和 VST 的"标准"旋转检查系列。虽然第8章之前不讨论高频 VOR 抑制测试或视-前庭增强测试的临床适应证,但当怀疑中枢(小脑)损害时,或当结果表明没有产生有效的中枢代偿,可以增加这些测试。表5-3 详细说明了在标准或常规旋转评估期间应执行的临床测试方案,以及每项测试应给予的典型刺激。此外,还列出了各专项旋转试验方案,这些方案应在有临床指征时选择(或推荐)。

表 5-2　各种旋转试验摘要

测试	病变部位	反应参数
定标		
眼动	中枢	测试依赖(见 2012 年 Leigh & Zee 的一篇优秀的综述)
正弦谐波加速度(SHA)	外周和中枢	VOR 增益、相位和对称性,光谱纯度
速度(梯)阶跃(VST)	外周和中枢	VOR 时间衰减常数(低速度),峰值 VOR 响应,对称(高速)
VOR 抑制	中枢	VOR 增益
视-前庭增强	中枢	VOR 增益
单侧离心	外周	主观视觉垂直(SVV)
		反向眼扭转(OCR;或 cVOR)
偏离垂直轴旋转(OVAR)	外周和中枢	VOR 增益相位和对称性

表 5-3　标准旋转临床试验系列

测试	方案	刺激参数
定标	10°凝视右,左,上和下	凝视位置或扫视之间的平滑追踪
眼动	常规执行	扫视,平滑追踪,凝视,视动追踪,自发性测试
正弦谐波加速(SHA)(第6章)	常规执行	$0.01,0.02,0.04,0.08,0.16,0.32,0.64\,Hz^{*}$ (较高频率可选)
速度(梯形)阶跃(VST)(第7章)	常规执行	低速(60°)阶跃测试 高速(240°)阶跃测试

（续　表）

测试	方案	刺激参数
VOR 抑制（第 8 章）	常规执行	0.08、0.16、0.32、0.64Hz（不高于 1.0Hz）
视觉-前庭增强（第 8 章）	当临床提示（中枢/小脑/偏头痛）执行	0.08、0.16、0.32、0.64Hz（不高于 1.0Hz）
单侧离心（第 8 章）	当临床提示耳石执行	SVV 或 SVH 在静态，在中心旋转，UCF-R 和 UCF-L 偏心旋转；通常高速每秒 300°
偏离垂直轴旋转（OVAR）（第 8 章）	当临床提示耳石执行†	VOR 增益，VOR 相位，VOR 对称

* 至少两个周期的频率范围为 0.01~0.02Hz，4 个周期的频率范围为 0.04~0.08Hz，8~10 个周期的频率范围为 0.16~0.64Hz。† 目前被美国食品和药物管理局限定用于研究应用。

五、旋转试验的临床适应证

　　旋转测试最常见的问题包括：①旋转测试的临床适应证是什么？②临床医生如何分析哪些患者适合进行旋转试验检查？③转诊行旋转试验的标准是什么？"本章首先强调 Arriaga 及其同事（2005）的观点，即旋转试验的灵敏度非常精确，应成为前庭功能的主要测试。这一临床立场的证据取决于以下 6 点：①该测试在较宽的频率范围内评估前庭反应，是任何其他前庭测试所无法比拟的。②旋转试验评估的频率范围与日常生活活动的频率范围更相关。③旋转刺激的精确传递不仅具有极高可重复性和高度准确性，而且对大多数患者来说也非常耐受。④可能只有旋转试验可拓展到包括中枢前庭功能的评估。⑤旋转试验可全面评估慢性头晕患者未代偿的前庭病变，在前庭系列测试组合中无可替代。⑥旋转刺激是自然的生理刺激（即运动），而不是非生理刺激（即冷热刺激）。Shepard 和 Telian（1996）通过分析 90 例 Friedrich 共济失调或橄榄桥小脑萎缩的患者，强调⑥的重要性。他们发现 5% 的患者在转椅反应持续降低，而同时，冷热试验反应正常。尽管在讨论中作者认为小脑病变会导致中-高频前庭功能异常（从而避免冷热试验反应的任何减少），但也提出另一个原因，即旋转试验反应和冷热反应之间的差异可能源于两种刺激（生理性和非生理性）本质上的差异。

　　鉴于上述 6 条支持旋转试验作为主要前庭测试的原因，前庭或平衡障碍患者都进行旋转评估似乎是合理的。简言之，有足够的证据表明旋转试验作为主要的前庭功能测试方法，很大程度上是因为转椅检查能够在更宽的频率范围内评估外周和中枢前庭功能，同时使用的是自然刺激，既可耐受又精确。那么为什么它不是前庭功能的主要测试呢？很明显，对大多数（如果不是全部）前庭疾病患者进行测试的临床指征是显而易见的。然而，尽管这些临床指标是明确的，旋转测试无法确立自身作为前庭评估黄金标准的地位；前庭评估金标准可能要归于前庭双温试验和 vHIT。

　　制约旋转试验成为前庭评估的主要方法的几个因素：①限制旋转试验广泛使用的一个更突出的因素可能是它的可及性较低。其原因可能是成本、空间等复杂因素。转椅的可及性仍然是旋转试验广泛使用的最重要的障碍之一。②传统认为，旋转评估不能有效地将前庭外周病变定侧（许多人认为这是前庭测试中最关切的）。③事实上，前庭病变定侧是非常重要的；然而,旋转试验未能对外周病变定侧是有争议的,正如第 7 章讨论的高速阶跃测试。然而,随着技术的提高和临床上关于旋转试验诊断能力的进步,旋转试验组件的可用性可能会随之扩大。尽管目前对旋转测试的可及性限制了其可行性,但这并不能改变患者使用旋转试验的临床指征这一事实。当前的建议是,只要有可能,旋转测试应作为常规前庭评估的一部分,或建议符合上述指标的患者选择应用。特别是冷热试验提示双侧外周前庭病变的患者或有慢性未代偿前庭疾病病史的患者,应优先考虑旋转测试。

(一)前庭评估仅限于旋转试验的考虑因素

有证据表明,当旋转试验完全在正常范围内时,其他 VOR 测试(即冷热试验)不太可能出现严重异常(Jacobson,McCaslin,Grantham & Shepard,2016;Kaplan et al,2001),故提出前庭评估仅限于旋转试验。事实上,外周前庭"轻微-轻度"的病变,一般都会表现出一定程度的旋转试验异常(例如低频 VOR 相位提前轻微延长;尽管尚未有讨论 SHA 测试)。以前的研究已经调查了同一个体内不同前庭测试结果之间的关联和相关性。Jacobson 等(2016)进行了多项前庭测试的受试者内部数据分析的研究。在报告中,0.01Hz 的最低频率下,冷热试验结果和旋转 SHA 增益之间高度相关。虽然尚未讨论与 SHA 测试相关的各种参数,但这一发现表明,患者的冷热试验和低频旋转测试中的迷路反应(VOR 增益)可能类似。一项指标正常,另一项指标很可能也正常。反之,低频旋转迷路反应(VOR 增益)减低者,冷热反应也可能减低。

这些数据肯定会有争论,因为尽管某些测试结果经常一致,却无法解释为什么同样的测试不总是一致。也就是说,前庭病变有可能通过冷热试验而非旋转测试来识别(反之亦然)。事实上,把旋转试验的诊断敏感性绝对化是不理性的。Shepard 和 Telian(1996)回顾了 2266 例患者,其中一组患者因非前庭功能障碍的原因,冷热反应轻微减低,而旋转试验结果完全正常。另一组梅尼埃病、迷路炎或前庭神经炎患者,旋转试验(66%)识别外周前庭受累的敏感度(66%)低于眼震电图(ENG)测试的敏感度(90%)。ENG 结果与旋转结果不一致的原因之一可能是单侧冷热试验轻瘫临界或"轻微"。旋转试验可能无法识别临界性的前庭病变,因为用于对正常和异常患者进行分类的正常参考值范围(和相关的差异)很大,而且还可能(无意中)包括了来自实际患有亚临床前庭病变的所谓"健康"个体的数据(Kerber,Ishiyama & Baloh,2006)。此外,大多数前庭正常参考值范围通常没有独特的年龄范围划分,而是由更广泛的年龄范围,包括可能跨越数十年,直到 50 岁或 60 岁的广泛样本组成。如此大的参考范围可能导致难以有效地根据一项测试(即旋转试验)识别或分离出异常的前庭反应,也难于与另一项测试(即冷热试验)相关联。最后,根据 Shepard 和 Telian(1996)的经验,当 VOR 功能的测试,如旋转和冷热试验不一致时,首先考虑其中一项测试可能有技术错误,技术错误首先视为造成差异的可能原因。此时,临床处理原则是至少一项需要复测。

支持全面前庭评估的结论　目前还没有某一项临床前庭试验能够引起所有迷路终器的反应。因此,一项前庭测试无法全面评估患者的前庭表型,即使是完整的旋转试验也不例外。根据前述 Shepard 和 Telian(1996)的研究,旋转和冷热试验对识别前庭功能障碍的敏感度相差约 20%;而当两种评估的结果联合时,识别前庭功能障碍的敏感度可增加到 100%。总体而言,大多数前庭评估均如此,因随着更全面的测试,前庭病变识别的敏感度增加是必然。因此,可以考虑为每个患者进行全面的前庭功能评估。如果不可能全面评估,也应该优选最可能成功识别可疑的前庭病变的前庭功能测试方法。基于上述的多种原因,旋转试验推荐作为前庭功能的初始评估。

(二)适合旋转试验的理想的特定患者群体

上文讨论了进行旋转试验的各种临床指征。然而,对于一些特定的患者群体,旋转试验应视为绝对必要,概括起来有四类群体:①在冷热试验双侧无反应。此时,需要进行旋转评估,以查明前庭是否真的完全没有反应。如前所述,几乎所有的前庭病变都首先影响较低的刺激频率(即冷热刺激)。这与听力损失几乎总是首先影响较高的频率类似。与老年性耳聋患者保留低至中频听力,前庭存在病变时,对于高频刺激,通常高频前庭功能有残留。这可通过旋转评估有效和客观地量化。这一点至关重要,因为如果物理治疗和前庭康复要取得成功,残留的前庭功能是必不可少的。或者,确定全频前庭无反应,也是关键信息,因为需要推荐前庭替代疗法。旋转测试也可以确认双侧冷热无反应的有效性。也就是说,如果冷热反应真的不存在,那么旋转试验的低频部分,大概率存在 VOR 反应异常(Jacobson,McCaslin,Grantham & Shepard,2016)。如果旋转评估中最低测试频率 VOR 反应完全正常,此时双侧冷热无反射,应考虑冷热反应检查存在技术错误(温度传递和记录)。②在询问前庭代偿状态时,有必要进行旋转测试的临床人群。对于有持续性头晕、眩晕或失衡的病史,鉴别诊断应包括前庭病变未代偿。虽然大多数外周前庭病变在 1～2 周内静态代偿有效完成,动态代偿在几个月内,但也有个别病例代偿不完全或迟缓。此时,旋转评估是唯一可以有效调查这一问题的临床工具。SHA 和速度阶跃测试的使用通常会突出补偿过程中的问题。此外,旋转试验的使用(由于其精确控制的刺激)使其成为监测中枢代偿随时间进展的优秀工具,这是强烈建议对其进行旋转试验的下一批临床人群。③旋转试验中可用于需要监测的前庭退行性疾病、前庭毒性、术前和术后状态、代偿状态或康复进展的患者。旋转试验的最大优势之一是其在随访中能提供精确的刺激。正因为如此,如果需要在很长一段时间,甚至几年内监测前庭生理变化时,旋转试验有巨大优势。尽管临床医生解释结果存在一些差异(本章后面将更多地讨论重测的变异性),甚至测试的实施方式也存在一些差异(思维任务程序的差异),只要转椅能够定期维护和定标,刺激传递可保持完全相同。与其他评估工具相比,这是一个显著的优势,例如冷热试验,有一些内在因素可造成更高的变异率(McCaslin,2012)。无论是用于药物治疗还是迷路化学切除,在使用可能有前庭毒性药物期间,需要监测前庭功能,这是一个明显的优势。此外,前庭功能监测对于有效管理前庭代偿、前庭康复或疾病进展可能至关重要。④儿科患者,旋转试验往往是必要的。冷热试验的不良刺激以及需要同时戴避光的视频目镜,阻碍儿童患者进行冷热试验。儿童确定前庭反应的存在与否,幼童测试 VOR 功能通常局限于有或无的二元决定。在这些情况下,当幼童坐在父母或照顾者的大腿上时,有时最好是简单地识别轮椅旋转过程中 VOR 反应的存在与否。更好的情况是孩子能忍受视频目镜。然而,幼童通常对紧凑型目镜的耐受性很低,或者许多目镜不是为幼童的面孔设计的。因此,最好的、最简单的解决方法是观察孩子的眼睛,以确定是否存在与转椅旋转对应的眼震。当患儿坐在父母或照顾者的大腿上,视频监控系统聚焦在孩子面部,父母将孩子的脸牢固地保持在直立位(从而最大化接近水平半规管的空间方位)。这样,即使婴儿也可以确认 VOR 的存在与否。虽然通过简单的 VOR 观察不能确定前庭病变的侧别或大体上的前庭功能障碍,但对于开始行走晚,或患先天性内耳畸形(如双侧大前庭水管(EVA)或 Mondini 畸形)的患者,该方法可以有效地确定前庭反应完全丧失。

六、旋转试验的优点和局限性

本书至此介绍旋转试验的优点和局限性是有益的,因为上述四类人群有明显重叠。一些要点可能需要再次强调,因为上述许多临床应用的适应证也是旋转试验的明显优势。表 5-4 总结了旋转评估的优点和局限性。

表 5-4　旋转评估的优点和局限性

优点	局限性
· 精确控制的刺激	· 难以(但并非不可能)给单侧前庭病变定侧;尤其轻度麻痹
· 高度刺激和反应重复性(任务一致时)	· 设备成本
· 可忍受的刺激/比冷热刺激损害小	· 直接刺激仅一部分外周前庭系统(水平半规管),然而,响应反映了外周和中枢贡献
· 适用于儿科	· 反应可能很复杂,而不是总是直接能解释
· 宽的,更自然的刺激频率	
· 能测量中枢对 VOR 的贡献(相位,时间衰减常数)	
· 能够确认/评估双侧前庭功能丧失	
· 监测/检查中枢代偿过程	

(一)前庭旋转试验的优势

旋转试验评估前庭系统有明显的优势。概括起来有 8 个主要优点:①最重要的是旋转试验提供了准确控制的精确刺激。②由于刺激是精确控制的,记录的反应表现出极高的可重复性(Brey et al,2008b;Furman et al,1994;2000;Maes et al,2008)。仅凭这一优势,旋转试验就可以有效地监测因前庭疾病或毒性而恢复或恶化的前庭生理功能。③旋转刺激比其他刺激(即冷热刺激)的不良反应小得多。虽然较慢的旋转刺激会产生轻微的植物神经症状,如恶心和眩晕,但在大多数旋转过程中出现的主观眩晕程度通常很小,使得旋转试验对患者来说更易耐受。④儿童的冷热试验常无法配合,旋转试验能评估儿科患者(Cumberworth,Patel,Rogers & Kenyon,2006;Cyr,1991;Fife et al,2000;Phillips & Backous,2002)。尽管由于不能给儿童,甚至婴儿的头戴上红外线目镜,并不总能获得精确的客观测量,但当儿童坐在父母的大腿上时,观察(或缺少它)可以提供一个完整 VOR 的二元判定(有反应或无反应)(Cyr,1991)。⑤旋转刺激评估前庭系统的频率接近于正常日常生活活动中遇到的频率,因此是一种更具功能性的测量方法见图 5-1(White,2007)。⑥旋转测试允许精确计算 VOR 与头部运动的定时关系(或相位)。这是 VOR 的一个重要参数,因为它代表了系统的速度存储,并间接反映了中枢前庭功能(Shepard & Telian,1996)。⑦旋转试验提供了检查双侧前庭病变的方法(Shepard & Telian,1996)。已有文献表明,双侧冷热试验无 VOR 反应并不一定意味着前庭功能完全丧失。通常,较低频率的前庭功能低下首先出现在较高频率受累(与耳蜗功能障碍相反)(Brey,McPherson,& Lynch,2008a)。鉴于此,冷热试验可能不足以提供前庭反应所需的足够刺激。⑧旋转试验可以确定前庭损伤或前庭康复后中枢代偿的进展(Paige,1989;Shepard & Telian,1996)。这通常通过 VOR 响应的灵敏度(增益)恢复到正常水平来确定。然而,即使在有效的代偿之后,仍可经常存在轻微的异常,例如 VOR 的同步性(或相位)的永久性缺陷(Shepard & Telian,1996)。对此,第 6 章审视正弦加速度测试时将深入讨论。

(二)前庭旋转试验的局限性

旋转试验的主要限制很少;局限性主要体现在三个方面。①重要的也是最相关的是前庭病变定侧不能总是通过旋转试验来确定(Baloh,Sills & Honrubia,1979)。由于两侧前庭迷路在头部内同时旋转,兴奋和抑制反应同时产生(Brey et al,2008a;Shepard & Telian,1996;Shepard et al,2016)。因此,对确定单侧迷路(h-SCC)的独立反应是有挑战的。简言之,VOR敏感度降低可能继发于后耳抑制减少或前耳兴奋减少。虽然这一局限性可以通过高速阶跃试验来解决(第 7 章),但对外周前庭病变定侧的不足仍须注意,可能是旋转测试最大的弱点,也往往是临床医生最重要的批评。但随着转椅头脉冲测试(CrHIT)等新测试的进展,这一局限性可能是暂时的。②旋转设备极其昂贵和庞大,这使得购买设备对大多数临床医生或机构来说并不是非常可行。转椅的主要成本源于高度专业化的扭矩马达。购买时还可以添加其他功能(例如,偏离垂直轴电机、更高帧速率目镜、专门的分析研究软件等)。虽然无隔间转椅和虚拟 LED 目镜有助于减轻一些成本和空间的考虑,但设备总体上昂贵。综合性前庭实验室通常与资金充足的研究型大学、资金充足的临床机构或政府机构联系在一起。此外,综合性前庭实验室通常只在更多的城市或大都市地区。由于这些问题,考虑到综合门诊人均比例,这样设备齐全的综合前庭实验室很少。遗憾的是,转椅是实验室中价格更高的前庭设备之一,因此,考虑到目前可用的所有前庭测试设备,转椅往往是预算中首先剔除前庭测试设备。③标准的旋转试验仅仅直接刺激外周前庭系统的一部分,特别是水平半规管和前庭神经上支。因此,观察到的 VOR 反应不能反映,也不能直接评估垂直半规管和囊斑的功能。

旋转试验可以用来评估水平半规管以外的感觉器官的功能吗? 值得注意的是,可以使用旋转试验来评估除水平半规管之外的前庭感觉器官。尽管旋转试验在评估垂直管的 VOR反应方面的应用仍然非常有限,但利用旋转试验来评估每个椭圆囊的反向眼扭转 VOR 反应及来自单侧两个囊斑的总合反应是可能的。虽然不是标准或常规旋转试验组合的一部分,但这种可采用单向离心试验研究单个椭圆囊功能,以及偏离垂直轴旋转试验研究球囊和椭圆囊共同功能。然而,由于这些测试的高度专业化特点,很少作为常规临床评估。第 8 章继续深入讨论这些测试。

旋转试验的 VOR 反应对解剖学的贡献是有限的,使用输出充分反映前庭系统其余的外周感觉终末器官(即垂直半规管和囊斑)的生理会产生挑战。这与基于冷热试验来设整个前庭外周(所有五个感觉终末器官)的生理反应类似。虽然旋转试验确实为神经整合器和速度存储的中枢功能提供了有价值和独特的解释,但试验结果也仅能代表部分外周前庭系统功能。

最后,旋转试验的另一局限是,分析解读反应很复杂,通常需要大量的经验和培训才能正确解释所有测试的结果。鉴于旋转设备使用较少,学生和临床医生可能缺乏学习或培训的机会。此外,由于标准化前庭诊所转椅使用少,研究和临床结果也相应稀缺,也间接地导致临床对其需求的下降。此外,还有一个相对次要的障碍,即设备的成本效益比与投资之比。如果认识不到,与设备成本相比,旋转试验的保险报销较低,可能导致大多数诊所或医疗保健中心的旋转试验设备缺乏,这些诊所或医疗保健中心仅进行常规前庭测试(即 VNG),这是一个严重的疏漏。

七、影响旋转数据的因素

许多因素可对旋转试验 VOR 反应的记录产生有害的影响。反应信噪比的恶化最常见的原因是信号中引入了过多的生理伪影（例如眼部噪声）。请记住任何生理伪影的引入都不是希望得到的，这一干扰噪声对低频旋转产生的生理信号的影响尤为明显，因为对低频刺激的生理反应的能力本身就很低。所以，低频旋转的固有的微弱反应（VOR）可能更容易被引入的信号中的极少量的噪声或无意的抑制所破坏或掩盖。这通常是一个问题，完成低频旋转所需的测试时间很长，随后更可能减少思维任务。第 6 章讨论 SHA 的低频刺激时将再次强调这一点。

多种引起生理伪影的因素包括：眼部噪声、眼部位置、头部位置、思维任务和药物等。接下逐一简要回顾。

（一）眼部噪声与眼位

眼部噪声和眼部位置是对 VOR 反应的信噪比产生负面影响的最常见因素之一（即便不是最常见的）。具体地说，过度眨眼、眼球抖动和过度的快速扫视，甚至眼球在眶内的位置都会降低信噪比并产生重大影响（Leigh & Zee，2006）。关于眼球在眶内的位置，Fetter 和他的同事（1986）报道说，在 yaw 平面旋转期间，VOR 的增益被视轴和头部旋转平面之间的夹角的余弦衰减。换言之，当头和眼睛都位于水平面（等于 yaw 平面旋转方向）时，或者当眼睛向相反方向偏离时，VOR 反应最大；头在矢状面（pitch 面）向上和向下的影响相同。上述的两种眼-头空间方位，VOR 都是最大的，因为视线都在 yaw 旋转平面内。Minor 和 Goldberg（1990）还报道，当松鼠猴头部置于与外直肌和内直肌的肌肉平均平面等同的平面时，VOR 反应最大。最后，Goebel，Stroud，Levine 和 Muntz（1983）报道了一种显著抑制诱发前庭眼震的方法，即眼在眼眶内向上偏离，这称为贝尔现象。

（二）头部位置

此外，业已证明头位对 VOR 反应的影响很小（如果不是微不足道的话）。Coates 和 Smith（1967）最先证明，冷热试验从传统的 30°上仰改变头位，对 VOR 整体反应的影响很小。关于角度刺激，Fetter et al,1986）报道说，在 yaw 平面旋转时，当头部相对于水平 0°、+30°、−30°时，VOR 反应强度无显著变化。虽然 Van der Stappen，Wuyts 和 Van de Heyning（1999）确实报道了头部垂直位（指向 yaw 平面）和头部向下 30°之间的 VOR 增益有显著差异，但均差非常小（分别为 0.578±0.029,SD 0.15；0.547±0.025,SD 0.15），并且可能对改变正常和异常增益的分类影响甚微。综合上述研究结果，头位可能是 VOR 反应的一个潜在的变量，特别是头位可能影响眼位。因而，应将头部相对于角旋转的位置视为变异的可能来源，在试验过程中应监测头位。

最后，关于头位，测试过程中改变头位（例如，在"是/否"点头平面中引入突然的俯-仰方向的头部变化）可能会引入显著的伪影和虚假的眼部反应，而数据可能不仅来自水平管（科里奥利效应）。在旋转过程中产生俯仰方向的头部变化时，来自垂直半规管的额外数据可能会在输出响应中包含垂直半规管的 VOR 数据，从而严重混淆测试结果。应尽力防止在旋转过程中发生这种头部变化,以确保数据高质量(更不用这一变化对垂直半规管内的这种急性刺激可使患者突然出现明显的眩晕)。

(三)思维任务

旋转试验时的精神状态也至关重要。具体地说,糟糕的思维任务可使灵敏度(VOR 增益)数据失准。据报道,思维任务不会显著降低 VOR 增益(Formby et al,1992)。这通常是由于疏忽没有进行思维任务,甚至思维任务不当造成的。业已证明,过于简单的任务程序,可因注意力无法集中使 VOR 增益下降(Formby et al,1992)。反之,思维任务太难也会降低 VOR 增益,因为眼肌紧张或焦虑水平提高(Leigh & Zee,2006)。

在确保思维敏捷性任务有效地最大化 VOR 反应时,需要考虑下述 6 个因素(Formby et al,1992)。这些因素总结在表 5-5。①任务必须适合个人的水平。不言而喻,评估不同年龄段的患者,特别是年龄较小的儿童时,这一水平肯定会有所不同。②思维任务应该保持一致的注意力水平,可防止出现短暂的抑制事件对 VOR 增益的记录周期的影响也会。这在数据采集的关键时期越加重要,常在突然的角加速度期间,或在更高频率旋转时非常短的眼震产生周期内(例如,高速阶跃测试或高频 SHA 测试)。③任务不需患者进行任何练习。即任务难度不高,患者不会感觉无法完成且需要时间来提升其表现。此时,患者可能会在完成任务时不十分投入,或者从测试开始到完成,思维任务的程度(任务的一致性)可能差别很大。④任务与临床医生互动的内容应尽可能少。不一致的对话和中断思考的时间往往会阻止受试者达到一致的思维刺激水平。临床医生与患者交谈的时间越长,患者 VOR 反应受到抑制的机会就越大。依次只会增加 VOR 增益降低的概率,如果这些时段发生在高度关键的刺激期(例如,紧接着速度阶跃刺激后),可能会对 VOR 增益造成巨大的影响。⑤患者的角色应该尽可能地积极。避免让病人扮演被动角色的任务,比如回忆故事。涉及复述个人故事的询问往往会将患者置于被动的角色中,几乎不需要主动思考。⑥最后,需要思维任务选择对患者有激励作用的程序。尤为最重要的是,最佳的思维任务程序要求适合患者能力和兴趣并能激励患者在一致的水平上执行思维任务,以保证在整个测试过程中 VOR 反应保持恒定。

表 5-5 影响充足思维任务的因素

1. 任务对患者来说应该在适当的水平
2. 任务应保持恒定和一致的思维任务水平
3. 任务应该需要最少的练习
4. 任务应该尽量减少与临床医生的互动
5. 病人的角色需要主动思考
6. 任务类型可能在单次测试中发生变化

资料来源:改编自 Formby et al,1992。

当考虑到各种类型的思维任务时,Formby 等(1992)报道说,最好的思维任务是那些要求患者说出或列出与某些类别(城市、姓名、身体部位、颜色等)有关的项目。最低级的思维任务处理程序是与倒计数练习和本能测验相关的程序。他们认为,理想的敏捷任务应该是简单的练习,其特点是不确定性低(即,分类命名)。本能测验任务(如说出兄弟姐妹的名字、家庭住址等），通常只需要对简单、已知的答案进行最少的思考。这样的任务往往不能产生"积极"的思维。最后，Formby 等（1992）强调，在整个测试过程中，选择适当的思维任务可能变化很快，因为临床医生和患者都会在其思维过程中找到最适合每个患者的动机和兴趣的任务或主题类别。

（四）药物治疗

最后，禁忌药物使用，如中枢抑制药和（或）兴奋类药，可能对 VOR 的输出产生不利影响。老年人尤其如此，其药效学和药代动力学可以显著改变药物从体内器官或细胞中的敏感性、吸收率或消除率（Shoair，Nyandege & Slattom，2011）。此类药物应在旋转试验前尽可能暂时停用（与患者的医生一起决定），这与 VNG 测试使用的药物类似。

八、前庭旋转测试的重测信度

足够的重测信度对于任何临床测量都是必不可少的。如果比较 2 项试验，确保测试方法的可靠性至关重要，更为关键的是确定受试者间的差异是否超过被受试者内的差异（Jenkins & Goldberg，1988）。Maes 和他的同事（2008）调查了旋转试验的重测信度。在其报告中提出，对于 SHA 和速度阶跃测试，旋转试验的各种参数（VOR 增益、相位和对称性）高度可靠。在三个反应参数中，VOR 相位最稳定，VOR 增益变异最大。然而，尽管有这种差异，Maes 等（2008）谨慎地提出，所有频率的这两个参数都在统计的公差范围内。作者强调了这一结果的重要性，因为 VOR 增益参数可能会受到许多受试者变量的干扰，这些变量会对 VOR 相位和对称性的测量产生负面影响。虽然第 6 章已介绍这一概念，但重要的是要认识到，VOR 反应的某些参数（相位和对称性）高度依赖于 VOR 的增益（灵敏度），因为这两个参数都是从 VOR 增益反应推算出来的。如果 VOR 反应的灵敏度较差，则相位和对称性的准确性也会受到质疑。

重测信度至关重要，因为从一个设备到另一个设备的结果也必须是可靠的。福尔曼和他的同事（1994，2000）利用同一患者的原始数据，使用数据分析程序研究了来自不同机构的转椅分析的变异性。令人惊讶的是，当不同的软件程序分析原始数据文件时，他们显示出不同实验室之间 VOR 增益和相位参数的显著差异。然而，当临床医生在分析过程中允许干预和判断时，变异性显著降低。作者从中得出了三点结论：①实验室间的变异性对前庭功能监测的价值产生负面影响，特别是在不同地点进行的测试。②如果个别分析算法不够强大，旋转试验的诊断能力可能会降低，并可能得出错误的诊断。③作者得出结论，这种变异性将损害与已公布数据的比较，包括已公布的标准数据和随后的患者结果。Furmen 等质疑使用"实际的"原始数据和"真实的"患者伪影的不确定效果。他们推测，这种显著的变异性是否是不同的分析方法过滤掉患者伪影的结果。鉴于此，Furman 等（2000）进行了重复试验，但使用模拟数据控制人工引入的"生理性"伪影的数量和类型。在数据分析过程中，他们发现信噪比受到显著的影响。具体地说，他们表明，更高的信噪比（更低的"生理"伪影）会显著提高数据分析质量，并降低设备之间的变异度。相反，他们认为较高伪影的数据可能不适合分析和随后的跨设备比较，应谨慎解读已发布的报告。最后，Furman 和他的同事（2000）重复了他们早期的结果，当允许操作员干预时，可以提高准确度并因而减少实验室间变异性。

根据上述两项研究可以得出的最相关的结论是:在数据的临床分析中,专家的临床干预在减少不同临床地点、不同数据分析的差异和统计学意义方面具有重要意义。简言之,临床经验很重要。临床医生分析和算法分析之间存在着显著的差异。作为经验丰富的临床医生,我们被训练在信噪比较差的情况下仔细检查、适当过滤和分析数据。也许贯穿全文的最相关和最重要的概念是:前庭临床医生提供的临床经验和知识是前庭评估中最有用和最有影响力的。毫无疑问,临床医生的知识和经验对于提供高质量的前庭评估和准确的前庭诊断至关重要。

九、旋转试验的两个基本概念

在进行的具体的旋转评估测试之前,重要的是要了解一些基本概念,这些概念对于管理和理解旋转刺激和反应是不可或缺的。这些概念指旋转试验过程中产生的输入刺激和输出反应。具体地说,对于输入刺激,重要的是要了解加速度和速度之间的差异。此外,关于输出,重要的是要理解任何旋转试验的基本结果测量本质上是眼反应。在每一项具体的测试前,首先简要讨论与旋转评估相关的输入和输出参数相关的各个元素。

(一)加速度与速度的区别

在讨论旋转试验的各种测试和方案之前,最好先熟悉速度和加速度的区别,因在旋转试验中经常会用这两个术语。速度指的是物体在空间中位置改变的速率,而加速度定义为物体速度改变的速率。简言之,速度是物体移动的速度和方向(如果不指明方向,就无法获得速度),而加速度是物体达到目标速度的速度。一个物体在快速移动并不意味着已经或正在加速。反之,速度持续变化的物体一定在经历某种形式的加速(或减速)。

区别加速度和速度很重要,因为迷路中的每个前庭感受器(即壶腹嵴和囊斑)都对加速度做出反应,而非速度。在文献中,可能会发现前庭系统如何表现为"速度匹配"或"加速度匹配"系统的说法似乎相互矛盾。然而,这样的陈述描述的是前庭系统的行为或输出(眼球运动),而不是输入。事实上,对于中频刺激(0.25~25Hz),包括发生自然头动的频率范围(1~5Hz),事实上,输出量(以眼动速度衡量)确实与头部速度更接近。因此,前庭系统中频反应常称为角速度传感器。相反,当检查极低频角刺激(在≤0.25Hz)的眼动(速度)数据时,眼球速度数据不太类似于头部速度,而更接近头部加速度。因此,前庭系统的低频反应通常称为角加速度传感器。

进一步探讨这个概念。低至中频响应特性之间的差异的基本解释是,这些陈述旨在描述输出或与输入(加速度)有关的前庭反应(眼动)的行为。也就是说,这些陈述描述了前庭系统整合和传递不同速率的加速度刺激的方式。图5-1可以说明,其中眼速对中频刺激的响应更接近于头部速度,增益为1.0,相位为0°。也就是说,人眼测量的速度精确地平行于头部速度(增益为1.0),只是在相反的方向上,没有任何时间滑动或相移(0°相位)。相反,低频刺激产生的眼动速度反应与头部加速度更接近。简言之,前庭系统行为的输出,或其反应特性,在很大程度上取决于加速度。在讨论旋转评估获得的各种反应参数时,这一概念将继续浮出水面。不管眼速的输出类似于头部加速度还是头部速度,重要的是要记住,每侧迷路的感觉器官都对加速度做出反应,而且只对加速度做出反应。本文接下部分继续回顾和引证加速度和速度之间的独特关系。然而,为了更好地讨论这个话题,强烈鼓励读者回顾 Goldberg,Wilson 等

(2012)关于前庭生理学的讨论。

(二)旋转试验的 VOR 响应

如果前庭系统功能正常,VOR 将产生与转椅旋转的加速度和方向相关的、相等的和方向相反的眼动。现代旋转测试,以其最基本的方式,通过红外摄像机采集全身旋转时 VOR 的视频记录,并绘制与转椅摆动或旋转相关的眼球反应(VOR)。计算机算法分析得到的 VOR 反应,具体地说,量化眼震的前庭部分(即慢相)。可以有把握地认为,正常、健康的前庭系统,VOR 总是处于相反的方向。然而,正如已经发现的,前庭反应的强度(即慢相眼震成分)将随转椅旋转的频率(即加速度)而变化,对于较低频率的刺激,前庭的敏感度(增益)要低得多。鉴于此,现已知达到真正相等头部速度的能力取决于加速度。第 6 章和第 7 章详细讨论其成因。

总而言之,正常的 VOR 反应总是与转椅加速相反,但反应强度并不总是相同,因为对于低频旋转(角度)刺激,前庭系统的生理效率要差得多。总体上,旋转试验本质上衡量的是 VOR 对各种旋转频率(角加速度)的响应效率。现在让我们思考不同类型的旋转试验,即正弦加速度和速度阶跃刺激所产生的各种前庭反应。

译者:吴子明　邹小冬

第6章

正弦谐波加速度测试

一、前　言

前庭测试中最基础且简单的刺激方法是让受试者坐位保持头部直立，围绕一个与地面垂直的轴线旋转，如图 6-1 所示。此类旋转可引发水平方向的前庭眼反射（vestibular ocular reflex，VOR），使眼动速度峰值接近于设定的转椅的速度峰值（参见 Brey、McPherson 与 Lynch，2008a；

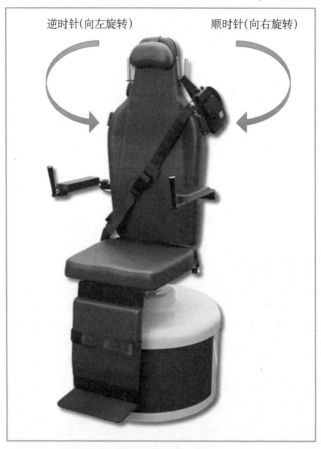

图 6-1　为转椅顺时针（向右旋转）和逆时针（向左旋转）方向的图像。图像由
Micromedical 公司提供

Goulson、McPherson 与 Shepard,2016)。通常情况下,当旋转速度增加时,VOR 驱使眼速也增加。通过在不同刺激频率下,比较 VOR 引起的眼速峰值与椅速峰值之间的关系,可以评估前庭系统对于一系列频率的反应性。这种反应性检测可以全面评价前庭功能的完整性,尤其是在双温试验均无反应的情况下。像听力测试能够评估正常或接近正常的低频听力损失和严重的高频听力损失一样,前庭系统的损伤也显示出频率依赖性。仅仅依据前庭双温测试的无反应性来判断前庭功能异常,就如同基于单一的 8000Hz 听阈损失去断定完全失聪一样,是不全面的。

在进行前庭测试时,人保持直立位沿水平面(yaw)进行来回旋转或振荡,这可以在一定频率范围内测定前庭系统对刺激的反应能力。其中,最常见的旋转刺激模式为正弦波,通过让转椅围绕中心轴摆动实现刺激,称为正弦加速度测试。在此测试中,转椅首先向一个方向加速,直到达到预设的峰速(一般为 50°/s 或更常见的 60°/s),然后减速至零,接着再向相反方向加速至相同的峰速。如果所有旋转频率互为谐波,则此测试称为正弦谐波加速度(sinusoidal harmonic acceleration,SHA)测试,简称 SHA 测试(参考 Stockwell & Bojrab,1997a)。对于有兴趣了解各种 SHA 旋转频率(谐波频率)的读者,可访问相关网站以获取更多信息和示例。

尽管旋转测试涵盖了多个频率,但进行 SHA 测试时,并非必须严格遵循倍频或谐波间隔的原则。在某些情况下,为了缩短测试时间,临床操作中可以选择忽略某些频率,或者为了获取特定的振荡频率,可以将 SHA 测试与其他测试模式结合使用。这种结合使用的方式称为正弦加和测试,虽然它在前庭功能的临床评估中存在,但实际应用较少。正弦加和旋转模式之所以较少使用,主要是因为多频率同时作用时,VOR 的反应分散,导致能量损耗显著,即生理反应受到显著影响(Wall,1990)。虽然进行单一频率振荡的 SHA 测试在时间上可能比正弦加和测试更耗时,但它能将所有响应能量集中于单一的旋转频率,在分析响应参数时带来的不确定性较少。这一点在低频刺激或在病理状态下(弱生理反应)的参数分析中尤为重要(Wall,1990)。

二、正弦谐波加速度(SHA)刺激

转椅测试在摇摆平面或水平面上旋转或振荡,分别选择顺时针和逆时针方向。这一旋转过程是通过旋转频率来定义的,旋转频率为转椅在一定时间内(通常是 1s)的摆动次数,以赫兹(Hz)为单位表示。常用的旋转频率范围从 0.01～0.64Hz,这些频率按谐波或倍频划分,即 0.01、0.02、0.04、0.08、0.16、0.32、0.64Hz。频率还可以提高至 1.28Hz 甚至更高的 2Hz,但当频率超过 1Hz 时,会受多种因素限制,出现不同的问题。其中最显著的问题是,随着频率的增加,VOR 引起的眼动数据难以被准确捕捉。这部分是因为大部分标准的头部固定装置受颅骨和皮肤滑动的影响,座椅的精确加速度无法完全准确地传递到头部。皮肤的轻微滑动导致头部加速度略滞后于转椅加速度,在 VOR 的代偿性启动过程中产生无意的延迟,引发人为的和非生理性的 VOR 延迟。这种延迟常导致测试结果异常,不能反映前庭系统真实的生理状态。关于 VOR 响应(即相位)与特定旋转频率之间时间关系的内容将在后续部分再次讨论。在超过 1Hz 的高频旋转测试(通常只在科学研究或动物实验中应用),常采用咬合器、面部约束装置或通过手术植入的头柱来尽可能减少不必要的皮肤滑动。

1. 顺时针和逆时针旋转之间差异的确定 对于初次接触旋转方向可视化的读者,最理想的观察位置是从旋转椅的正上方,如图 6-2 所示。

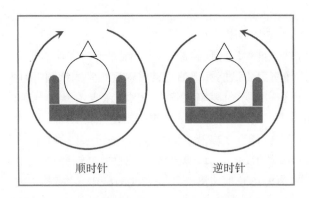

图 6-2　转椅旋转方向,其中顺时针(向右旋转)和逆时针(向左旋转)旋转。图示转椅上方观

在 SHA 测试过程中需要密切关注旋转刺激,特别是加速度的持续变化。具体而言,旋转椅将在恒定加速度的作用下加速至设定的目标速度(通常是 60°/s),达到后即刻开始减速,直到完全停止(减速至 0°/s)。在其速度降至零的时刻,转椅的旋转方向发生逆转,并重新以恒定加速度加速至目标速度,然后再次减速直至停止。这一系列加速与减速的过程,会在顺时针(向右)和逆时针(向左)两个方向上反复进行,根据预设的参数完成一系列往复振荡。这种方式的测试,即所谓的正弦谐波加速度测试,涉及转椅按照正弦曲线的模式进行往复运动(或振荡)。

2. 旋转测试中的持续旋转——使用速度阶跃加速度　在旋转测试中,除了特有的 SHA 测试及其独特的振荡刺激,还可以通过在顺时针和逆时针方向上进行持续旋转来记录眼动反应(VOR)。这种前庭刺激称为速度阶跃测试(VST),将在第 7 章中深入探讨。SHA 和 VST 对于旋转眼动测试(RVT)至关重要,构成了其核心部分。SHA 和 VST 中 VOR 反应的测量与分析是进行 RVT 评估最关键的环节。

在 SHA 测试中,加速和减速的持续变化为前庭系统提供了极其有效的主要刺激。由于前庭系统[更准确地说是壶腹嵴(cupulae)]的机制完全依赖于加速度而非速度,加速度的变化会导致嵴帽的偏移并触发神经反应的改变。简而言之,嵴帽充当了一个检测运动变化的加速度计,其偏移完全由运动的加速度变化决定,而非运动本身。

因此,由于壶腹嵴的这一特性,SHA 测试中的旋转刺激导致了相应的 VOR 反应。加速度越大(或峰值速度越高),壶腹嵴的偏转角度越大,相应的 VOR 反应也越强。换句话说,输入的刺激越强,输出的反应越显著。然而,情况并非总是这样直接。壶腹嵴作为一个加速度计,当刺激输入较弱时,前庭系统产生响应的效率较低。经过前述讨论可知,在 0.1 Hz 以下的频率时,前庭系统的响应效率显著下降。在 SHA 测试中,当输入的加速度较弱时,前庭系统的输出响应效率也较低。

3. 速度和加速度:区别究竟是什么?　速度与加速度是两个完全不同的概念。为了更清晰地理解二者之间的差异,可以通过一个简单的实验来理解:假设你闭着眼睛坐在一辆行驶的汽车中。当汽车开始加速或减速时,会感觉到一种明显的移动感,这是因为前庭系统中的壶腹嵴(一种精致的感觉结构)能够感知到加速度的变化。然而,如果汽车以恒定速度(比如每小时 60 英里)直线行驶,且过程中没有任何加速或减速的变化,那么壶腹嵴就无法感知到这种恒速行驶的状态。虽然在这种情况下,车内的其他感觉(如路面的颠簸、风声和道路噪声等)可能会向大脑传递移动的信号,但如果没有加速度的变化,前庭系统本身并不会察觉到移动。这正说明了壶腹嵴作为加速度计(而非速度计)的功能原理。在第 7 章中讨论的速度阶跃测试中,我们将进一步探讨这一概念。即使测试中的转椅以匀速旋转,但由于缺乏加速度变化,壶腹嵴的响应实际上会减弱至几乎为零。这再次强调了加速度而非速度是前庭系统感知运动变化的关键。

三、SHA 刺激性质

在 SHA 测试中,振荡刺激具有多种关键参数,包括频率、周期(即每个循环的持续时间)、角加速度、角位移,以及振荡(或旋转)次数等。表 6-1 详细列出了针对 SHA 测试中每个旋转频率的特定旋转特性,以及在视频眼震图(VNG)测试中常用的温度试验的相关参数。

表 6-1　旋转频率计算的相对旋转性质

刺激(Hz)	周期持续时间(s)	速度(ω)	加速度(α)	角位移(1/2 cycle)	振荡周期(♯ of rotations)
0.004	250		约 $1.2°/s^2$		
0.01	100	60	$2.4°/s^2$	1500°	4⅓
0.02	50	60	$4.8°/s^2$	750°	2⅙
0.04	25	60	$9.6°/s^2$	375°	1¹⁄₁₂
0.08	12.5	60	$19.2°/s^2$	187.5°	约 1/2
0.16	6.25	60	$38.4°/s^2$	93.75°	约 1/4
0.32	3.125	60	$76.8°/s^2$	46.875°	约 1/8
0.64	1.5625	60	$153.6°/s^2$	23.4375°	约 1/16
1.28	0.78125	60	$307.2°/s^2$	11.71875°	约 1/32
2.0	0.5	60	$480°/s^2$	7.5°	1/48

(一)刺激频率

如前所述,转椅的旋转频率是指每秒钟完成的摆动(或循环)次数。这可以通过以下方程来表示:

$$Hz = \frac{旋转圈数}{秒}$$

$$1Hz = 每秒完成 1 个周期旋转$$

频率等于完成一个完整旋转周期所需时间的倒数,数学表达式为:频率 = 1/周期时间(T),简化表示为频率与周期时间成倒数关系:

$$\frac{1}{T} = 频率(Hz);或$$

$$\frac{1}{100s} = 0.01Hz;和$$

$$\frac{1}{50s} = 0.02Hz 等$$

在 SHA 测试中,通常选择 0.01~0.64Hz(有时更高)之间的 8 个倍频频率。最常见的 8 个频率参见表 6-1。

(二)刺激周期

虽然在临床文献中不经常提到"周期"这一概念,但在分析 SHA 测试数据时,理解周期的概念对于确定其他相关参数至关重要。旋转周期是完成一整个旋转循环所需的时间(T),包括转椅向一方向旋转并经历一次加速和减速过程,以及随后向相反方向旋转并再次经历加速和减速的过程,正如图 6-3 所示。需要注意的是,旋转周期与加速度和频率息息相关,随着旋转频率的提高,加速度也会增加,从而影响完成旋转周期所需的时间(T)。举例来说,在 SHA 测试中,如果采用常见的最低旋转频率 0.01Hz,转椅将在 100s 内完成一个完整的旋转周期,如图 6-4 所示。因此,旋转周期(T)可通过简单计算转椅旋转频率的倒数得到,该过程可以用一个数学方程来表示:

$$Hz = \frac{1}{T(\text{秒})}$$

$$\text{解 } T; T = \frac{1}{Hz}$$

$$\text{因此,} T = \frac{1 \text{圈}}{0.01Hz}$$

$$T = 100s$$

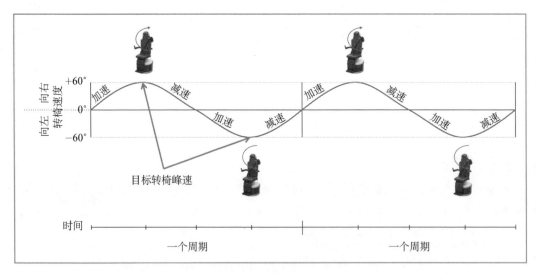

图 6-3 旋转过程,包括两个旋转周期和转椅在每半个循环中旋转的相应方向

与此相比,当 SHA 测试设定更高的旋转频率 0.32Hz 时,转椅完成一个完整的旋转周期所需的时间仅为 3.125s。如图 6-5 所示,由下列公式确定:

$$T = \frac{1 \text{圈}}{0.32Hz}$$

$$T = 3.125s$$

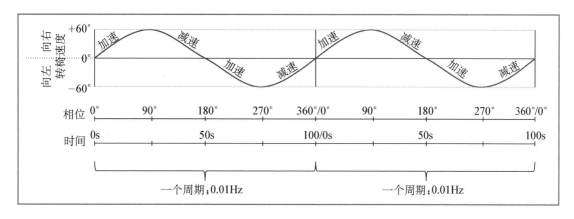

图 6-4　两个频率为 0.01Hz 的旋转周期的旋转过程,为每个旋转周期内转椅旋转的时间和度数

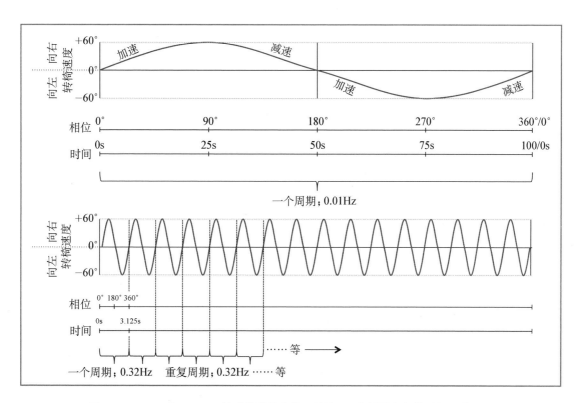

图 6-5　0.01Hz 和 0.32Hz 转动特性的比较。注意:两个例子之间的时间尺度不同

在 SHA 测试中,每个频率的刺激周期可以在表 6-1 中找到。

(三)角加速度

如前所述,加速度与频率紧密相关,随着频率的提升,加速度亦会相应增加。在讨论旋转刺激时,我们专指这种加速度为角加速度(α),它描述了转椅在单位时间内旋转的角度变化速度(图 6-6)。数学上,角加速度被定义为角速度变化量(ω)与时间变化量(t)之间的比率,即角加速度的计算公式为:角加速度(α)＝角速度的变化量(ω)/时间的变化量(t):

$$\alpha = \frac{\Delta \omega}{\Delta t}$$

其中,α 表示角加速度,Δω 表示角速度变化量。

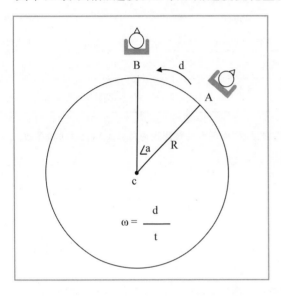

图 6-6　为转椅的旋转角速度;(d)在一段已知的时间内(通常为 1s)所经过的距离(A→B);ω＝角速度;当 R＝1 时,D＝∠a。注意:转椅绕"c"点旋转。为了说明目的,把转椅画在偏离轴心的位置

在此方程式中,角速度的变化量指的是 SHA 测试中转椅达到的目标旋转速度,这个速度通常设定为 50°/s 或 60°/s。而时间的变化量则是指完成一个完整旋转周期 1/4 所需的时间,这对应于转椅从静止加速到目标速度,然后再减速回到每秒 0 度所需要的时间段,如图 6-5 所示。举一个具体的例子,当旋转频率设定为 0.01Hz 时,可以按照这个方法计算出转椅的角加速度:

$$\alpha = \frac{\Delta \omega}{\Delta t}$$

$$\alpha = \frac{60°/s}{25s}$$

$$\alpha = \frac{2.4°}{s^2}$$

SHA 测试中每个刺激频率的角加速度如表 6-1 所示。

(四)所需振荡周期数

在 SHA 测试中,旋转频率的周期数对测试所需的总时长有显著影响,并间接影响到覆盖所有频率范围所需的总时间。周期数的增加能够为测试过程提供更多 VOR 的补充性数据,提高数据的可靠性、有效性和重复性,但同时也要考虑到实际操作的可行性。例如,若在 0.32Hz 的频率下进行 10 个周期的测试,总时长将为 31.25s(每个周期 3.125s),这在临床环境中是可行的。然而,对于 0.01Hz 的频率,完成 10 个周期需要 1000s,即约 16min40s,这对于临床应用来说显然不现实。

面临的一个挑战是如何确定 SHA 测试的最佳周期数。过去在采集 VOR 响应时,一个显著的问题是对于部分质量较差的周期处理不当,通常可致有缺陷的数据周期被整体删除,即便仅部分数据质量不佳。这往往由分析算法的局限性造成。这一限制长期困扰着转椅测试,特别是在仅采集到两个周期数据的情况下,删除包含质量问题的整个周期可能对数据分析和临床解释造成严重影响。更糟的是,如果两个周期都存在部分质量问题,则可能不得不删除这两个周期,或者不得不分析质量较差的数据。

幸运的是,随着数据分析技术的进步,特别是在处理随机周期中的离散数据点或区域的能力的显著进展,这个问题正得到解决。现在,即便周期中只有小部分数据质量较差,也不再需要强制删除整个周期的数据,这大大提高了数据利用率和分析的准确性。

其次,在确定前庭系统的稳态响应时,选择足够的振荡次数可能最关键,这意味着测试时间必须足够长(Wall,1990)。对于频率较低的旋转(0.01~0.02Hz),通常需要经过45s的缓慢振荡刺激后,才能观察到前庭系统的反应(Wall,1990)。一般而言,对于低于 0.04Hz 的频率,至少需要两个完整周期的数据以保证可靠性;对于高于 0.02Hz 的频率,则需要更多周期的数据。对于最低的两个频率,即 0.01Hz 和 0.02Hz,它们的测试时间分别为 200s 和 100s。如果考虑到稳态响应前所需的额外 45s 启动时间,0.01Hz 的总测试时间将是 245s(大约4min5s),而 0.02Hz 的总测试时间是 145s(约 2min25s)。

尽管这些低频率的旋转测试需要收集更多的数据,但必须认识到,随着测试时间的增加,患者的精神状态可能会受警觉性降低的影响,导致数据质量下降。因此,在收集有限但可靠的数据与尽可能多收集但数据不可靠之间找到平衡点非常重要。不同患者在执行认知任务时的熟练程度和相应的疲劳度也有所不同。大部分 SHA 测试协议通常包括在 0.01Hz 和 0.02Hz 频率下进行 2~3 个周期的测试,而在 0.04~0.64Hz 的频率范围内,可能进行最多 10 个周期的测试。为了获得稳定的响应数据,需要一个适应期。因此,当前多数分析模式通常排除掉开始和结束时的部分数据,或者删除测试初期的整个或部分数据。

(五)转椅旋转周期与转椅旋转一周的区别

理解旋转周期与旋转循环之间的区别非常重要。当刺激频率超过 0.04Hz 时,转椅不再执行完整的 360°旋转,这一过程可以通过相关视频资料了解。以 60°/s 的目标速度为例,当转椅加速至此速度时(在 1/4 个周期内实现),会立即开始减速至 0°/s,并在半周期时完全停止,随后改变方向并完成第二个半周期的动作(图 6-7)。因此,当 SHA 测试的频率超过 0.04Hz 时,由于转椅加速至目标速度的时间较短,会在达到完整的 360°旋转之前就减速停止。例如,在 0.08Hz 的旋转频率下,完成半周期所需的时间约等于 180°旋转时间,即半圈。

当转椅以 0.01Hz 的频率旋转时,其加速度较慢($2.4°/s^2$),因此需要约 25s 的时间加速到 60°/s 的目标速度,再用同样的时间减速至 0°/s,并在半周期时完全停止,然后转向反方向旋转。在这 50s 的旋转过程中,转椅实际上完成了 1500°(或 $4\frac{1}{3}$ 圈)的旋转,之后才完全停止并开始反向旋转。接下来的 50s 里,转椅向反方向加速和减速,再次旋转了约 $4\frac{1}{3}$ 圈。相对而言,当旋转频率为 0.16Hz 时,由于较快的加速度($38.4°/s^2$),转椅仅需 3.125s 即可加速到 60°/s 的目标速度,并在接下来的 3.125s 内减速至 0°/s 并完全停止,然后转向反方向。在这 6.25s 的旋转中,转椅实际上只完成了 93.75°的旋转,大约是 1/4 圈,然后完全停止并开始反向旋转。表 6-1 展示了不同频率下的角位移和旋转圈数。

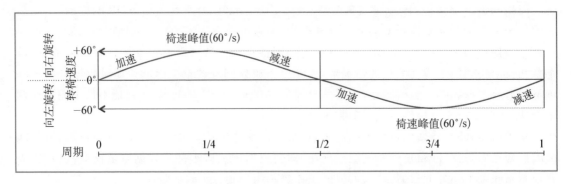

图 6-7　向右和向左旋转一个周期的目标椅速峰值。椅速峰值均达到预定的目标速度（如 60°/s）

四、SHA 测试期间的正常生理反应

在转椅测试中,尤其是在转椅加速和减速的过程中,正常功能的前庭系统会产生慢性的补偿性眼动,这种眼动称为前庭眼反射(VOR),其方向与转椅旋转的方向相反。这是因为连续变化的壶腹嵴偏移引发周围感觉神经元产生兴奋和抑制反应,这些反应在大脑的中枢前庭核、小脑及脑干的各种结构中被整合。然后,中枢神经系统向眼球运动神经元发出信号,产生补偿性的慢相前庭眼震,其方向与转椅旋转的方向相反(图 6-8)。

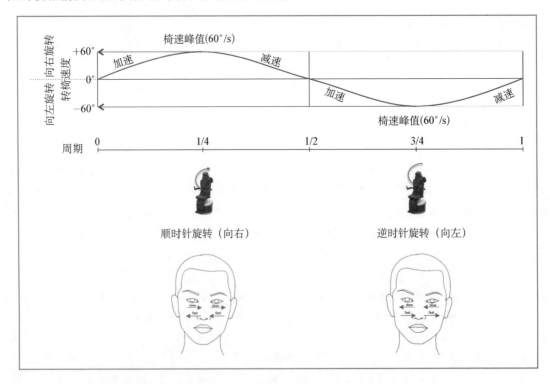

图 6-8　眼震慢相和快相方向与转椅旋转方向的关系。眼震快相方向始终与转椅旋转方向保持一致。前庭慢相总是朝向转椅旋转相反的方向

在眼球移动到眼眶内偏离中心位置之前,可以观察到这种前庭慢相反应,随后眼球会经由脑干发起的快速复位动作回到原始位置,这一快速复位称为快相。只要转椅继续单向加速或减速,这种模式就会持续出现。因此,产生的眼震(以快相命名)总是朝向转椅旋转的方向:例如,向右旋转产生右向眼震,向左旋转产生左向眼震。当转椅减速至完全停止(0°/s 时),会立即改变旋转方向,并开始朝相反方向加速和减速,眼震的方向也会随转椅旋转方向的改变而改变。这一过程会重复进行,直到完成每个频率的预定振荡次数。通过计算机软件,观察到的眼震可被实时捕获并被"追踪"或"绘制"。图 6-9 展示了一系列向右和向左的转椅振荡及其对应的右向和左向眼震。值得注意的是,当转椅旋转速度达到峰值时,眼震的频率增加;而当转椅减速至 0°/s 时,眼震开始减少。

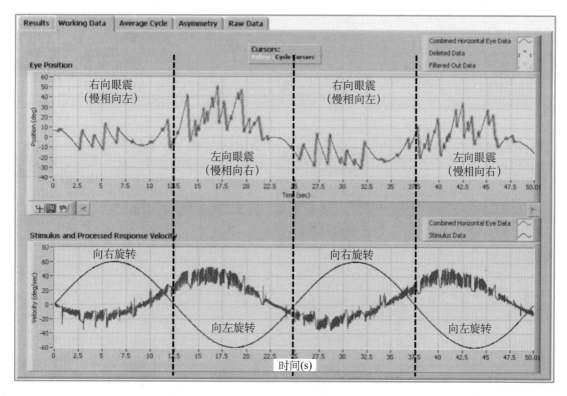

图 6-9　转椅旋转方向与眼震慢相和快相之间的关系。眼震的原始记录(如上图)为当转椅向右或向左旋转时,相应的向右和向左眼震

软件程序在处理生成的眼震数据时,会剔除 VOR 的快相部分,仅保留代表前庭反应的慢相部分(图 6-10,图 6-11)。这样做的原因虽简单,但值得进一步阐述。在进行旋转测试时,主要关注点在于前庭反应,因此慢相部分才是研究的焦点。在提取了慢相数据之后,程序会测量每个慢相的角度,并将其与转椅振荡之间的关系绘制成图表。由于前庭性眼震慢相的角速度与转椅旋转方向相反,并且眼震的幅度随着转椅的加速和减速而增大或减小,因此眼震速度与转椅速度之间总是呈现一种相反(或镜像)的正弦波形态;即它们之间存在 180° 的相位差(图 6-12)。通常,当转椅接近其旋转峰速时,前庭性眼震慢相的峰值速度会开始减小。一旦慢相

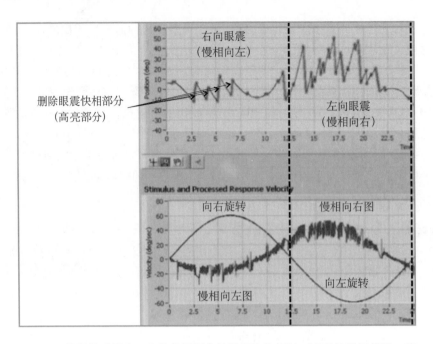

图 6-10 旋转性眼震在一个旋转周期内的慢相和快相(如上图)的详细描述。将快相从眼震中删除,仅保留分析眼震慢相部分

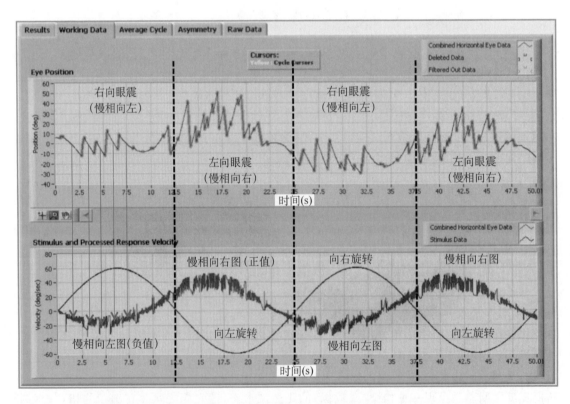

图 6-11 在前庭性眼震中删除了快相分量,并在眼速图(下方图中的箭头)上标出了前庭性眼震在每旋转半个周期的每个慢相成分的度数

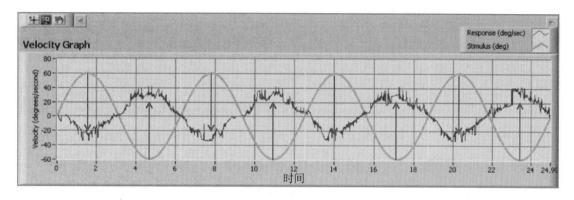

图 6-12　转椅速度与相应的前庭慢相角速度数据。图中箭头指向了转椅旋转达到目标速度峰值时,与之对应的前庭慢相眼动速度峰值。数据表明,眼动速度与转椅速度之间存在紧密的时间对应关系。根据 VOR 的工作原理,眼球的慢相运动总是出现在转椅旋转方向的相反方向,从而产生一个与转椅速度相对应且互为镜像的眼动速度正弦波

眼震的数据被绘制出,即可通过各种算法处理这些数据,以增益、相位和对称性等参数描述前庭反应的特性。

五、SHA 分析参数

分析转椅正弦谐波加速过程中产生的 VOR 响应时,可以得到三个主要的测量参数:增益、相位和对称性,这些概念在相关研究文献中有详细讨论(Brey et al,2008a;Shepard,Goulson & McPherson,2016;Shepard & Telian,1996)。这些参数可通过比较眼球运动的峰值速度和转椅的峰值速度确定,并不复杂(图 6-13)。人眼的峰值速度与转椅的峰值速度之比定义为前庭系统的增益(或灵敏度)。在 SHA 测试过程中,通过一系列的旋转动作(包括加速和减速),以及在广泛的频率范围内,可以有效地测量前庭系统的增益。

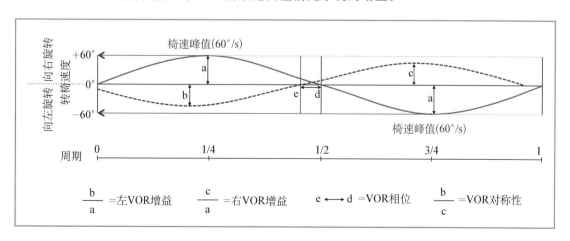

图 6-13　转椅旋转的一个周期,计算 SHA 测试的各种分析参数(增益、相位和对称性)

当转椅开始朝某一方向加速时,前庭系统可引发眼睛朝相反方向缓慢移动,这是 VOR 的一部分。VOR 的相位描述的是眼动与头部运动(即转椅运动)之间的时间对应关系,即眼开始向相反方向移动的时间点与转椅开始旋转的时间点之间的时间差。

此外,通过比较顺时针和逆时针旋转时眼速的峰值可以评估 VOR 的对称性,即这两种旋转方向引发的眼峰值反应之间的比例关系。在进行旋转测试时,VOR 的增益、相位和对称性构成了三个关键指标(图 6-13),每个指标都揭示了 VOR 反应的不同方面,同时也各自有其独特之处、优势和局限性。

(一)VOR 增益

增益是眼动速度峰值与转椅速度峰值之间关系的指标,反映了前庭系统对于特定刺激的敏感度或反应能力。当眼动能够完全补偿转椅的旋转,并产生一个等量但方向相反的 VOR 反应时,此时眼速峰值与椅速峰值之间的关系是一致的,可以用 1:1 来表示,或者简单地说,增益为 1.0。这种理想的反应状态通常称为反应的一致性。在进行 SHA 测试时,可以为每个旋转频率下的刺激计算出 VOR 反应的增益。

由于传递到前庭系统的加速度和速度刺激是精确和已知的,故可精确计算出眼震慢相角速度与椅速之间的关系。如果 VOR 能够产生一个等量且方向相反的反应来匹配头部的加速度,那么随着转椅旋转频率的增加或减少,眼反射的程度(即慢相角速度斜率)也会相应地增加或减少。换言之,转椅旋转频率的增加可导致眼震峰值的增加。虽然这是常见的现象,但在评估的旋转测试频率范围(0.01~0.64 Hz)内,VOR 反应总是与头部(转椅)旋转方向相反;与转椅旋转强度完全相等的情况较为少见,特别是在低于 0.08 Hz 的较慢旋转频率以及在 0.04 Hz 以上的较窄的中高频范围内。这并不奇怪,因为 SHA 测试的频率范围落在前庭系统的最佳工作频率 15 Hz 的旋转刺激以评估前庭系统,VOR 的反应不仅一直与刺激输入相反,并会真正等同于(或接近等同于)刺激输入的角度,也就是说,在这个工作范围内的响应是一致的。

1. 分析 VOR 增益原始数据 图 6-14 展示了 VOR 旋转刺激期间眼震的实际表现,特别是针对 0.04 Hz 旋转刺激的慢相反应。图中展示了向右旋转时的右向眼震和向左旋转时的左向眼震。图中可以明显看出,随着转椅的加速和减速,VOR 眼震的斜率(即眼震的强度)相应地增强和减弱。因此,一个正常的 VOR 眼震应表现为峰值反应,这通常发生在转椅旋转的峰值附近或与之关联。

VOR 增益是通过比较眼动速度的峰值和转椅速度的峰值计算得出。转椅旋转的峰速是固定的,通常设置为 50°/s 或 60°/s,这取决于旋转的测试方案或转椅的预设刺激参数。眼动的峰值反应(即 VOR 的峰值)随着转椅旋转频率的不同,以及前庭系统的生理状态的变化而有所不同(图 6-15)。例如,较低频率的旋转刺激(如 0.02 Hz)可使 VOR 的峰值反应达到大约 30°/s,而更高频率的旋转刺激(如 0.32 Hz)则可使 VOR 的峰值反应提高到 35°~38°/s(图 6-16)。因此,准确确定向右和向左旋转时的峰值慢相角速度至关重要,因为在计算前庭系统增益时,需要将这个参数与转椅的峰速 60°/s 比较。简而言之,前庭系统的 VOR 增益是眼震慢相角速度峰值与转椅速度峰值(恒定为 60°/s 或 50°/s)之间的比例。VOR 增益由左、右旋转的增益及各个旋转频率下平均 VOR 响应的增益共同决定。

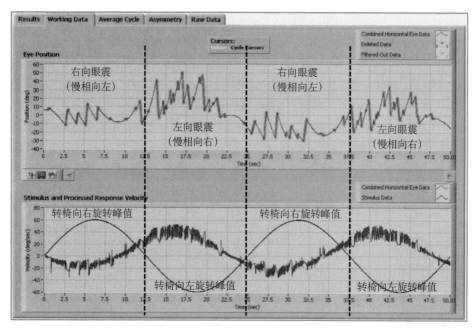

图 6-14　转椅旋转的两个周期及对应的前庭性眼震慢相和快相数据图

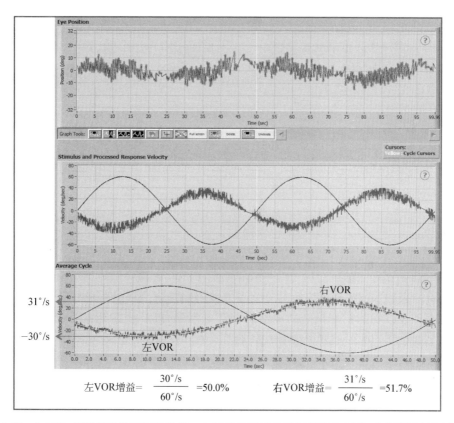

左VOR增益$= \dfrac{30°/s}{60°/s} =50.0\%$　　　右VOR增益$= \dfrac{31°/s}{60°/s} =51.7\%$

图 6-15　0.02Hz 旋转刺激的完整数据集。上图展示了原始的眼震追踪记录,中间图描绘了与转椅速度相关的前庭反应的慢相成分,而下图显示了相对于转椅速度的平均慢相数据。通过对峰值眼动速度数据的测量,计算出在顺时针和逆时针旋转条件下的 VOR 增益

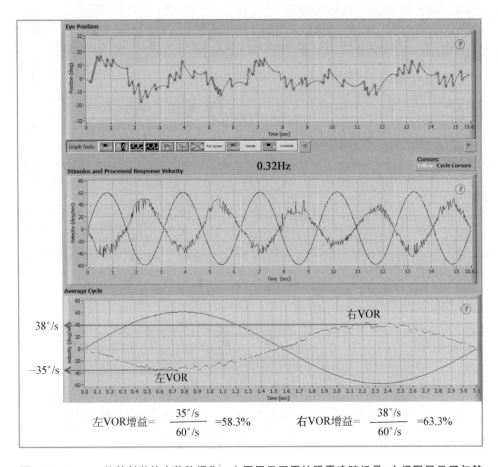

左VOR增益＝ $\dfrac{35°/s}{60°/s}$ ＝58.3%　　　右VOR增益＝ $\dfrac{38°/s}{60°/s}$ ＝63.3%

图 6-16　0.32Hz 旋转刺激的完整数据集。上图展示了原始眼震追踪记录,中间图显示了与转椅速度有关的前庭反应的慢相成分,下图则展示了关联转椅速度的平均慢相数据。通过测量峰值眼动速度,进一步计算出在向左、右旋转条件下的 VOR 增益

　　2. 基于正弦加速度的 VOR 增益计算　测试中的旋转频率或振荡次数各不相同。通常情况下,高频旋转可以进行 10 次甚至更多次的振荡,而低频旋转则只能进行少数几次(如 2 次)。然而,无论是进行 2 次还是 10 次振荡,计算 VOR 增益通常不会仅基于单次旋转。更常见的做法是合并每个周期的响应,形成一个“平均”的慢相 VOR 响应图。即所有向左旋转产生的右向慢相响应会被平均,所有向右旋转产生的左向慢相响应也会被平均。随后,这些平均后的 VOR 慢相反应与平均的转椅刺激对应(考虑到旋转刺激的精确性,通常意味着转椅旋转的单个周期——这就是为什么平均转椅刺激仍以单个数据线的形式展现)。图 6-17 展示了来自单个振荡的数据,以及将每个周期的数据合并后形成的“平均响应图”。通过对平均慢相 VOR 数据进行最佳曲线拟合,可以确定左右旋转响应的平均“峰速”,如图 6-17 所示。最佳拟合曲线表明,向右旋转时的峰值眼震慢相角速度(PSEV)为 $40°/s$,而向左旋转时为 $38°/s$。将这些平均 PSEV 反应除以转椅的峰速($60°/s$,这与旋转频率无关),在 0.16Hz 的情况下,向右和向左旋转时的 VOR 增益分别计算为 67% 和 63%。最后,通过将两个 PSEV 值平均并除以 $60°/s$,可以得到该特定旋转频率下的 VOR 总平均增益。

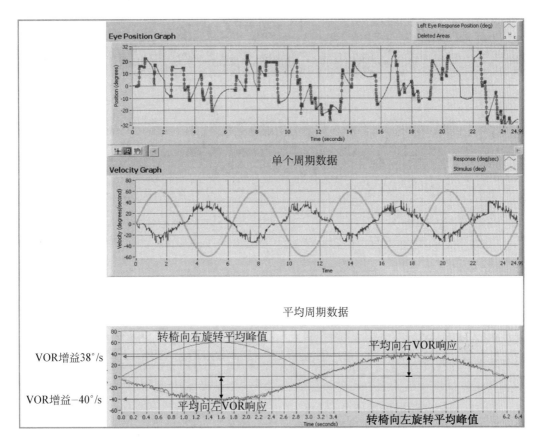

图 6-17　0.16Hz 旋转频率下的完整数据集。上图为眼球追踪的原始数据。中间图展现了前庭反应的慢相成分(以模拟的正弦曲线表示)与转椅速度(光滑的正弦曲线)之间的关系。下图则显示了相对于转椅速度的平均慢相数据。通过分析平均慢相数据,能够确定眼球的峰值速度,并据此计算出顺时针和逆时针旋转时的前庭眼反射(VOR)增益。在平均 VOR 反应数据中,一条最佳拟合线揭示了向左和向右旋转时的峰值眼速,基于这条曲线可以准确获得各自的速度峰值

3. VOR 增益中关于 VOR 效率的见解　根据以往的研究,前庭系统对 1Hz 以下的刺激频率的响应灵敏度(或增益)通常约为刺激速度的一半(即 0.5 或 50%)(Brey et al,2008a;Shepard et al,2016)。此外,前庭系统的灵敏度或增益会随着转椅旋转频率的变化而变化。图 6-18 展示了在分析标准参考范围时的情形。如图所示,当旋转频率从 0.01Hz 增加到 0.64Hz 时,若增益仅为 50%,则平均前庭眼反射(VOR)峰值眼速大约只有转椅峰速的一半。只有当频率接近 1Hz 时,VOR 增益才开始趋近于一致,或 1(即峰值眼速开始等同于转椅峰速)。这很合理,因为 VOR 在日常生活中最常见的频率范围内效率最高,尤其是在 1～5Hz 范围内。VOR 增益接近 1.0 的情况主要出现在中到高频范围内,且仅在考虑到 SHA 测试期间频率测试的两个标准差上限时才会发生。VOR 增益平均只有约 50% 的原因是多方面的。由于前庭系统对加速度敏感,因此在更快速的旋转过程中,经历更强的加速度会产生足够的传入神经反应,从而激发更强烈的 VOR 反应。VOR 对不同频率的反应不一致的另一个原因是,SHA 测试是在黑暗中进行的。视觉系统通常能够补充 VOR 反应,使其更为一致,这一点可以通过视觉-前庭交互(VVI)测试来进一步理解,该测试将在第 8 章中讨论。

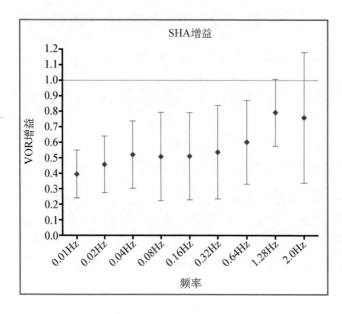

图 6-18　VOR 增益在 0.01～2.0Hz
的倍频范围内的正常值参
考范围(均值±2SD)

　　在 SHA 测试中,对于低频率的刺激,VOR 的效率通常较低。这主要是由于壶腹嵴(帽)偏斜不足导致的刺激不足,引起传入神经反应弱,不足以充分激发代偿性 VOR 反应(Baloh & Honrubia,2001;Hirsch,1986;Leigh & Zee,2006;Shepard & Telian,1996)。但中枢神经系统能够接受并有效探测到这些低效的低频 VOR 反应。一些低阈值的神经纤维被激活,反过来触发了关键的中枢神经元,通过激活中枢网络中的关键机制,增强这些微弱的低频反应。这种中枢神经调节机制称为速度存储机制(Raphan, Matsuo & Cohen, 1979;Robinson,1976;Robinson,1971),见图6-19。在低于0.04Hz的低频刺激下,速度存储机制在处理和增强VOR

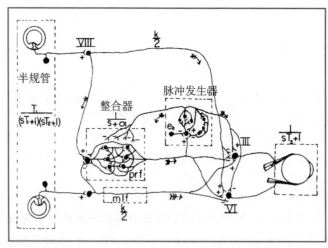

图 6-19　中枢神经整合器将半规管的传入信息转化为眼外肌的速度位置信息。同时,脉冲发生器通路负责产生前庭性眼震快相分量。From Models of oculomotor neural organization by D. A. Robinson, 1971. In P. Bachy-Rita, C. C. Collins,and J. E. Hyde (Eds.) Control of Eye Movements, New York, NY: Academic Press. Reprinted with permission

反应中起到了重要的作用。这是通过一网络实现的,该网络由连合纤维和前庭核内的特殊的Ⅰ型和Ⅱ型中枢神经元组成,这使得低频 VOR 的效率在中枢水平增强,并提高了神经活动的水平,直到足以驱动有效的 VOR 反应。如果没有速度存储机制的作用,即便是外周感觉器官功能正常,低频 VOR 的增益也会显著降低,甚至可能无法检测到。

4. VOR 增益的解读　通过检查和比较不同部位的正常参考值范围,可以发现 VOR 增益呈现出较高的变异性(图 6-20)。这种高变异性主要是由于较大的标准差导致了正常值范围的宽泛,而 VOR 相位和对称性的正常参考范围则相对较窄。实际上,在 SHA 测试的三个测量参数(增益、相位和对称性)中,VOR 增益的变异性最为显著(Cyr,1991)。本章后续部分将分析造成这种异变的各种因素。鉴于 VOR 增益的广泛变异,最好根据不同临床中心的标准参考范围来分类 VOR 增益,这些标准会考虑到各种测试方案(如振荡次数、头部约束装置的特性、各中心的测试模式等)的差异。

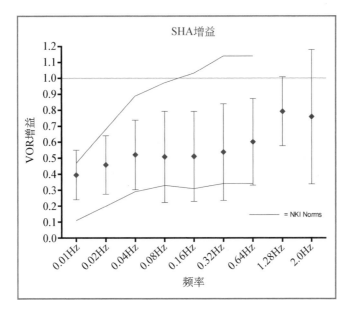

图 6-20　比较 0.01～2.0Hz 倍频范围内 VOR 增益正常参考值
(均值±2SD)与美国国立卫生研究院收集的数据以及
神经动力学公司(Neuro Kinetics,Inc.)的数据。上下两
条曲线示神经动力学数据

除了正常的 VOR 增益值之外,患者的 VOR 增益结果还可能异常高或异常低。临床上更常见的是增益异常低。当所有测试频率都受到影响时,通常解释为双侧前庭反应性的降低。虽然这通常与双侧外周前庭病变相关,但有时也可见于中枢前庭病变导致的双侧 VOR 增益降低。因此,VOR 增益降低通常定位于双侧外周前庭,除非有中枢异常的迹象。此外,异常低的 VOR 增益通常与频率相关,外周前庭的不完全损伤通常首先影响低频区,类似于听力损失首先出现在高频区的情况。随着前庭病变的进展,中至高频的前庭反应性也会受影响。这有助于解释为什么轻微的外周前庭损伤经常导致在极低频率(相当于 0.004Hz 的旋转频率)的

前庭反应减少或消失，以及为什么旋转试验对于评估眩晕患者如此重要。由于 VOR 的频率依赖性，在评估前庭功能恢复潜力时，必须检验更高频率的 VOR 增益，即使有所降低也是有意义的，这类似于在验证助听器效果时需要检验中低频率的听力。

VOR 增益异常高的情况较少见，可能与异常高的前庭双温反应相似，通常与中枢小脑病变有关。这种情况很罕见，正如高于正常的前庭双温反应也很少见一样。VOR 增益过高最常见于涉及小脑的中枢病变。VOR 增益的增高也见于偏头痛和创伤性脑损伤（TBI）患者，这两种情况都与中枢神经系统的异常有关。

5. 试验内相关性　Jacobson 等（2016）的研究表明，相邻 SHA 频率之间存在强相关性，这意味着相邻频率的 VOR 增益之间一般不存在显著差异。他们还进一步指出，前庭双温反应减弱与 0.01 和 0.02Hz 的 VOR 增益降低有显著关联，而在 0.16Hz 范围内，几乎所有旋转频率的 VOR 相位超前都呈现负相关。本章作者提供的正常参考值范围的数据也支持这一发现。重复测量的方差分析显示，相邻 SHA 频率之间的 VOR 增益差异在统计学上不显著。这些发现有助于证明旋转测试与其他前庭测试之间的数据解释和分析模式。例如，如果 SHA 数据（增益和相位）异常，前庭双温反应不太可能正常。值得注意的是，0.004Hz 的前庭双温刺激频率低于 0.01Hz，约为一个倍频或谐波频率。

Kaplan 及其同事在 2001 年也得出了类似的结论，他们发现，与正常前庭双温反应组相比，异常前庭双温反应组记录到异常旋转测试结果的概率从 0.8% 增加到 40%。这表明，如果前庭双温反应异常，VOR 增益显著降低的可能性比正常情况高出 50 倍。虽然 Kaplan 及其同事指出，轻至重度单侧前庭双温降低时，VOR 增益异常的发生率仅为 6.7%，但他们也承认，其分析未能考虑到任何异常的相位或对称性出现，这可能会增加单侧前庭双温异常时异常旋转结果的可能性。他们发现，仅通过检查 93% 患者的正常转椅 VOR 增益，就足以有效排除双侧前庭损伤的可能性。这表明，使用旋转测试数据来"筛查"双侧前庭损伤可能比前庭双温测试更有效且被患者更易接受。

总的来说，相邻 SHA 频率间数据的强相关性表明，某一频率的 VOR 增益显著低于（或高于）相邻频率非常罕见。因此，在临床上判断异常时，至少需要有两个相邻频率（或更多边界异常频率）出现异常。0.01Hz 的 VOR 增益异常低是唯一的例外，这在临床上也并不罕见，类似于单独出现的 8000Hz 听力损失。

6. VOR 增益与相位和对称性的相关性　在讨论前庭眼反射（VOR）增益时，还有一个重要的点需要注意。VOR 相位和 VOR 对称性的计算都是基于 VOR 增益的，因此，如果在某个或所有 SHA 频率上没有 VOR 响应，就无法为那些没有增益的频率确定具体的相位和对称性数值。图 6-21 展示了一个 VOR 增益完全缺失的患者案例。此外，在 VOR 增益极低的情况下，对相位和对称性的解读需要格外小心。当 VOR 增益较弱时，生理噪声可能显著影响微弱响应的有效性。因此，在计算 VOR 相位和对称性时，建议使用 0.10～0.15 之间的 VOR 增益作为可接受的最低阈值。当 VOR 增益接近或低于 0.15 时，应仔细审查原始数据，评估其信噪比，以确保相位和对称性计算的准确性。定期检查原始的眼震响应数据是一种好习惯，尤其是在分析低频刺激时（这些频率的增益本来就较低）以及当 VOR 增益整体较差时，这些情况下信噪比通常会降低。

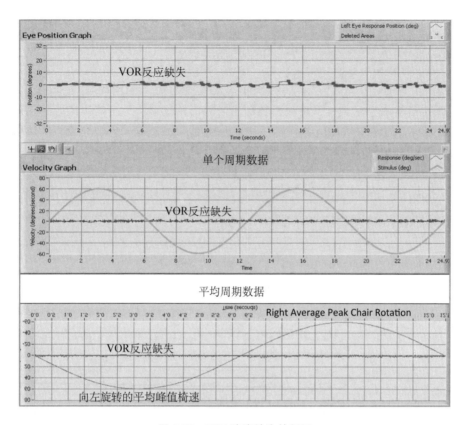

图 6-21　VOR 响应缺失的例子

(二)VOR 相位

相位可以简单定义为头部运动(即转椅运动)与眼动之间的时间关系(Shepard & Telian,1996;Shepard et al,2016)。可以认为眼动相对于施加的刺激(头部加速)的延迟程度。根据 VOR 原理,头部运动时必须发生等量且方向相反的补偿性眼动。眼睛开始朝着头部运动相反方向移动的确切时刻被称为相位。在三种 SHA 参数中,相位可能是最不直观的概念,但在诊断外周和(或)中枢前庭系统功能障碍方面,它具有最重要的临床意义(Shepard & Telian,1996)。因为相位分析往往不直观,使其在当前的临床讨论中并不常见。然而,围绕理解 VOR 相位的主要困惑通常源于数据的绘制和分析方式,而不是因为相位数据表面上似乎错误地暗示眼动导致了转椅的运动。

1. 中-高频刺激的相位匹配　为了深入理解 VOR 相位,首先需要明白加速度与速度之间的关系。这涉及对 SHA 刺激和 VOR 响应的基本概念,以及理解 VOR 相位响应的频率依赖性。VOR 响应的频率依赖性主要通过比较低频刺激(0.01~0.04 Hz)与中至高频刺激(>0.04 Hz)来体现。图 6-22 A-D 展示了中至高频正弦刺激(如 0.16 Hz)的典型响应。图 A 展示了 SHA 测试中常见的转椅速度,其中正方向代表转椅向右移动,经历加速后减速达到目标速度,负方向则表示转椅向左移动,加速和减速过程相似。图 B 描述了速度与加速度刺激之间的关系,标记了转椅开始向右加速或改变旋转方向的 0°时间点,此时加速度达到最大峰值。当转椅达到最大速度时,从加速转为减速,加速度归零。可见加速度刺激与速度刺激之间相位差 90°。

需要重申的是,壶腹嵴通过对加速度的反应来维持眼位,而非速度。尽管如此,眼动系统的输出通常通过测量和绘制眼动速度表示。因此,需要绘制眼速与转椅速度之间的关系。在时域上,对高于 0.1Hz 的刺激频率,前庭慢相眼动几乎与头部运动完美同步,方向相反。因此,绘制的眼速曲线几乎完美镜像反映了转椅速度的正弦波形。为了简化讨论并便于理解,图 6-22 D 将眼速响应翻转 180°以覆盖在转椅速度曲线上。如图所示,翻转后的眼速响应与加速度刺激滞后 90°,与转椅速度完全一致。

现在来解释加速度与眼速之间出现的 90°相位差(滞后)。这约 90°的相位滞后是由于名为神经整合器的二级前庭中枢神经元的作用,这些神经元帮助将加速度信号转换为速度信号(Baloh,Honrubia & Kerber,2011;Leigh & Zee,2006)。这种 90°的中枢处理时间只在刺激

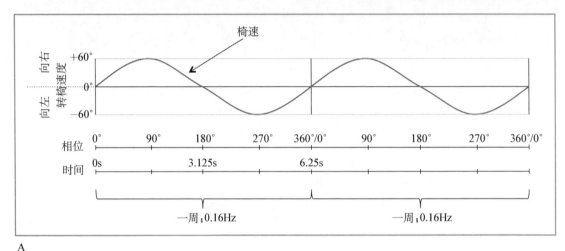

A

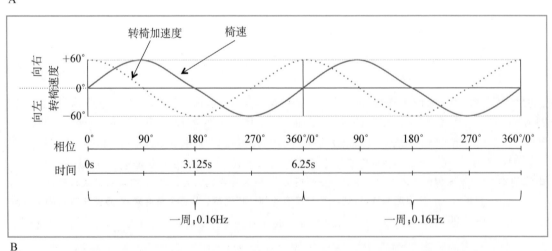

B

图 6-22(1) (A-I)转椅加速度和速度与眼睛反应速度之间的时间(相位)关系。A. 0. 16Hz 的标准椅速。B. 转椅加速度和椅速之间的关系。当转椅开始向相反方向移动时,转椅加速度最大,当椅速在减速之前处于峰速时,转椅加速度最小(零)

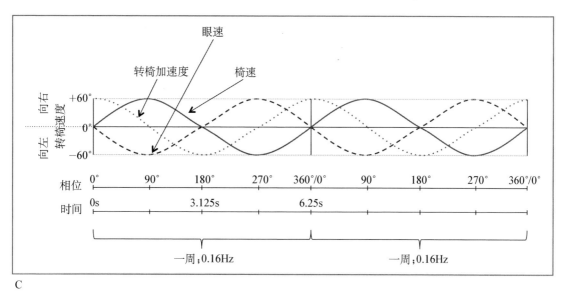

C

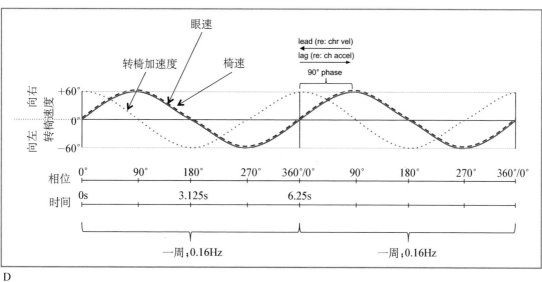

D

图 6-22(2)　C. 眼速和椅速之间的关系。在理想情况下,眼速与椅速完全相反(VOR 与头部或转椅运动方向相反)。D. 将眼速翻转,以证明其与椅速的"时间"关系。从这个角度来看,眼速比转椅的加速度慢了 90°

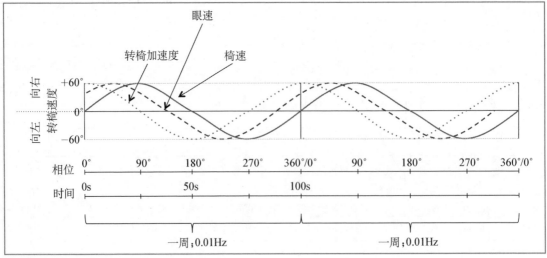

E

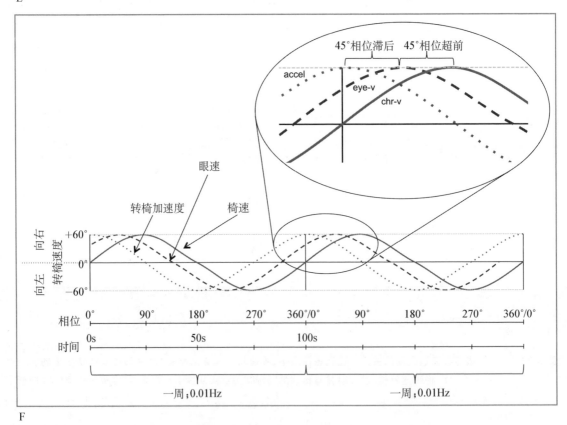

F

图 6-22(3)　E. 眼速图的早期变化,根据参考点的不同,眼速可认为"引导"椅速或在转椅加速度有延迟时间的减少。F. 部分为 45°相位滞后(相对于转椅加速度)或 45°超前(相对于椅速)

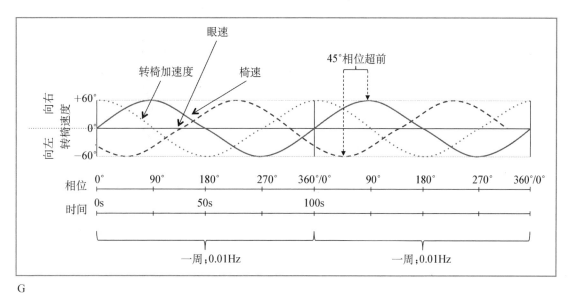

G

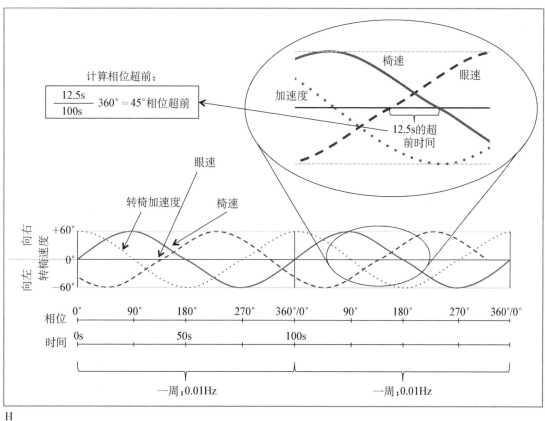

H

图 6-22(4)　G. "F"的倒置图像,眼速相对于椅速的数据实际图,45°相位超前(即椅速)。H. 放大部分示 12.5s
　　　　　的眼速超前时间,相对于椅速和转换计算出的相位度数

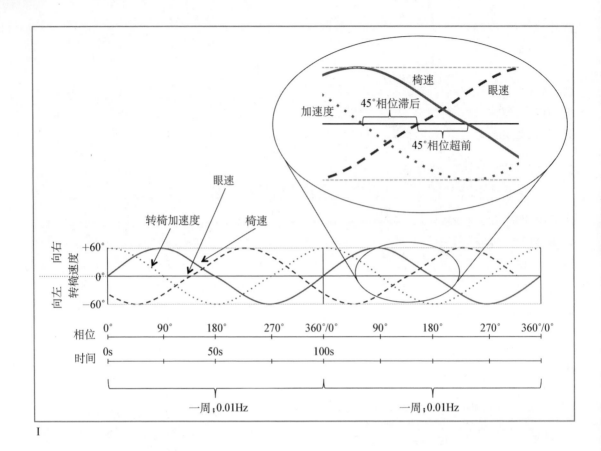

图 6-22(5) I. 眼速的最终数据图,说明相对于椅速的 45°VOR 相位超前或相对于转椅加速度的 45°VOR 相位滞后

频率高于 0.1Hz 时显著,因为前庭系统对低频刺激的响应效率较低,并通过速度存储机制进行特殊处理。因此,加速度刺激检测到的 90°滞后时间说明,眼动系统的速度输出与转椅速度直接对应,正如图 6-22D 所展示。但实际上,由于眼震慢相的角速度与转椅速度相反,SHA 数据分析中,眼速图通常是转椅速度的镜像。

2. 理解低频刺激的相位匹配 精确匹配相位与速度是非常必要的,因为要通过持续的补偿反应实现 1.0 的 VOR 增益,并努力达到精确的时间响应。这意味着眼动不仅要与头动方向相反,而且相对于头部的运动几乎没有或完全没有延迟。鉴于加速度和速度之间固有的 90°延迟,前庭系统在匹配眼动速度与头运动速度方面做出了很大贡献,得益于从检测加速度到产生眼动输出所需的中枢处理时间内置了 90°的延迟。这适用于日常生活中常见的频率(1～5Hz),以及接近或大于 0.1Hz(0.08～1.28Hz)的 SHA 频率。在这个频率范围内,眼动速度的峰值响应与转速刺激的峰值在时间上实际上是一致的,尽管二者的相位正好相反 180°,因为前庭的慢相反应方向与转椅(头部)的运动方向相反。由于相位位移(相移)的计算方法,这种时域上精确的 180°相反关系被定义为"0°"相移(参见下文 VOR 相位计算)。

所谓的"完美的相位匹配"随频率而变化。在 SHA 测试中,较低频率(0.01、0.02 和 0.04Hz)的相位"速度匹配"并不精确。为了理解这一点,需要回顾两个重点:首先,壶腹嵴作为加速度计,其在0.1Hz以下低频旋转刺激的检测能力逐渐减弱;其次,由此产生的传入神经反应也相对较弱。由于低频刺激引发的传入响应比高频加速中产生的要弱得多,因此中枢处理器需要处理的神经信息更少。这一中枢处理过程由小脑神经元和连合纤维构成的子网络完成,该网络负责介导和增强前庭传入的神经反馈。如前所述,神经整合器和速度存储机制是将低频刺激产生的微弱传入信号增强为足以提供适当VOR输出的关键过程。若没有这种信号处理,低频刺激通常不会引起有效的眼部反应,对低频刺激的VOR典型增益可能非常低,甚至可能无法检测到反应。由于外周或中枢病变可能导致速度存储机制丧失,低频刺激下的VOR增益会明显降低(本章稍后讨论)。

　　3. 低频刺激"相位匹配"的情况如何? 相位是滞后还是超前?　实际上两者都存在,仅取决于眼速反应是参照转椅加速度或椅速。在低频率的旋转测试中,来自外周的刺激简单来说并不足以像高频刺激那样驱动次级中枢神经元产生反应。因此,次级中间神经元从检测加速度到处理眼速的90°的延迟时间会有所缩短。如图6-22E-I所示,在图6-22D中可以看到,相位匹配的眼速响应伴随着与加速度90°的相位滞后。但由于低频刺激的稳定性较差,这种滞后时间缩短,导致眼动响应发生的时间小于标准的90°滞后时间。这意味着,眼动的峰值速度出现在转椅峰值速度之前,如图6-22E所示。这种现象很容易被解释为相对于转椅速度的相位超前。这可能令人感到困惑,因为看起来眼动"引导"了转椅运动。但实际上,并不是眼比转椅先移动,而是因为较弱的加速度刺激使反应延迟时间变短。这就是相位超前概念难以理解的根本原因。

　　值得注意的是,临床上通常绘制的是眼速与椅速的关系,而不是眼动位移与转椅位移的关系。速度与位移(或运动)是不同的概念。由于绘制了眼速和椅速,所以看起来好像是眼在"引导"转椅。如果将眼速与转椅加速度进行比较,会发现眼动的次级中间神经元处理延迟时间更短,即并未完全利用90°中枢处理时间来实现完美的速度匹配。从标准数据中可以看出(图6-23),正常的前庭系统在0.01Hz和0.02Hz时的平均相位超前分别约为40°和20°。换句话说,这意味

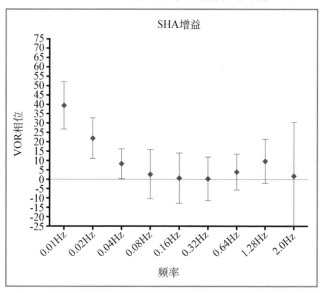

图6-23　0.01~2.0Hz VOR 相位标准参考值。菱形表示每个
频率的平均 VOR 相位。误差线＝平均值±标准差

着在0.01Hz和0.02Hz的加速度后,正常的相位滞后分别为60°和70°,而只有在0.08Hz及以下的频率下,才能接近零度的"完美匹配"相位超前。实际上,相位超前会随频率的降低而系统性增加,在约0.005Hz时相位超前达到90°(即接近或位于热频率范围内)(Wall,1990)。

4. VOR相位规划的历史观点 有趣的是,最初人们曾绘制眼动速度数据与转椅加速度数据的关系图,但很快这一做法被改为绘制转椅速度与眼动速度之间的关系图。这主要是因为比较相同类型的度量单位(即°/s与°/s,而不是°/s与°/s²)在逻辑上更为合理。

在生理学上,对于低于0.04Hz的加速度刺激,低频相位超前(或相对于加速度的滞后)是正常的现象。图6-24通过对所有SHA频率下的VOR相位响应与转椅速度的比较,展现了随着频率降低,相位匹配精度降低的情况。在频率对比中,可以清楚地观察到,低于0.04Hz时,VOR相位超前的现象逐渐增加。尽管有观点认为,这种生理上的"缺陷"很少包含功能性成分,因为视觉系统专门设计用来补偿这种相位不匹配(Goldberg et al,2012;Leigh & Zee,2006)。Honrubia、Jenkins、Baloh、Yee和Lau(1984)也认为,由于视觉输入能够保证在头部进行低频运动时的眼球稳定,速度存储可能并不重要。相反,其他研究者认为它具有重要功能。Jacobson、McCaslin、Patel、Barin和Ramadan(2004)指出,速度存储及其在增强前庭系统对低频刺激的敏感性方面的作用,对于前庭反应的有效性及其在主观姿势稳定性的适当整合至关重要,特别是在低频站立/姿势摇摆的情况下(Jacobson et al,2004)。

当外周或中枢前庭障碍破坏了速度存储机制,导致VOR相位超前接近理论最大值90°(即相对于加速度的相位滞后几乎为零)时,这种相位不匹配会被中枢神经系统敏感地识别出来。在这种情况下,患者常抱怨姿势稳定性差,尤其是在静止或站立不动时,因为这些"姿势性静息运动"更接近于低频加速下VOR相位异常引发的情况。

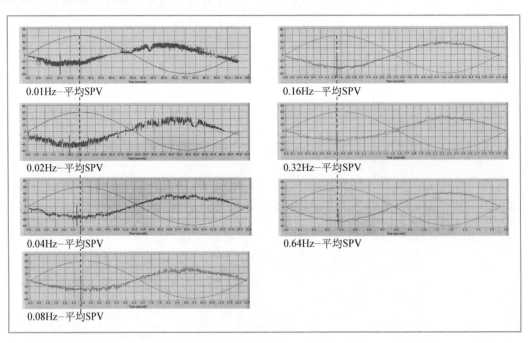

图6-24 所有倍频(0.01~0.64Hz)的平均周期慢相眼震。虚线示椅速的近似峰值,竖实线示慢相眼震的近似峰值。注意低于0.04Hz的相位超前

5. 根据正弦加速度计算 VOR 响应的相位 计算 VOR 增益时会将每个周期的响应组合并平均,以形成一个代表"平均"的慢相 VOR 反应的图表。随后,这些平均后的慢相 VOR 反应与去噪后的单一转椅刺激线匹配。正如之前提到的,当增益<0.15 时,需要对响应的信噪比进行全面分析。图 6-25 展示了"平均响应图"中得到的数据,包括向右和向左旋转的平均数据。通过对平均慢相 VOR 数据分析,可以计算出最佳拟合线。

尽管相位是基于峰值眼速与峰值椅速之间的时间关系,但实际上 VOR 相位是通过最佳拟合线与转椅速度图在 0°速度点之间的时间差来计算的。由于旋转周期每 360°重复一次,相位因此以度数表示。在图 6-26 中,最佳拟合线显示眼震慢相角速度的峰值反应在 40s 时穿过

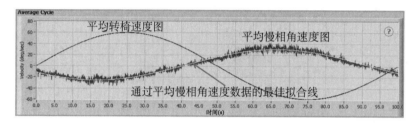

图 6-25 平均慢相眼震与平均椅速相对应,其峰速为 60°/s。最佳拟合线由平均眼震慢相角速度数据绘制得出

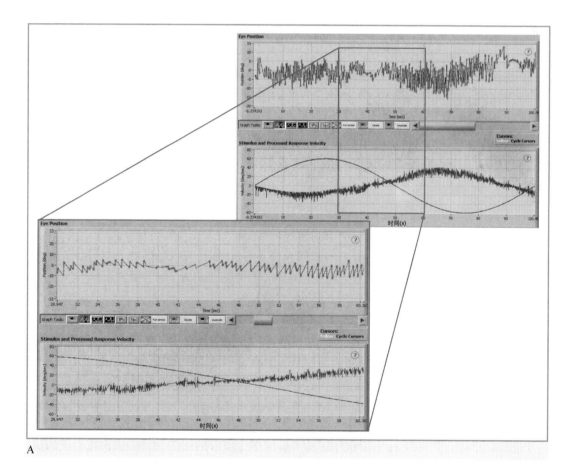

A

图 6-26(1) (A,B)计算 0.01Hz SHA 刺激的 VOR 相位超前。A. 上图示 0.01Hz 原始平均反应的整体,为眼震轨迹和眼震慢相角速度图。插图和底部面板示 30~60s 的响应放大视图。眼震从向右到向左动的变化更易与转椅从向右旋转到向左旋转的时间相关

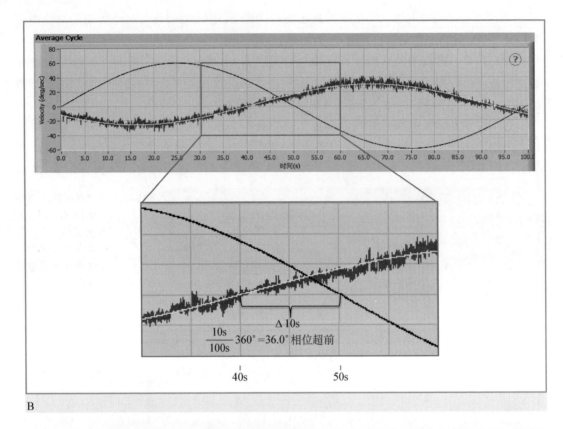

图 6-26(2)　B. 插图和底部提供了向右旋转和向左旋转之间的过渡点的放大视图,以及最佳拟合线眼速穿过零速度(40s)的时间点与转椅从向右旋转过渡到向左旋转(50s)的时间点对比。在此例中可以清晰地看到 VOR 相位超前。给出了 VOR 相位的计算

0°速度,而转椅速度在 50s 时穿过 0°速度。相位差(时间差)随后除以完成一个完整周期所需的时间(以 0.01Hz 为例,即 100s),并将结果乘以 360°,得出 VOR 相位偏移量(以度为单位)。在此例中,VOR 相位超前了 36°,意味着在检测到转椅加速度后,中枢处理了约 54°的延迟。因此,36°的 VOR 相位超前可以被视为相对于转椅速度的 36°提前,或相对于转椅加速度的 54°滞后。0°的相位超前意味着加速度发生了完整的 90°中枢处理。

　　在 VOR 分析中,一个完美的补偿反应被记录为 0°,这是因为时间差为 0,即 0 除以总周期时间再乘以 360°得出的结果为"0"。例如,在图 6-27 中,对于 0.02Hz 旋转刺激,计算得到 14.4°的相位超前。当 VOR 的最佳拟合线在转椅速度穿过 0°点之前穿过 0°点时,认定存在相位超前,这个提前可以是 75°或 20°。这两种情况都代表了相对于转椅速度的相位超前。然而,与 0.01Hz 的正常参考范围相比,前者可能表示显著延长的相位超前,而后者可能表示显著缩短的相位超前。只有当 VOR 相位的最佳拟合线在转椅速度经过 0°点之后才穿过 0°点时,才是相位滞后。图 6-27 展示了相位超前延长与相位滞后的比较,而图 6-28 展示了延长的相位超前、缩短的相位超前和相位滞后与标准数据之间的视觉差异。这些图表有助于理解在不同频率下,VOR 响应的相位变化及其对补偿效果的影响,进一步揭示了前庭系统功能的细微差异。

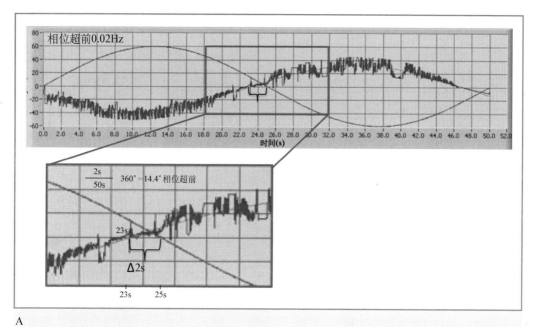

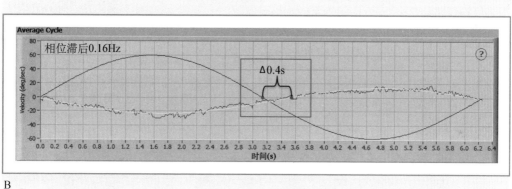

图 6-27　放大比较 VOR 相位超前反应（A）和 VOR 相位滞后反应（B）。大多数 VOR 相位滞后不超过 1～2s，而有些相位超前可以远远超过几秒，形成鲜明对比

6. VOR 相位的解读　了解了 VOR 相位的处理机制后，现在转向相位的临床解读。VOR 相位是评估眼球对前庭刺激的代偿性反应时相处理的一个关键指标，它涵盖了前庭神经系统和中枢处理机制（包括神经整合器和速度存储机制）在内的外周及中枢处理过程。VOR 相位异常通常与以下三个因素相关：①传入神经信号的丧失或减弱；②速度存储机制的异常；③次级中间神经元的连合网络异常。

当 VOR 相位异常，尤其是相位超前明显延长时，这几乎总是指向了与转椅速度相比，相位超前现象。这种情况最常见于外周病变导致的外周输入减少，以及中枢处理能力的丧失，特别是在从加速度刺激到眼动输出过程中，即应对头部运动的代偿性眼动需要的 90° 处理时间内（Honrubia et al, 1980）。外周前庭病变（或较少见的中枢病变）导致的 VOR 增益下降，会使处理延迟时间缩短，导致相对于转椅速度的相位超前更明显。过多的相位超前可能是由于中枢处理下降,即神经突触数量减少,以及神经整合器和速度存储机制内的神经处理减少(Honrubia et al,1980)。

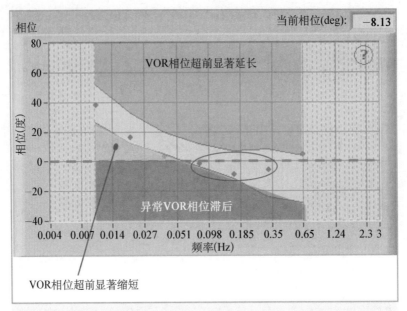

A

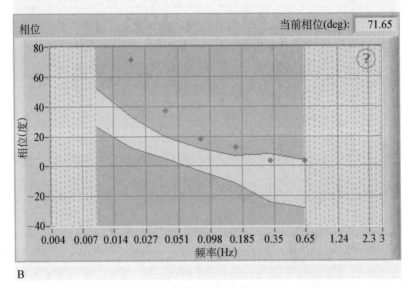

B

图 6-28(1)　A. 区分 VOR 相位超前和 VOR 相位滞后。横虚线代表 0°VOR 相位。任何高于这条线的数据点均为相位超前。任何低于这条线的数据点均为相位滞后。箭头指出的阴影区域内的数据点不是相位滞后,而是相位超前,相位显著缩短。圈内的数据点低于 0°的 0.16~0.32Hz 为真正的相位滞后(尽管在正常范围内)。B. 中-低频 VOR 相位超前,相位明显延长

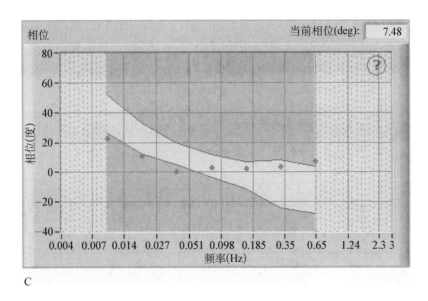

C

图 6-28(2)　C. VOR 相位超前 0.01～0.04Hz 明显降低，0.08～0.32Hz 在正常
范围内，0.64Hz 时明显延长。低于 0° 的异常 VOR 相位延迟，尤其
低频时非常罕见

　　因此，在 SHA 测试中，VOR 相位异常最常见于低频区，其中中枢增强过程几乎完全依赖速度存储机制。实际上，SHA 测试中最常见的异常是在 VOR 增益正常（即实现了补偿）的情况下，低频 VOR 相位超前（Stockwell & Bojrab，1997b）。由于 VOR 对高于 0.1Hz 的加速度刺激有较高的速度匹配效率，且对更高频率的速度存储机制需求较低，因此在 SHA 测试中中高频 VOR 相位异常的情况较罕见。

　　7. 相位异常与速度储存机制的关系　　低频 VOR 相位的变化反映了速度存储和神经整合机制功能的完整性。根据低频旋转（<0.1Hz）期间速度存储机制的表现，以及（正常情况下）VOR 相位超前的增加，可以评估外周和中枢病变对这些机制功能的影响（Curthoys & Halmagyi，1996；Highstein，1996）。在外周损伤后，中枢代偿机制发生改变，这一点已在第 3 章中讨论（Baloh & Honrubia，1998；Leigh & Zee，2006；Shepard & Telian，1996）。速度存储机制的正常功能通常会永久改变，为了恢复外周损伤后的前庭中枢增益，中枢通过小脑的钳制作用显著降低速度存储功能（甚至可能完全抵消）（Barin & Durrant，2000）。速度存储功能的正常变化可导致中枢处理损失，几乎完全丧失次级中间神经元在加速度刺激后的 90° 相位滞后，通常会在临床上表现为明显的相位超前（相对于转椅速度）。因此，为了恢复前庭增益并实现中枢再平衡，正常的速度存储机制基本上被 "牺牲"。由于这种牺牲，低频相位异常通常是永久性的，这种处理方式可能对功能和平衡的影响最小。

　　然而，如果中枢代偿机制通过恢复正常的速度存储机制操作来校正异常的相位超前会怎样？答案很可能是牺牲 VOR 的低频增益，这是前庭代偿过程中的一种 "权衡"。换句话说，为了正常的相位，可能会牺牲增益；或者为了正常的增益，可能会放弃相位。幸运的是，人类的中枢代偿机制倾向于选择后者，这是更优的选择。

　　即使中枢代偿和 VOR 增益恢复到正常，低频 VOR 相位超前通常仍是唯一的异常表现，这提示了有效的代偿。此外，这也可能是旋转试验中唯一能凸显或支持患者曾经前庭损伤的证据,从而证实患者的眩晕或头晕症状。实际上,由于低频 VOR 相位超前的异常几乎总是前庭病变的直接结果,如果没有相位异常而出现 VOR 增益下降,应当考虑是否存在技术或测试错误。在一定程度上,异常的低频 VOR 相位超前可作为 VOR 增益异常的一个证据。

8. 高频相位异常 对于较高频率下的 VOR,相位差(或补偿时间)几乎是完美的(即 0°),这是因为眼动速度与头动速度完全同步,只是方向相反(Curthoys & Halmagyi,1996;Highstein,1996)。这种情况在中至高频范围(>0.1Hz)下的相位效率提高是显著的,而且在这个频率范围内,急性外周前庭疾病对速度储存的负面影响较小(Leigh & Zee,2006)。因此,很难在外周病变中发现中至高频的相位异常。但并不是说在这个频率范围内不会出现相位异常;如果确实检测到相位异常(特别是孤立出现的情况),通常认为是中枢病变的表现(Shepard & Telian,1996)。图 6-29 展示了中至高频范围内 VOR 相位超前显著延长的两个例子。

9. 相位超前和相位滞后的异常减少 VOR 相位超前的异常减少(或显著缩短)和 VOR 相位滞后异常在临床上都相当罕见(图 6-28)。通过对相位超前延长的深入讨论,可以了解到 VOR 相位超前或滞后减少意味着在加速度刺激后的正常处理时间有所增加。这一现象可能指示次级中间神经元连合网络中的中枢处理过程异常,其传播或持续时间超出了正常的 90°延迟,这种延迟从加速度检测开始,可能与速度存储机制的损害相一致,甚至可能涉及神经处理的更高级别。虽然目前对导致相位超前异常缩短或相位滞后的具体机制了解较少(Shepard & Telian,1996),但已发现小脑结节区域的病变在速度存储整合过程中扮演着重要角色(Waespe,Cohen & Raphan,1985)。此外,相位超前的缩短和相位滞后与偏头痛有关,这种中枢神经系统异常可能会对位于脑干较高级结构(如杏仁体或蓝斑)的速度存储机制产生抑制作用(Johnson,1998)。图 6-30 展示了一个 VOR 相位超前明显缩短的案例,而图 6-31 则展示了一个相位滞后的案例。尽管相位滞后在正常范围内,但其异常情况非常罕见。

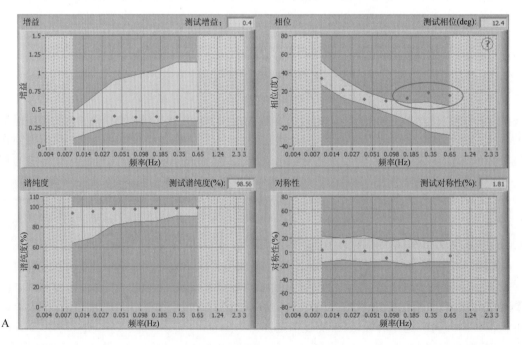

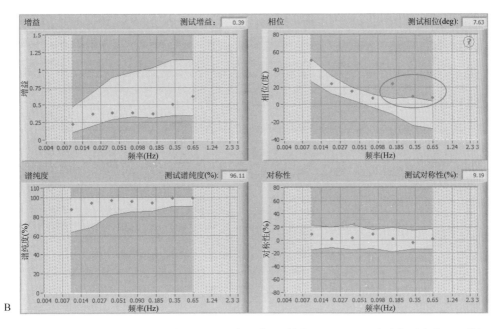

图 6-29　两个实例说明 VOR 相位超前延长至高频范围(椭圆)。A. Chiari 畸形Ⅰ型患者;B. 莱姆病患者。两例患者的 VOR 增益值均在正常范围内。当 VOR 增益正常时,其相位延长至中-高频,提示 VOR 异常表现(以及慢性失代偿性头晕)的核心组成部分。两例患者均伴扫视平滑追踪异常(此处未显示结果)

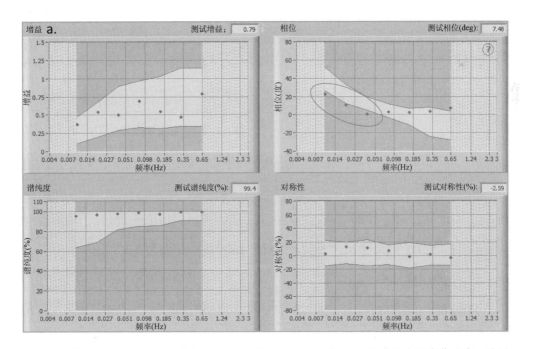

图 6-30　低频 VOR 相位降低。(a)小脑肿瘤患者的数据。注意 VOR 增益值在正常范围内。特别是 VOR 增益正常,低频 VOR 相位明显降低,提示病变部位在中枢,特别是包含神经整合器的结构,在速度存储中起关键作用。这些数据可进一步解释患者长期失代偿的结果。此患者还有异常扫视平滑追踪和延长时间常数的表现(本章节,未在此处展示)

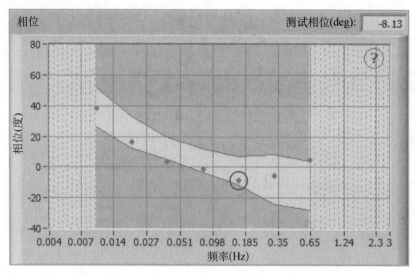

A

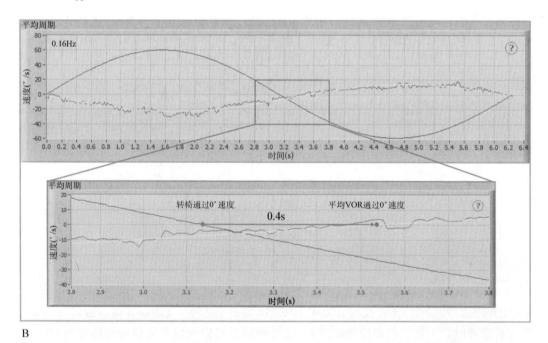

B

图 6-31　A. Chiari 畸形患者的 VOR 相位响应。0.08~0.32Hz 的 VOR 相位滞后在正常范围内,此示例说明了 VOR 响应与转椅(头部)响应之间的时间关系。B. 以 0.16Hz 为例,眼部响应"落后"头部响应约 0.4s,导致 −8.3° 的 VOR 相位滞后。尽管可能出现 VOR 相位滞后减少,但异常的 VOR 相位滞后非常罕见

10. 相位稳定性　研究显示,在旋转椅检测的三种主要参数中,相位是最稳定和可重复性最高的参数(Shepard & Telian,1996;Shepard et al,2016),其变异性显著低于其他参数,如VOR 增益(Hirsch,1986)。特别是在分析标准参考范围(如图 6-23 所示)时,这一点尤为明显。正常的 VOR 相位范围通常在两个标准偏差内,远小于与 VOR 增益相关的标准偏差。但在高频旋转(如 2Hz)下测试时,皮肤的滑动可能会干扰追踪头部运动的准确性,因为可阻碍精确捕捉与转椅运动同步的时间。由于 VOR 相位有较高的重复性,使其成为监测时间变化的一个有效参数。例如,外周的慢性渐进性前庭疾病可能导致低频 VOR 相位延长,而缓慢的机械性代偿可能使 VOR 增益保持在正常范围内,且不随时间改变。事实上,低频 VOR 相位的延长可能是某些疾病,如前庭神经鞘瘤中唯一可检测到的进展性异常,即使随着时间中枢代偿过程的发生,VOR 增益的缓慢下降也可能被"抵消"。这种情况下的临床模式,即正常 VOR增益伴异常 VOR 相位,提示我们关注易被忽视的病变。值得注意的是,即使前庭神经鞘瘤起源于前庭神经的下支,其对前庭双温反应和转椅测试中的 VOR 增益的影响也可能不会改变。考虑到 VOR 相位约一半是由中枢处理产生,因此异常的 VOR 相位超前可能源于前庭外周的任何部位的病变。

在一些假设的病例中,异常的 VOR 相位超前可能指示中枢处理的错误,有趣的是,这种错误可能由评估的外周结构没有直接关系的病变引起。因此,VOR 相位的异常在旋转椅测试中可作为外周病变的一个间接指标。此外,即使在测试中没有直接评估特定结构,如囊斑,它在理论上也可能影响 VOR 相位,这再次强调了前庭系统的复杂性以及在临床上评估前庭系统时面临的挑战,尤其是在同时考虑外周和中枢系统时。

在这种假设下,前庭神经下支的外周病变可能对中枢处理的外周输入产生不利影响。例如,在下述案例中,异常的 VOR 相位超前可能是由中枢处理错误引起的,而这种错误可能由与转椅测试评估的外周结构无直接关系的病变所致。因此,在 SHA 测试中,VOR 相位的异常可作为外周病变的间接标志。此外,即使在转椅测试中没有直接评估囊斑,理论上囊斑疾病也可能影响 VOR 相位。这很有趣,在理论上,这也可能是最常见的 SHA 模式:正常的 VOR 增益伴随着长期异常的低频相位超前。这个假设性的案例展示了前庭系统的复杂性,以及在临床评估前庭系统时面临的挑战,特别是当同时评估外周和中枢系统时(例如,通过旋转椅测试)。

(三)VOR 对称性

VOR 对称性是指在向右旋转(顺时针 CW)和向左旋转(逆时针 CCW)时刺激下,VOR 增益相等的情况。补偿性 VOR 反应在 CW 和 CCW 旋转后产生,且反应方向与旋转方向相反。即当向右旋转时,VOR 引起眼震慢相向左,这时的增益可以与向左旋转引起眼震慢相向右的增益比较。通过比较 CW 和 CCW 旋转产生的 VOR 增益之间的关系,可以评估前庭系统的对称性。

1. 从正弦加速度计算 VOR 响应对称性　与 VOR 增益和相位的计算方法类似,每个周期的响应被汇总并平均,以形成一个所谓的"平均"慢相 VOR 响应图。然后,这些平均后的VOR 慢相响应会与平均的转椅刺激曲线一起绘制。与相位计算相似,对称性也是基于增益计算的,因此当 VOR 增益<0.15 时,需要考虑信号与噪声比(即频谱纯度)的影响。图 6-32 展示了 VOR 平均慢相数据的最佳拟合线,据此可以确定针对顺时针旋转和逆时针旋转时的平均慢相角速度的"峰值"(即 VOR 增益)。最佳拟合线揭示了顺时针旋转时眼震慢相的峰值角

速度为 $-40°/s$，而逆时针旋转时的峰值眼震慢相角速度为 $38°/s$。通过计算特定旋转频率下两个峰值角速度（PSEV）之间的比值，可以得出 VOR 对称性。VOR 对称性计算公式为：（向左旋转峰值与向右旋转峰值的绝对差值）除以（向左旋转峰值与向右旋转峰值的绝对和）乘以 100（图 6-32）。正值的不对称性反映了在向左旋转时的左向眼震，而负值的不对称性反映了在向右旋转时的右向眼震。

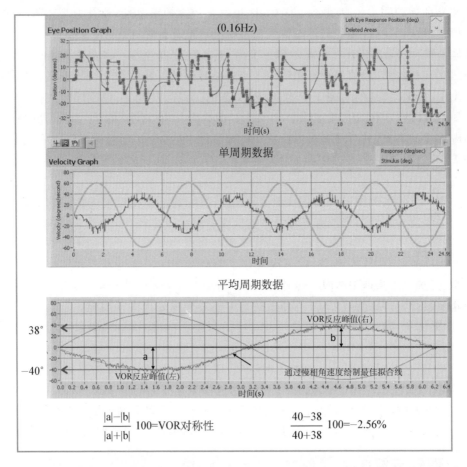

$$\frac{|a|-|b|}{|a|+|b|}100 = VOR对称性 \qquad \frac{40-38}{40+38}100 = -2.56\%$$

图 6-32　0.16Hz SHA 刺激的 VOR 响应。上半部分为单个周期数据，描绘了原始眼震追踪（上图）和眼震慢相角速度图（中间图）。下半部分为平均周期数据，描绘了转椅旋转和平均眼震慢相角速度的数据。平均眼震慢相角速度数据上有一条最佳拟合线。为向右旋转和向左旋转刺激的 VOR 增益，并给出 VOR 对称性计算公式和实例

2. VOR 对称性的解释　当头部旋转时，内耳两侧会独立地产生兴奋性和抑制性反应，因此不能仅凭 VOR 的对称性参数断定前庭系统的偏向性。实际上，VOR 的不对称性并不直接表示外周前庭系统功能偏弱的一侧，更多地反映了前庭系统对某一特定旋转方向或者更准确地说，对某一特定 VOR 慢相反应的生理偏好（Shepard & Telian,1996）。这种前庭偏好仅意味着系统对特定方向的旋转或运动有更明显的反应倾向。SHA 测试期间计算的 VOR 对称性，实际上与前庭双温试验中的优势偏向具有相似性。但需要注意的是，前庭双温试验中计算的优势偏向是基于眼震慢相角速度进行的，而命名则是依据快相（即眼震是向右还是向左）。

相比之下,旋转试验中的不对称性则是根据慢相角速度来计算和命名的。因此,前庭双温试验中向右的优势偏向(即左向慢相角速度)与旋转试验中向左旋转的不对称性(即左向慢相角速度)在概念上是相似的,反之亦然。

(1)VOR 不对称继发于急性外周前庭病:旋转不对称性常可见于外周急性前庭损伤未完全代偿时,即静态和动态都没有完全代偿。这种情况下,急性或亚急性的外周单侧前庭损伤在旋转刺激下会导致明显的动态不对称性,这是由于中枢神经系统的动态代偿未能完全实现。通常,旋转不对称大多数见于急性(或亚急性)外周单侧前庭性损伤。在急性单侧损伤期间,由于自发眼震和旋转动态的内耳偏向性的存在,存在旋转不对称性。在急性(和亚急性)损伤状态下,完整的内耳会使动态旋转下产生更强的慢相角速度,而损伤侧耳产生较弱的慢相角速度。此外,自发眼震的特定旋转方向会进一步增大不对称性,这是由于健侧耳的作用。例如,急性左侧外周损伤患者产生左向慢相角速度更大,而右向慢相角速度较小。这是由于完整的右耳在朝右旋转时能产生更大的左向慢相角速度。此外,如果出现急性右向自发眼震,也可导致左向慢相角速度更大,进而增强向左旋转的不对称性(请记住,单侧外周损伤可产生急性自发眼震,朝向健侧耳)。朝向损伤侧的左耳旋转时,情况相反(右向慢相角速度较小)。

在急性损伤期间,自发眼震通常引起不对称性,直至中枢神经系统代偿恢复神经放电的对称性为止。随着时间的推移,中枢代偿能够有效地解决静态(自发眼震)和动态(旋转)不对称性问题。值得注意的是,只有在外周单侧功能减弱的情况下,不对称性才会出现。在存在刺激性损伤(例如 Ménière 病)的情况下,所有关于不对称性和慢相角速度方向的讨论都将颠倒。因此,旋转的不对称性可能是外周或中枢因素的结果,确诊损伤的原因和前庭疾病的偏向性非常关键。因此,全面的前庭评估对于确定患者外周前庭的表型至关重要。此外,在急性(和亚急性)阶段,可观察到 VOR 增益的未完全代偿、低频 VOR 相位超前,甚至前庭双温试验的不对称性。

(2)继发于中枢病理的 VOR 不对称:VOR 的不对称性可能源于急性外周损伤后中枢神经系统的代偿不足。非因单侧能力下降或刺激性损伤引起的不对称性相对罕见,因此可能会造成诊断上的困惑。这类慢性或"特发性"的 VOR 偏差已报道为与外周和(或)中枢前庭系统损伤相关(Brey et al,2008b;Shepard & Telian,1996;Shepard et al,2016)。因此,在解释 VOR 的不对称性时应格外小心。然而,如果 VOR 增益正常,不存在单侧性杂质(噪声)或自发眼震,这种 VOR 不对称通常暗示存在慢性的前庭功能失代偿,可能指向孤立或广泛的中枢神经系统病变(Shepard & Telian,1996)。类似于外周损伤的不对称性,在这种情况下应有中枢病理的证据,因为中枢病理很少会有孤立的症状。

图 6-33 为一进行性中枢神经系统退行性疾病导致的持久性失代偿的外周单侧损伤病例。其特征为在整个旋转频率范围内,向左旋转时出现更强的右侧(正向)VOR 慢相不对称性。在此例中,VOR 增益处于正常范围,信号纯度非常好,评估时未观察到自发眼震,尽管已知存在右侧功能下降(数据未示)。对于这种类型的慢性外周单侧功能下降病例,观察到的旋转不对称性不应只解释为右侧功能减退。相反,这些数据提示,由于中枢神经系统的偏差,在向左旋转时前庭慢相眼震更加明显,尤其是在 VOR 增益正常且无自发眼震时。此外,包括中至高频率范围内显著延长的 VOR 相位超前、VOR 固视抑制失败(第 8 章将讨论)以及伴随的眼动异常在内的其他旋转测试数据,也与该患者退行性中枢神经系统疾病的特征相符。总之,这些数据表明患者存在右侧前庭不对称性的慢性失代偿,这基于患者的退行性中枢神经系统疾病,可能未能完全代偿先前的右侧外周前庭损伤。此外,这些发现也支持患者关于眩晕和头晕的主诉。

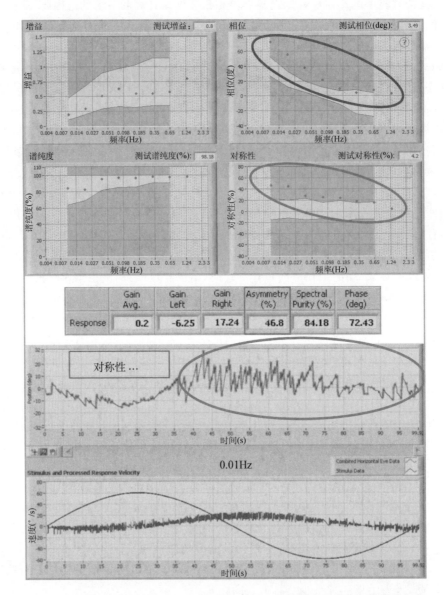

图 6-33 在整个频率范围内，VOR 明显不对称，向左旋转产生的右向慢相反应更强（椭圆突出显示）。0.01Hz 的不对称性显著，计算值 = + 46.8%，表明右向慢相分量比左向慢相分量强 46.8%（下图和方框）。百分比的不对称性取决于所测的旋转频率（上图中的椭圆）。VOR 增益正常，谱纯度极佳，VOR 低频到高频的相位超前（椭圆，上图）。总之，这些数据很可能与右侧持续存在的前庭病变失代偿一致（之前已出现）。未完全代偿很可能是患者的基础疾病——进行性 CNS 退行性疾病所致。CNS 病理表现包括：中-高频率（椭圆，上图）VOR 相位超前明显增加、旋转 VOR 固视抑制失败（未显示），眼动异常（未显示）

（3）VOR 对称性参考范围：关于 VOR 对称性，图 6-34 描绘了 60°峰速刺激时对称性的正常参考范围（平均值±2SD）。注意：2.0Hz 的异常大的方差是这个频率固有的。

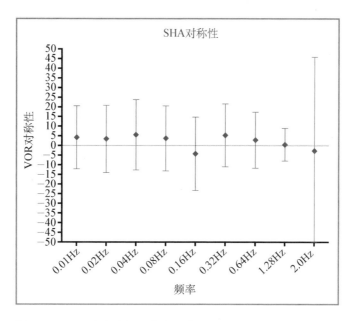

图 6-34　VOR 对称性的正常参考范围示从 0.01～2.0Hz 倍频频率的平均值(%)和两个标准偏差

（四）谱纯度

在所有行为和生理测试中，信噪比都是一个关键因素，而生物系统本身便是一个充满干扰的环境(Wall，1990)。VOR 增益也不例外，因为信噪比对 VOR 相位和对称性的准确测量至关重要。SHA 测试的三个主要参数——增益、相位和对称性——都高度依赖于良好的信噪比。在 SHA 测试中，信噪比也称为谱纯度。

1. 谱纯度计算　谱纯度衡量的是噪声与信号的百分比，即眼动反应相对于旋转刺激的信噪比。与 VOR 增益、相位和对称性的计算不同，谱纯度是通过比较眼动反应的主要功率与频率刺激的总功率之比计算。如果 VOR 反应弱，没有明显的 VOR 增益，谱纯度则会很差；相反，如果 VOR 增益处于正常范围内且反应中几乎没有噪声，眼动反应的基础频率功率与测试频率的基础频率功率会相近。在这种理想的反应记录条件下，期望的眼动反应不会受到任何生理性、随机性或跟踪噪声的影响。图 6-35 为 60°/s 峰值速度刺激下，谱纯度的两个标准差正常参考范围。

2. 谱纯度的临床解读　通常情况下，噪声水平越高，对真实反应的估计误差也就越大。影响眼震谱纯度的因素众多，其中最主要的是过度的眼动，因为会引入额外的能量。当 VOR 增益反应较低时，这种影响尤为明显，可能由病理状态或测试的频率较低所致。特别是在低频刺激下，由于生理上的低频增益本来就较低，所以频谱纯度问题更加突出，尤其是在未执行适当的认知任务（如持续的加减法）时。

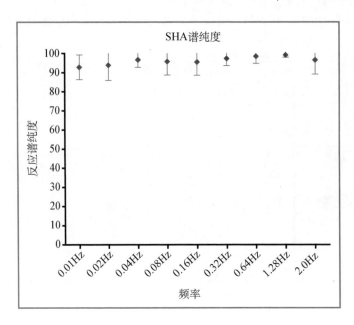

图 6-35　在 0.01~2.0Hz 的倍频范围内 SHA 谱纯度的正常参考
范围的平均值(%)和两个标准差。没有显示误差上限
条时,标准差的上限限制在 100%

即便 VOR 增益处于正常范围,如果谱纯度较差(低于 75%),在计算相位和对称性的"最佳拟合"数据时也可能引入误差(Cyr,Moore & Möller,1989)。在 SHA 测试中,其他引入过多噪声的次要因素包括随机的眼肌活动、电极记录自身的噪声(若使用角膜视网膜电位进行测量)、突触活动的波动,以及眼肌表现的简单变化(如眼位)(Wall,1990)。眼位和头位的变化也可以显著降低 VOR 增益(Fetter,Hain & Zee,1986)。具体而言,眼的垂直斜视(类似于贝尔现象)可以显著降低 VOR 增益。

3. 影响谱纯度的因素　高质量的谱纯度是旋转评估的关键目标。如第 5 章所述,多种因素可能对响应数据有不利影响。当数据的信噪比存在疑问时,应重复试验,力求提升数据的准确性。正如常言:"错误的输入必将导致错误的输出"。数据收集的首要目标应当是尽可能准确地捕获眼动反应,否则分析错误数据将毫无益处。无论是通过改善患者相关因素(如厌倦、闭眼、疲劳、压力、眼向上倾斜),还是调整记录参数(适当的眼动追踪阈值),确保数据的准确性应当是分析和解读前的首要条件。

4. 重复或不重复测试:案例介绍　就像在前庭双温测试中一样,SHA 测试中的智力任务对结果影响极大。不适当的任务可能降低结果的谱纯度或 VOR 增益。图 6-36 展示了一位患者进行两次 SHA 测试的结果,第一次患者执行的是简单且不频繁的任务(图 6-36A),而第二次检测中患者完成了更高级的智力任务,结果明显显示第二次测试中 VOR 增益显著提高(图6-36B)。

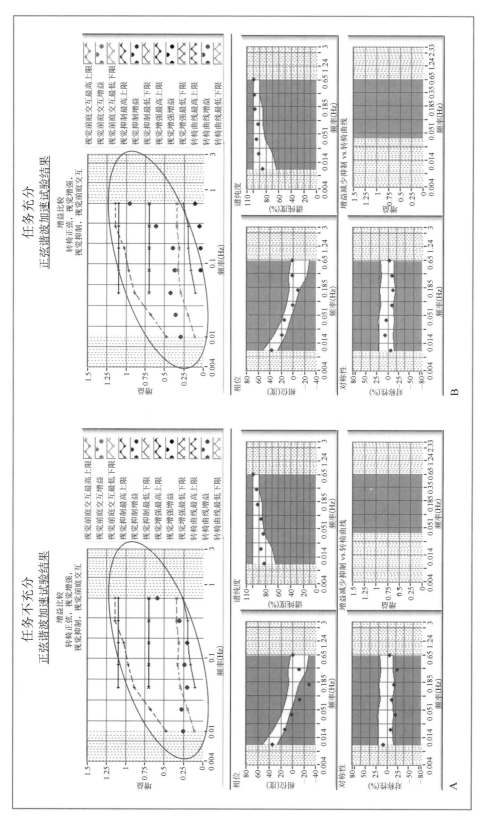

图6-36 同一患者约3小时后测试时心理抑制对VOR的影响。上图的图表为8个倍频(0.01~0.64Hz)的VOR增益(椭圆形)。虚线为制造商给出的标准参考范围。随访中VOR相位和对称性也得到改善，谱纯度有所提高(两个图表的下图)

注意：随访测试中，在中频范围内，VOR增益从低于正常值增加到正常范围。

决定是否需要对患者重新测试并不总是明确的。如果缺乏临床证据支持 VOR 增益可靠性,应重新检测。特别是,如果在之前的 SHA 测试中已经确定了正常的 VOR 反应,并且没有任何临床异常或颈部症状的历史,那么降低 VOR 反应的可能性较低,可以考虑重新测试。此外,患者的教育背景差异可能导致简单的智力任务刺激不足。重复测试显示 VOR 增益有显著提升(图 6-36B)。重新测试后,VOR 水平与之前的 VOR 增益反应更加一致,这强调了选择适当智力任务的重要性,以及不充分或不恰当的智力任务可能产生的负面影响。同时,也说明 VOR 增益的易变性,为前庭测量期间 VOR 增益固有高方差提供了一个很好的例证。

最后,这个例子强调了在解释患者数据时应保持谨慎。如果患者以前没有进行连续测试,而图 6-36A 中结果虽存在不一致性但未被质疑,这些结果也可能被认为有效。这可能为该患者的非特异性眩晕历史提供支持证据。但临床医生应始终记住,报告的眩晕历史并不能总保证或预测异常结果。此外,一个关键的迹象表明,这种情况下的低增益值是存疑的——缺乏历史结果,这些数据也没有显示任何与 VOR 增益损失相关的低频 VOR 相位异常($<0.04\,Hz$)。如前所述,低频 VOR 相位异常几乎总是与 VOR 增益损失相关联。如果在 VOR 低增益的情况下没有同时出现相位异常,应质疑 SHA 结果的准确性。

六、SHA 测试的临床应用

SHA 测试是旋转评估的核心部分。通过识别特定的 SHA"模式",可以促进前庭疾病的诊断,并深入理解前庭系统的外周及中枢生理机制。VOR 相位特别是在低频下的相位超前,对于解读前庭功能及其补偿机制至关重要。VOR 相位分析有助于评估速度存储机制的健全性,并提供有关历史前庭病变的细微线索。如前所述,低频 VOR 相位超前是 SHA 中最常见的异常现象。这种异常通常与正常的 VOR 增益和对称性一起出现,并且几乎总与过去已得到有效补偿的单侧前庭病变相关。虽然双侧前庭病变同样导致低频 VOR 相位超前,但双侧前庭疾病也可能使中低频率范围内的 VOR 增益下降,这是区分单侧和双侧疾病的一个关键点。尽管从 SHA 结果中无法直接推断出单侧疾病的偏向性,但结合其他临床指标可以更全面地理解这些情况。最终,SHA 测试有助于判断前庭疾病的严重程度。虽然传统上我们不会给前庭疾病贴上诸如轻、中、重等级别标签,但疾病影响的频率范围程度是一个重要的区别点,因为高频范围内残存的前庭反应可能为前庭康复提供重要基础。

(一)外周单侧前庭病的影响

SHA 测试结果显示,单侧前庭疾病可能使 VOR 增益处于正常范围的下限,即使是单侧完全的迷路切除术也很少导致 VOR 增益显著降低。如同预期,单侧前庭疾病对 VOR 相位的影响更为显著(Honrubia,Baloh,Yee & Jenkins,1980)。例如,左侧前庭神经切除手术后的 SHA 测试就是一个案例(图 6-37)。因为 SHA 测试同时刺激两侧迷路,因此整个系统的增益可以随时间得到有效补偿。这意味着眼动输出应该被视为整个前庭系统的反应,而非单侧迷路的结果。中枢系统能够有效补偿,并调整对外周输入不对称性的处理,因此正常迷路的反应在一定时间内足以产生正常范围内且对称的眼动。需要特别指出的是,低频 VOR 相位显著延长(图 6-37),这与先前讨论的预期模式一致。随着对速度存储依赖性的减少(频率在 $0.08\,Hz$ 及以上时),VOR 相位会回归至正常范围。这通常是 SHA 测试中最常见的 VOR 相

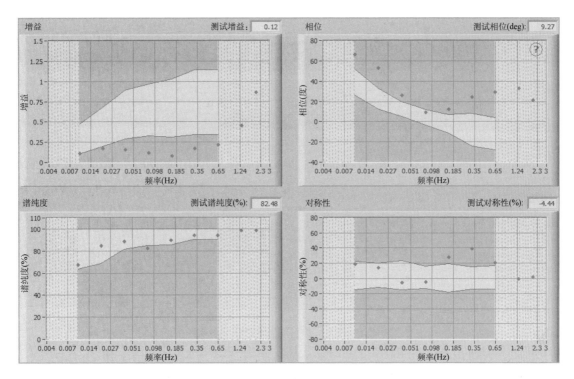

图 6-37　阵发性听神经瘤行单侧第Ⅷ对脑神经切除的患者,显示慢性 VOR 增益损失

位模式,也证明单侧前庭损伤已得到补偿。

　　在评估急性外周前庭疾病时,VOR 增益可能明显降低;但最明显的异常通常表现为偏向自发眼震方向的显著不对称性。在这种情况下,也可以观察到低频 VOR 相位超前。随着时间推移,增益响应会逐渐回归正常范围,不对称性也调整至正常水平。然而,低频 VOR 相位超前的异常延长可能依然存在。

(二)外周双侧前庭病的影响

　　相反,双侧前庭疾病对系统的整体输出有明显不利影响。这是因为即便是在单侧前庭功能受损的情况下(即使仅有一半正常的功能输入,如单侧外周病变),中枢系统也需要处理剩余的外周输入,以驱动眼动。一个典型的双侧前庭疾病例子是 VOR 增益完全丧失的情况,此时相位和对称性的计算变得无意义,任何由此计算得出的结果都应被忽略(图 6-38)。这是前庭反应完全丧失的例子。在另一个双侧前庭疾病案例中(图 6-39),可观察到低频 VOR 增益几乎完全缺失,而中到高频增益恢复到正常范围内,这也是 SHA 测试中的一个常见现象。这表明双侧前庭功能的完全或部分丧失。与听力系统中的频率依赖性损失类似,前庭系统也可能表现出类似情况,但以相反的方式出现。对相位和对称性的分析需要在有足够低频增益的基础上进行,得出的相位可能显著延长,并且如果不是非对称急性损伤,眼峰值反应降低的程度可能对称。

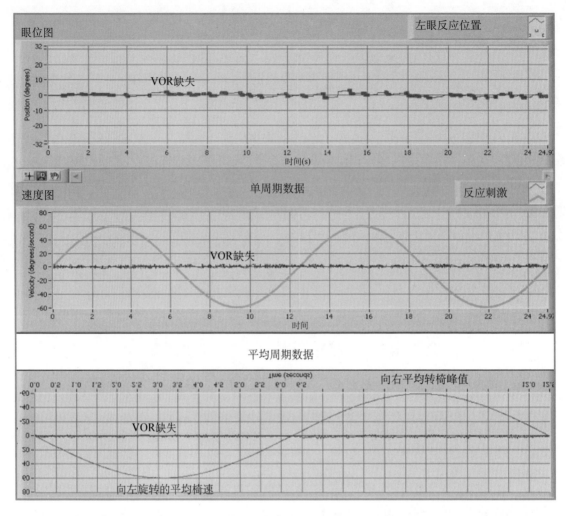

图 6-38　对正弦刺激的 VOR 缺失。上图存在轻微的左向自发性眼震。缺乏任何 VOR 反应(慢相眼速图)由单周期数据(中间图)和平均周期数据(下图)中的直线表示

(三)中枢病变的影响

图 6-40 是 VOR 相位超前缩短的实例。此时,VOR 增益可能保持在正常范围,减少甚至增高,而且很多时候,VOR 增益可能位于正常范围的上限。如前讨论,相位超前缩短(或异常的相位滞后)可能提示中枢处理异常,或者 VOR 中枢控制的异常。这种增强控制通常由中枢系统完成,尤其是小脑。若缺乏小脑的调节作用,可出现 VOR 相位和增益异常增加的现象,这与前庭双温反应过度活跃相似。虽然某些不规则现象可能由次级神经元间贡献,尤其是神经整合器的功能失调,但这一过程主要与小脑结节有关(Waespe et al,1985)。另一种情况是,中到高频率范围内(或整个频率范围)VOR 相位异常增加。中到高频率下 VOR 相位异常增加可能指示速度存储机制相关的中枢处理神经元的不当参与,因为速度存储需要延长低频下的 VOR 效率。中枢疾病可能不适当地调节这些机制,并创造出一种中枢处理环境,在此

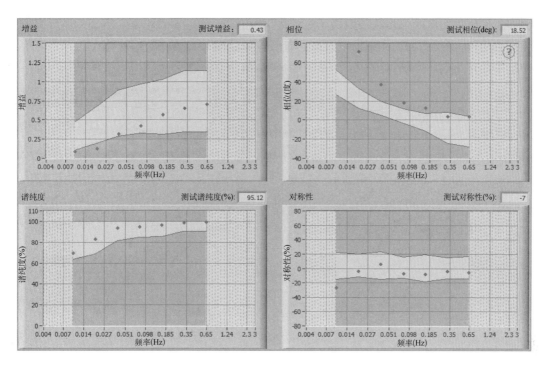

图 6-39　VOR 增益在 0.01～0.02Hz 范围内几乎完全丧失,在 0.04～0.64Hz 范围内恢复至正常。这些数据选自 1 例伴双侧温度试验反应丧失的 Ⅱ 型神经纤维瘤病患者

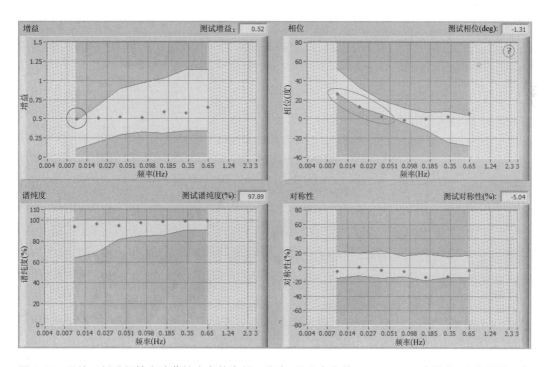

图 6-40　总结 1 例进行性小脑萎缩患者的资料。注意:孤立存在的 0.01Hz VOR 高增益(左上圆圈),伴 VOR 相位超前的异常降低(右上椭圆)。这两项均与患者的中枢病变相符

环境中,VOR 相位在中到高频范围内异常延长(或相对于加速度的相位滞后异常缩短),在这个频率范围内,外周系统无需中枢增强也能正常响应。图 6-41 展示了两个 VOR 相位在整个频率范围异常延长的案例,分别涉及 Chiari 畸形和 Lyme 病患者。

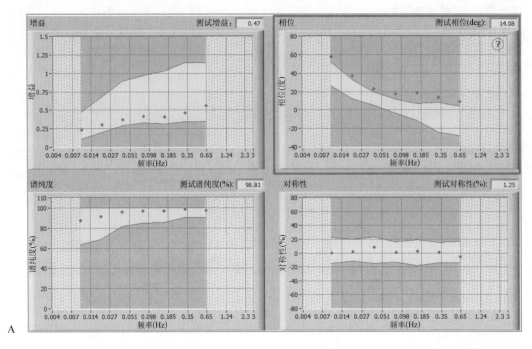

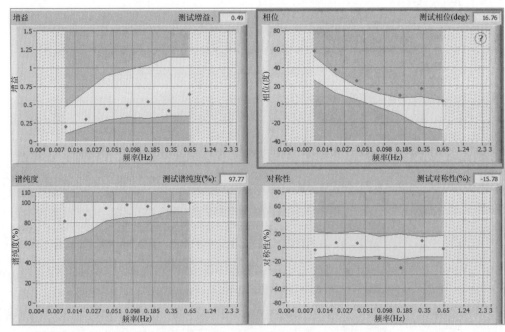

图 6-41　整个频率范围的 VOR 相位超前的两个示例。A. Chiari 畸形 Type I 患者。B. 患有 Lyme 病者。注意两个患者都表现出在正常范围内的 VOR 增益值。VOR 相位超前增加(矩形)延伸到中-高频率,特别是 VOR 增益正常时,提示异常 VOR 出现的中枢成分以及慢性失代偿性头晕

(四)临床结果总结

在综合评估中,外周单侧和双侧前庭损伤通常表现出独特的模式,这些模式在 SHA 增益上尤其明显,能够明显区分双侧损伤与单侧损伤。此外,单侧损伤在低频增益和相位参数上,也能与正常状态和双侧损伤区别开来。Baloh 和 Honrubia(2001)早期就对正常人群、单侧损伤和双侧前庭损伤患者的 SHA 增益和相位结果进行了比较研究。图 6-42 汇总了每个组别中每种响应参数的平均值和标准偏差,揭示了临床上在单侧或双侧前庭损伤情况下所获得的结果与预期之间的相对差异。

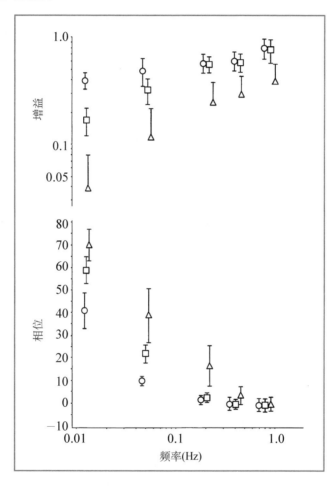

图 6-42　旋转平均值±标准差 VOR 增益和相位数据,比较单侧前庭功能障碍与双侧前庭功能障碍与正常前庭功能。圆圈表示 10 名正常受试者的数据;正方形表示 20 例已代偿的单侧前庭损伤(缺失单侧前庭双温反应)患者的数据;三角形表示 22 例外周双侧前庭损伤(前庭双温反应双侧均降低)患者的数据。速度表示为 100°/s 时 0.0125Hz;60°/s 时 0.05Hz 和 0.2Hz;30°/s 时 0.4Hz 和 0.8Hz。引自临床神经生理学前庭系统(第 4 版),R. W. Baloh, V. Honrubia, and K. A. Kerber,2011,New York,NY:Oxford University Press

　　总之,在有其他评估数据的情况下,重要的是要将 SHA 测试结果与其他评估数据结合起来解读。虽然 SHA 测试能提供关于前庭系统的最全面的评估信息,但为了获得一个完整的前庭功能评估,最好包括眼震图、眼动评估、前庭诱发肌源性电位、视频头部脉冲测试和(或)动态姿势图等多种测试,因为没有单一的前庭测试能全面覆盖整个前庭系统。就像前庭测试之间需要相互验证一样,旋转测试内部也需要进行类似的验证工作。特别需要注意的是相邻频率之间数据点的密切关系或相关性。虽然 SHA 测试中的单个异常数据点可能不具有明确的病理学意义,但两个相邻的异常数据点更有说服力。此外,将 SHA 结果与速度阶跃测试(见第 7 章)结合起来,可以提供更多的信息,帮助进一步明确前庭病变的性质。表 6-2 列出了与 SHA 测试相关的一些常见异常的关键点,而表 6-3 则提供了更多与外周或中枢损伤相关的常见 SHA 结果。

表 6-2　正弦谐波加速度(SHA)测试异常

参数	异常结果	可能的解释	排除因素
增益	低频(<0.04~0.08Hz)下的低 VOR 增益	1. 低频的异常相位超前和不对称性明显-受损侧失代偿 UVL 2. 无相位异常但对称性异常,可能刺激性或稳定病变(侧别不确定) 3. 没有其他异常和正常的谱纯度,可能 UVL 已代偿	警觉性不足
	所有频率的 VOR 增益低	1. 考虑到测试过程中都是双眼睁开(对称性和相位无法记录),可能为 BVL 2. 前庭毒性药物、衰老(通常是 65—70 岁)、罕见的脑干和(或)小脑退行性疾病(特别当前庭双温正常时)	警觉性不足,眼位受限,固视
	所有或大部分频率的 VOR 增益高	1. 小脑病变(伴眼运动异常) 2. 可见于偏头痛和内耳积水患者	药物治疗; 兴奋剂
相位	↑低频相位超前	1. 外周前庭器病变/前庭核病变 2. 伴随不对称,失代偿的 UVL(不对称侧) 3. 急性前庭器损伤;前庭积水	与阶跃试验和前庭双温比较
	↑高频相位超前	1. 中枢神经系统损伤(相关的眼动异常)	髓质侧综合征
	↓低/高频相位超前/滞后	2. 中枢神经系统损伤(合并眼动异常);考虑累及脑干或小脑后叶的病变;小脑小结	
对称性	SPV 不对称	1.2个或 2 个以上连续异常频率;类似于前庭双温试验的 DP(非定位病变部位,除非继发于自发眼震) 2. 伴低 Hz 相位超前,未代偿周围病变产生的不对称	病灶不稳定,相位正常

表 6-3 与病变部位相关的 SHA 异常

病变侧		可能反应	排除
外周	单侧	1. VOR 增益的初始降低可能影响到低、中、高频范围，尤其是在低频上表现更为显著 2. VOR 增益有可能在数天至数月内恢复至正常水平 3. 补偿之后，低频相位超前的增加通常持续存在，这反映了中枢神经整合器处理机制的永久性改变 4. 不对称的"偏向"通常由传入信号的不对称性引起。最初，前庭引起的眼震快相成分可能具有同侧性特征，但这可能随时间而改变，因此不太能准确反映损伤的侧别 5. 异常反应的严重程度往往随着周围病变的严重程度而变化 6. 即使 SHA 增益和对称性可能完全处于正常范围内，孤立的低频 VOR 相位超前也可能指示了已经代偿的单侧病变	谱纯度的降低通常与单侧病变的发生有关，可能导致初始的整体增益下降；此外，在分析结果时应考虑排除抗眩晕药物的影响，特别是如果患者仍在接受这类药物治疗
外周	双侧	1. 低频、中频、高频的增益均下降到正常范围的下限以下 2. 当增益恢复至正常范围时，通常仅见于较高的频率区段，这表明双侧前庭功能并未完全丧失 3. 相位超前的分布往往是随机的，尤其在低频区段更为明显 4. 当增益低于 0.15 时，对相位和对称性的数据应进行谨慎解读 5. 在增益表现不佳的频段中，谱纯度通常较低	对于警觉性不足、眼位限制，以及固视等情况，需要结合附加的测试结果（如眼动测试）来区分是外周性还是中枢性问题
中枢		1. 过度活跃的增益可能影响所有频率段，但常见于中央控制（如速度存储）需求较高的低频段，这通常指向小脑病变区域 2. 低增益现象，而无外周异常，是较为罕见的情况 3. 孤立的中低频相位超前（或贯穿所有频率范围），暗示中央速度存储机制在不须神经整合器介入的频率下处理不当 4. 偏倚（不对称性）的出现与否各有可能	与阶跃测试和前庭双温测试相比，中枢病变很少单独导致某一检查项目的异常。因此，在确定病因时，应综合考虑各种测试（例如眼动测试）的伴随异常

资料来源：改编自 Wall，1990。

七、SHA 测试的优点和局限性

SHA 测试是旋转评估的基础，但使用时也需意识到其优点和局限性。当前没有任何一种前庭评估工具能完美评估前庭病变，SHA 测试提供了大量有关外周和中枢前庭功能的信息，是前庭综合测试中不可或缺的一环。其主要优点包括传递刺激的精确性和稳定性，能够有效地监测代偿状态，识别残存的高频前庭功能，适用于儿童等。然而，正弦谐波加速度测试同时刺激两侧前庭迷路，对单侧前庭病变的识别和定位敏感性较差，特别是在慢性单侧疾病中，虽然急性疾病常导致与自发眼震一致的 VOR 不对称性。此外，SHA 测试在疾病特异性定位上可能存在限制，几乎没有前庭测试能准确地定位病灶，因为外周和中枢障碍均可导致 VOR 增益下降及相位和对称性的异常。尽管 SHA 结果能提供较好的辨别外周和中枢性疾病的依据，但在解释和病灶定位时仍须谨慎，通常需要通过前庭综合评估确定。

八、总　结

旋转试验中的 VOR 增益、相位、对称性三项指标应进行综合分析解读。附录 A 列出了从 0.01 至 2.0Hz 的 VOR 增益、相位、对称性及谱纯度的平均值及其标准偏差。在进行 SHA 分析时，了解不同结果类型可以更好地解读旋转数据。对结果的综合理解有助于拓展对 SHA 数据的分析。增进见解在进行速度阶跃测试、VOR 注视抑制测试及视-前庭增强测试等其他测试时，这一点尤为重要（第 8 章）。

VOR 的相位和对称性是基于增益计算的，当 VOR 增益处于 0.10 至 0.15（10％～15％）的范围内时，应谨慎解读。若 VOR 增益不存在或低于 0.10，应视为无效（Shepard & Telian，1996）。还需注意，因为 VOR 增益是基于前庭性眼震慢相计算，因此必须确保所记录的生理反应最佳，即没有任何干扰或伪影的影响。控制良好的谱纯度可以确保三个分析参数具有较好的再现性（Maes et al，2008）。由于其优良的可重复性，旋转试验目前认为是监测前庭功能随时间变化的有效工具。谐波加速度测试因其连续性刺激的特点，是监测前庭系统时间变化的最佳测试方法（Brey et al，2008b）。同时，使用旋转范式不仅可以跟踪前庭生理反应的损失，也可以评估中枢的代偿状态。

在广泛的频率范围内评估前庭反应能够更全面地评估前庭功能，特别是在双侧前庭功能缺失的情况下，高频前庭功能的残存更常见；这类似于听力评估能够识别出低频听力正常或接近正常但高频听力严重损失的情况。前庭系统损伤也展现出相似的频率依赖性。基于前庭双温反应断定出的前庭无反应，如同仅依据 8000Hz 的听力测试判定出听力完全丧失一样，都是不准确的。

综上所述，SHA 测试在前庭疾病的临床评估中扮演着重要的角色。随着眼动追踪技术和测试程序的持续改进，以及更为灵敏的分析方法的开发，SHA 评估将提供更强大和精确的前庭病变识别能力。

译者：吴子明　任丽丽　杜　一

第7章

速度阶跃试验VST

一、前　言

正如第 1 章所介绍，Róbert Bárány 在 1907 年首次采用速度阶跃试验（velocity step test，VST）评估前庭功能。尽管 Bárány 的旋转阶跃模式在过去几十年经历了一些变化，其核心原理依然未变。在现代临床实践中，VST 仍然作为旋转测试的一个重要部分。VST 不仅拓宽了我们对前庭系统的认识，对于理解前庭病理学也极为关键。将 SHA 测试和 VST 结合使用，可以更深入地探索外周及中枢前庭系统的工作机制。VST 还能有效评估水平 VOR 和速度存储机制，确认速度存储和神经整合功能的缺陷，识别外周不对称问题，监测或验证前庭中枢的代偿状态。患者通常对此测试有较好的接受度。VST 的主要局限在于耐受度，这在很大程度上取决于刺激的强度和速度。超过 300°/s 的转速对患者来说较难耐受，同时也受到技术条件的限制。

二、速度阶跃刺激

进行 VST 时，通过计算机设定的加速度范围为 $120°/s^2 \sim 200°/s^2$，以达到预定的恒定速度并维持一段时间。这一过程中，刺激信号可以精确地传递给处于直立坐姿的患者。对于想深入了解的读者，相关网站提供了两种常见的速度阶跃旋转视频，一种是较低旋转速度，另一种则是较高旋转速度。阶跃目标速度通常分为两种类型：低速阶跃刺激的目标速度设置为 60°/s，高速阶跃刺激目标速度则为 240°/s～300°/s（Brey，McPherson ＆ Lynch，2008a，2008b）。试验开始时，转椅突然加速到目标速度，并保持该速度旋转 60s，随后快速减速至 0°/s（静止状态），见图 7-1。

VST 在顺时针（CW）和逆时针（CCW）方向进行，包括快速加速至目标速度并从该速度减速的过程。每次刺激的周期通常为 60s，包括 4 个阶段：

1. 向右（顺时针方向）快速加速至设定的目标速度，并以该速度匀速旋转 60s。
2. 从向右的恒速旋转中突然减速至 0°/s（静止），并保持静止 60s。
3. 向左（逆时针方向）快速加速至设定的目标速度，并以该速度匀速旋转 60s。
4. 从向左的恒速旋转中突然减速至 0°/s（静止），并保持静止 60s。

图 7-2 为一次完整的刺激范式。当正常的前庭系统接受这种旋转刺激时，无论是旋转过程中还是旋转后，都会在两个方向上产生 VOR 眼震。接下来的部分将进一步讨论这种生理反应的细节。重要的是要理解 VST 的两个关键组成部分：加速（及减速）刺激和恒速刺激。

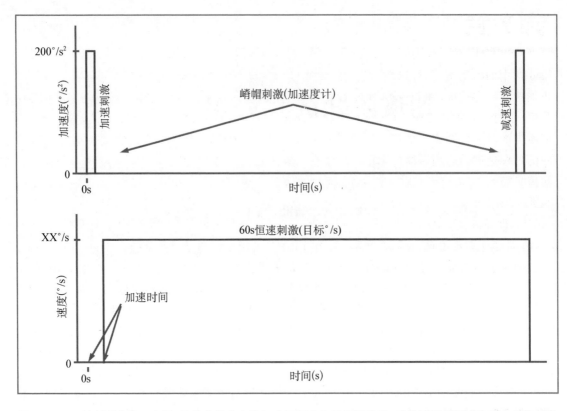

图7-1　VST的刺激特征。上图:从静止状态突然加速至恒定角速度的过程,以及随后从恒定角速度减速至停止的过程。刺激持续的时间由目标角速度决定。下图:在加速完成后立即出现的持续且恒定的角速度刺激。加速至目标速度所需的时间和目标速度本身仅为示例,实际取决于选择的测试范式

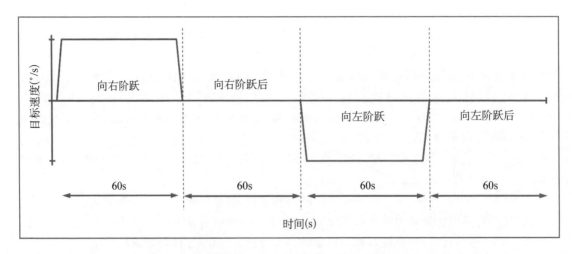

图7-2　VST中每60秒周期的示意图,包括向右和向左的阶跃刺激(通过垂直虚线区分)

（一）阶跃加速（和减速）刺激

VST 的核心原理在于刺激的性质。突然的加速（或减速）构成了阶跃刺激的核心。通过第 6 章中的汽车例子，可以更好地理解加速度与速度之间的区别。加速度描述的是汽车从静止加速到特定速度（如 60 英里/小时）的过程，而速度则指的是汽车达到的目标速度，例如 60 英里/小时。在加速度恒定的情况下，如果目标速度提升到 100 英里/小时，汽车达到该目标速度所需的时间也会相应增长。这正是速度阶跃刺激的基本逻辑。在相同的加速度条件下，不同的目标速度会影响转椅达到该速度所需的时间长度。例，对于较低的目标角速度 60°/s，转椅只需约 0.3s 就可以在 200°/s² 的加速度下达到目标速度。然而，对于更高的目标角速度 240°/s，则需要 1.2s 才能在同样的加速度下达到目标速度。这意味着，为了从 60°/s 加速到 240°/s，即速度提高 180°/s，转椅需要额外的 0.9s 才能完成加速。因此，在同等加速度的作用下，嵴帽也将需要相同的时间达到该速度。

加速阶段因而成为 VST 中极为关键的一环，计算加速到达目标速度所需的时间公式为：

$$t = \frac{Vf - Vi}{\text{加速}}$$

$$其中：Vf = 最终速度（目标速度）$$

$$Vi = 初始速度（0°/s）$$

$$加速度 = 200°/s^2$$

$$t = 时间$$

图 7-3 为共同加速度刺激（200°/s²）下，达到不同目标角速度与所需时间的关系。这种关系是线性的。理解了加速度与速度之间的联系后，VST 的概念就简单明了了。关键在于考察较长时间的加速刺激如何影响嵴帽的黏弹性特性及其对总体输出（即 VOR 眼震）的作用。

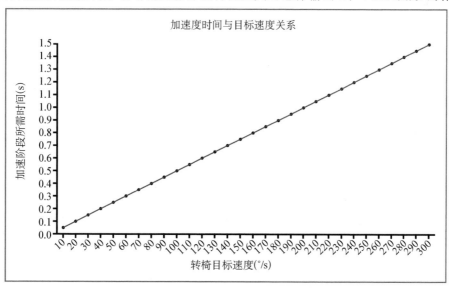

图 7-3　加速时间与转椅目标速度之间的线性关系。其中加速度固定为 200°/s²，目标角速度按°/s 计量，呈现出每增加 0.5s，速度增加 10°/s 的线性增长模式

(二)速度阶跃刺激

速度阶跃刺激的一个关键特点是其目标速度的持续性,这与 SHA 测试及日常活动中经历的短暂转头动作形成鲜明对比。在 SHA 测试和日常活动中,前庭系统经常遭遇的是短暂的、变化不定的加速度。除了在游乐场设施上、偶尔陪孩子旋转玩耍或进行让人眩晕的游戏等特定情况外,前庭系统很少遇到持续且恒定的角速度刺激。持续的旋转对前庭系统来说不常见,且非自然情况存在,但在临床研究中具有一定的价值,因为其提供了研究中枢速度存储机制的方法。在目标速度较低的阶跃刺激中尤为明显,这一点将在本章后续部分进行更深入的讨论。

三、速度阶跃的生理反应

(一)嵴帽的反应

如前所述,嵴帽的力学反应是对加速度变化的偏移反应,无论是加速还是减速。这与第 6 章所述的 SHA 原理一致,明确地表明嵴帽作为一个加速度计,而非速度计,仅对加速度变化做出反应,而不是速度的变化。只要速度保持不变,即便是在加速后进行的持续、恒定旋转中,嵴帽自然会回到其初始静止位置。正如之前汽车例子所述,只有在汽车因加油而加速或因上坡而减速时,前庭系统才能感知到运动的变化。这正是 VST 基本原理所在:在一个方向上突然加速,然后保持恒速(不变),随后突然减速到停止(速度为 0),然后在相反方向重复同样的加速和减速过程(图 7-2)。

在低速 VST 中,转椅的快速加速和减速目标速度一般设置为 60°/s。这类角速度刺激相对较弱,如前所述,此时嵴帽的角加速时间仅为 0.3s。虽然加速度刺激较为剧烈,但嵴帽所承受的偏转力作用时间较短,偏移幅度也较小。与之相比,较高速度的阶跃目标速度(例如 240°/s)所需的加速时间达 1.2s,嵴帽承受加速度作用的时间延长至原来的 3 倍,根据嵴帽力学的钟摆模型,嵴帽会因加速度作用而偏移更大的角度。这在 Baloh & Honrubia 的研究中有所体现。该概念是 VST 关键理论的一部分,后文将进一步讨论长短时间加速刺激的不同影响。

(二)传入响应

向右阶跃刺激使嵴帽向左偏移,产生左向慢相眼震和右向归位的快相眼震。这与之前在 SHA 测试中观察到的眼震现象一致,即眼震方向与旋转刺激方向相同。此处主要关注由于向右阶跃刺激引发的左向慢相反应,以及向左阶跃刺激后产生的右向慢相反应。图 7-4 为向右和向左加速刺激产生的眼震现象,这一现象相对容易理解,与第 6 章讨论的 SHA 刺激类似。然而,当转椅突然减速停止时,情况将完全逆转。根据牛顿第一定律,除非受到外力作用,否则物体将继续以恒定速度运动。因此,当嵴帽以恒速运动时,如果转椅突然停止旋转,嵴帽将受到与先前速度方向相同的推动力。也就是说,如果转椅以恒定速度向右旋转后突然减速到停止,嵴帽将会立刻向右偏移,产生左向眼震。这种嵴帽的偏移实质上等同于向左的加速度作用。这时产生的生理反应与突然向左加速的情况相似。实际上,即便转椅速度降至 0°/s,仍可能引发短暂的主观眩晕感。

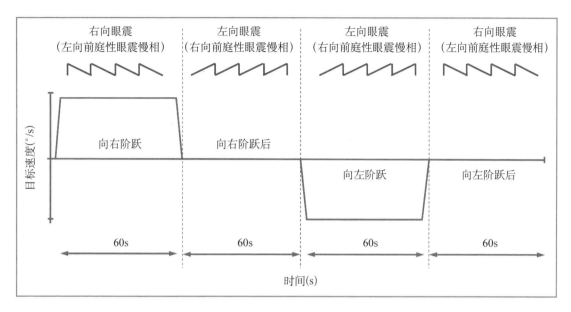

图7-4 阶跃范式,每60秒可出现向右和向左的阶跃刺激(用垂直虚线分隔)。每个阶跃刺激前后,分别出现向右和向左的眼震反应

因此,在向左或向右单次阶跃刺激的响应中,会出现两种相反方向的慢相眼震反应:一种是加速引起的,另一种是减速引起的。因此,一个完整的VST会产生四种慢相眼震反应,如图7-4所示,具体包括:①向右加速产生的慢相眼震向左(右向眼震);②向右减速产生的慢相眼震向右(左向眼震);③向左加速产生的慢相眼震向右(左向眼震);④向左减速产生的慢相眼震向左(右向眼震)。

图7-4为在每个60s的周期内,通过向右和向左的阶跃刺激(以垂直虚线分隔)引发的眼震反应。图中显示了两种加速和减速刺激下的眼震反应。在旋转测试分析中,主要关注眼震的慢相部分。分析设备将在每个阶跃反应下方绘制眼震的慢相分量,这与SHA测试中绘制慢相分量的处理方法完全一致。

(三)VOR的生理响应

正常情况下,在加速或减速作用下,嵴帽的偏转引起静纤毛束的偏移,底部毛细胞产生极化或去极化反应,导致传入神经的活动改变(Schwarz & Tomlinson,2005)。随后,双侧前庭神经的相对变化使前庭中枢神经失去对称性,产生持续的眼震。在加速或减速刺激下,嵴帽产生一定程度的偏转。根据嵴帽钟摆模型,嵴帽的偏斜程度与加速度刺激成线性关系(Baloh & Honrubia,1990)。在持续加速的阶跃刺激期间,只要水平半规管的嵴帽保持偏转状态,就能维持传入神经的不对称性及其引发的眼震。嵴帽受到加速或减速力作用的时间越长,偏转程度越大,引发的驱动力也越强。相应地,产生的眼震与嵴帽的偏斜程度和神经不对称程度成正比,因此,更高速度的阶跃刺激也会产生更高的眼震慢相角速度,其峰值响应出现在加速后嵴帽达到最大偏转时刻。图7-5为向右加速度后立即出现的眼震峰值反应。

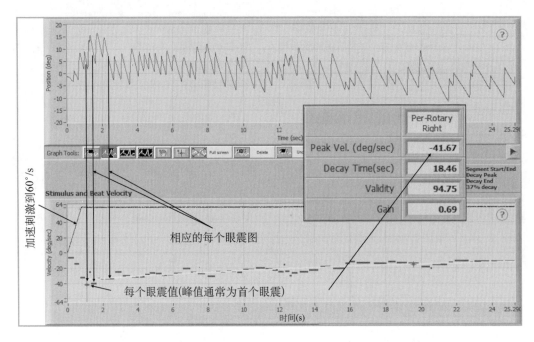

图 7-5　VOR 对向右加速以及加速至匀速旋转(60°/s)的反应。上图为眼震图的衰减过程。下图为与
上图右向眼震图的衰减相关的 SPV 时间锁定图。实线为椅速。下方每个图对应上方图中的
一个独立的眼震(标注为向下箭)。图表示这一阶跃响应的眼速峰值和时间衰减常数

在加速或减速力停止作用后,嵴帽将缓慢返回到其自然位置。在 VST 中,即使在达到目标速度后刺激以匀速继续存在,嵴帽也会立即回到直立位。根据钟摆模型,没有加速度的情况下,嵴帽受到黏弹性的影响,在 4~7s 内回归至静止位置(Baloh & Honrubia,2001,Baloh,Honrubia,Kerber,2011;Brey,McPherson,Lynch,2008b;Leigh & Zee,2006)。据此,可以推断产生的眼震随着嵴帽黏弹性恢复至静止位置而迅速衰减(Baloh & Honrubia,1998;Baloh,Honrubia,Kerber,2011)。理论上,当传入神经活动恢复至基线状态时,眼震应完全消失。但在实际观测中,记录到的眼震持续时间远超 4~7s 的嵴帽恢复时间(Stockwell & Bojrab,1997a)。图 7-6 示向右阶跃刺激引起的右向眼震持续时间可达 50s。这说明除了嵴帽的物理力学外,VOR 反应的持续也受到速度存储机制和神经整合器作用的影响,这有助于理解 VOR 的持续反应以及其临床意义,即 VOR 时间衰减常数[time-decay constant,TC(Raphan,Matsuo,& Cohen,1979)],后续会在低速 VST 部分详细讨论。

(四)低速与高速阶跃刺激

在低速和高速的 VST 中,主要的区别在于目标速度的不同,这两个不同的目标速度结果之间可能存在显著的临床差异。根本上,目标速度决定了嵴帽的偏转程度和加速度的持续时间;加速持续时间越长,嵴帽的偏转程度也越大,进而导致传入驱动力增强。这也意味着,在高速 VST 中,由于加速时间显著增长,嵴帽几乎达到最大偏移,这时被动刺激侧的抑制性反应几乎完全饱和,而眼震主要由刺激侧的兴奋性反应引起。因此,通过比较每个阶跃刺激后的兴奋反应,可以大致评估迷路的对称性。

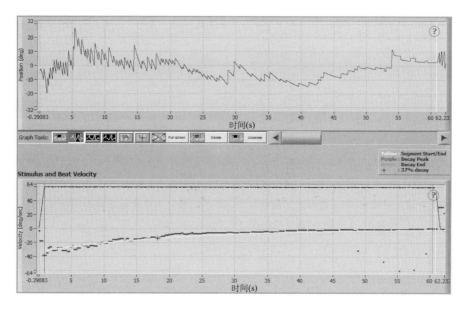

图 7-6　VOR 对向右加速至目标速度 60°/s 并匀速旋转的反应。上图为原始眼震图的衰减情况。下图为与上图中原始右向眼震(慢相)相关的衰减(左向)时间锁定图。实线示椅速

由于每个测试之间的结果测量值存在显著差异(低速和高速),因此将分别讨论每种测试。

四、低速 VST

(一)眼震反应

低速 VST 主要用于评估眼震在突然向右(顺时针)和向左(逆时针)加速(及减速)时的衰减速率(Brey et al,2008b)。测试通常采用 60°/s 作为标准目标速度,衰减速率的参考数据也基于这一速度进行设定。图 7-7 给出了一个 60°/s 旋转测试的实例,包括了向右的 VST 后接向左的 VST,每次旋转之后均有 60s 的记录间隔,以捕捉间隔期间的眼震反应。图 7-8 为每次阶跃刺激后正常的眼震反应,而图 7-9 示加速至 60°/s 目标速度时向右和向左的眼震反应的放大视图(图 7-10 示减速阶段的眼震反应)。向右加速时,可以清晰观察到右向眼震。以向右加速为例(上图 A),测量每个眼震的慢相部分,并将其直接绘制在原始眼震图下方。在加速刺激结束时,眼震的峰值几乎同时出现。以向右阶跃刺激为例(图 7-9),眼震在约 1s 时达到最强,速度为 $-41.67°/s$,这一重要数据点称为 SPV 峰值。在接下来匀速旋转的 60s 期间,绘制出每个 SPV,可以看到眼震强度缓慢下降,并与记录到的原始眼震强度下降相匹配。尽管旋转速度保持恒定,但眼震大约在 50s 内完全衰减,如图 7-8 所示。这种眼震衰减是速度阶跃分析的第二个关键数据点,称为眼震的时间衰减。向左的阶跃刺激产生的反应也相似,只是眼震方向相反。

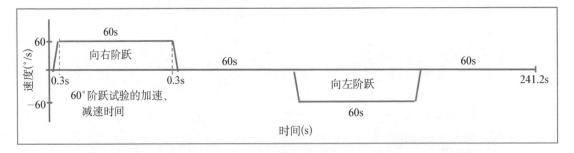

图 7-7 60°/s 阶跃范式,每隔 60 秒进行一次向右和向左的阶跃刺激。X 轴表示时间(s),Y 轴表示速度(°/s)。无论是加速还是减速,刺激的恒定加速度都为 200°/s^2,每个加速或减速的周期都是 0.3s。整个测试的总时长,包括每 60 秒的加速、减速以及匀速阶段,累计为 241.2s

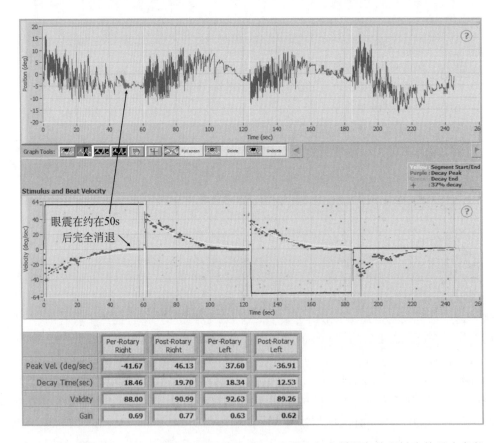

	Per-Rotary Right	Post-Rotary Right	Per-Rotary Left	Post-Rotary Left
Peak Vel. (deg/sec)	-41.67	46.13	37.60	-36.91
Decay Time(sec)	18.46	19.70	18.34	12.53
Validity	88.00	90.99	92.63	89.26
Gain	0.69	0.77	0.63	0.62

图 7-8 正常的 60°/s VST(在校正/删除噪声后)。下图为每个刺激条件所对应的反应参数(例如,峰值 SPV)。实线代表椅速

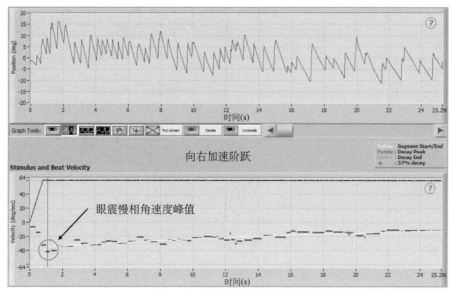

A

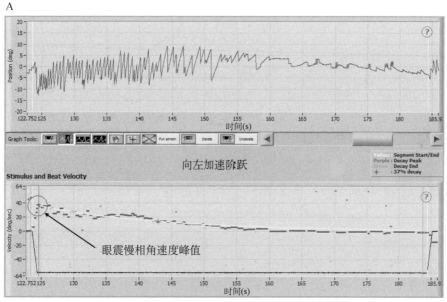

B

图 7-9 向右(A)和向左(B)阶跃加速刺激及其相应的眼震反应。向右加速产生右向眼震,向左加速则产生左向眼震。在每个眼震原始轨迹的下方,分别绘制了眼震的慢相成分。A 部分显示的是左(负)向眼震慢相的衰减过程,而 B 部分则展示了右(正)向眼震慢相的衰减。加速后的粉色垂直线标示了眼震慢相的峰值(最大点)。通过绘制眼震慢相分量的衰减图,形成了一条最佳拟合线

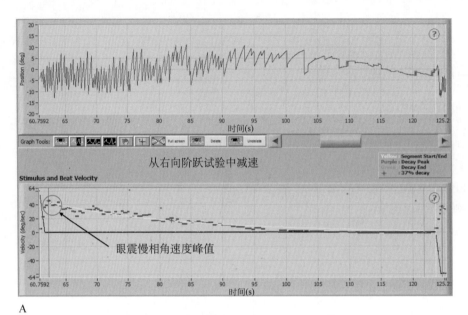

A

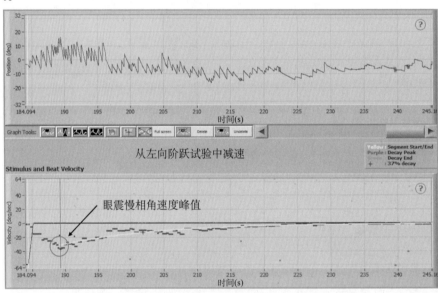

B

图 7-10　向右(A)和向左(B)减速阶跃刺激后的眼震反应。向右减速后观察到左向眼
　　　　震,向左减速后则观察到右向眼震。在每个眼震的原始轨迹下方,绘制了眼震
　　　　的慢相成分。A 部分表示右向(正值)眼震的慢相衰减,而 B 部分表示左向(负
　　　　值)眼震的慢相衰减。加速结束后的垂直线标出了眼震的峰值(最大值)。通
　　　　过分析眼震慢相分量的衰减图,绘制出了一条最佳拟合线

图 7-10 示向右和向左减速至 $0°/s$ 后眼震反应的放大视图。在向右减速之后，可以清楚地看到左向眼震。前庭慢相成分的绘制方法与加速后的处理相同。请注意眼震原始轨迹的衰减模式，以及与每个慢相前庭成分图的相似性。向左减速后，出现的右向眼震与此相同。

（二）低速阶跃响应参数

在低速目标速度 $60°/s$ 设置下的突然加速（通常范围在 $120°/s^2 \sim 200°/s^2$）之后，眼震迅速达到峰值，然后随时间缓慢衰减。在低速 VST 中，眼震的主要响应参数是加速或减速后眼震峰值的时间衰减，该内容将在后续进一步讨论。

除了分析眼震慢相的时间衰减之外，还可以计算 VOR 响应的峰值增益，尽管这一参数的重要性相对较小。VOR 响应的峰值增益计算方法与 SHA 测试的增益计算相似。即 SPV 峰值除以转椅的目标速度（本例中为 $60°/s$）。例如，如果峰值 SPV 为 $40°/s$，则响应增益为 0.67，即 67％。与 SHA 测试的增益一样，VST 中的 VOR 增益有助于验证眼震反应衰减时间，并判断反应的稳定性。如同 SHA 测试，如果 VOR 增益在加速或减速后不足，计算 VOR 时间衰减常数可能是无效或不可靠的，很大程度上因为眼震强度不足，无法准确识别和计算出适当的衰减反应。

与 SHA 测试相似，在 VOR 峰值增益值接近或低于 15％ 的情况下，在进一步实验之前，需要首先仔细审查眼震反应的谱纯度。目前，对于正常低速阶跃增益的参考值范围并没有标准。一些研究机构会将低速阶跃增益与高速阶跃增益结合使用来评估单侧外周前庭疾病的代偿状态，将在后续高速 VST 部分中详细介绍。同样，当一个或两个方向的加速刺激后观察到 VOR 增益显著降低，并且不存在任何噪声或干扰信号时，分析任何响应参数，如时间衰减常数时都应保持谨慎——即使在 VOR 增益较低的情况下，时间衰减响应可能呈现异常。

（三）VOR 时间常数

低速 VST 主要用于评估眼震衰减速率；其时间常数，单位为 s，指的是眼震的慢相速度（SPV）衰减至其峰值的 37％，或衰减了 63％ 所需的时间（Stockwell & Bojrab，1997a）。

1. 37％ 的 VOR 时间衰减常数有什么意义？　很多学生对于为什么选择 37％ 这个比例感到好奇，其实解释相当简单。时间衰减常数是用来定义自然对数函数能量（或有时是增益）衰减的一个概念，在物理、药理、气象、神经生理学乃至电子学等多个学科中都有应用。线性衰减的定义很直接，仅须将垂直移动的部分除以水平移动的部分，即可得到该函数的斜率（图 7-11）。自然对数函数的衰减（图 7-12）则不易直观理解，因此需要采用不同的定义方式。

如图 7-8 所示，眼震的衰减是非线性的，呈现一种弯曲的路径。这种非线性函数的衰减（或称为"斜率"）通常被称为时间衰减常数，其定义基于自然对数底数的倒数。自然对数底数是"e"或称为欧拉数（实际上，自然对数 logX 应表示为 logeX，但在书写自然对数方程时，底数"e"通常是省略的）。因此，更准确地说，一个系统下降到其初始值的 37％（即 e 的倒数）所需的时间，就是该自然对数系统时间衰减（或眼震衰减）的时间衰减常数，或者简单地表示为：

$$\frac{1}{e}$$

式中 e（欧拉数）＝2.718；因此：

$$\frac{1}{2.718} = 0.37, \text{or } 37\%$$

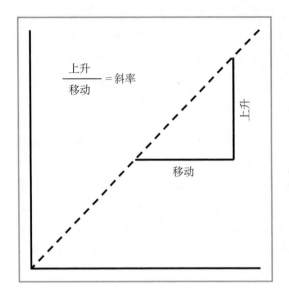

图 7-11　线性方程斜率的计算

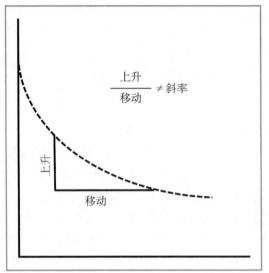

图 7-12　当确定线性函数的斜率时,非线性方程斜率的计算不遵循相同的规则

　　这种非线性衰减通常通过自然对数衰减函数定义,其原理与线性函数的斜率(上升除以移动)相似。一个读者较熟悉的非线性时间衰减响应示例是药物的半衰期,描述了药物浓度在体内按非线性规律递减的速率。尽管这两种衰减过程在概念上相似,但实际上,时间衰减常数的长度通常比药物半衰期要稍长一些。时间衰减常数并不代表非线性系统中能量完全的损耗,而只描述了能量减少的一部分(大约 63%)。大部分生理系统的响应从最高点衰减到几乎完全耗尽,通常需要三个时间衰减常数(Leigh & Zee,2006)。但在报告时间衰减时,通常只提到一个时间衰减常数,讨论时间衰减常数时一般也会省略掉“一个”这个词,除非是特指超过一个的时间衰减常数。

　　2. 计算时间衰减常数　计算 VOR 的时间常数前,需要进行信噪比分析并剔除误差数据。大多数软件算法能够自动计算 VOR 的时间常数,这一过程中,算法会自动寻找合适的前庭慢相斜率并据此计算眼震的衰减,不论是负斜率(对应右向眼震)还是正斜率(对应左向眼震),见图 7-13。比如,在向右加速时,软件会分析所有向右的眼震(慢相向左的部分),过滤掉所有原始眼震中斜率为正的部分,包括所有快相(因为快相的斜率始终为正)。反之,软件也能够识别并测量原始眼震轨迹中的所有负斜率部分。尽管大多数软件在过滤和测量右向眼震的负慢相方面相对准确,但有时可能会错误地将具有负斜率的“噪声”误认为是右向眼震的慢相(图 7-14)。这种误判可能严重影响分析结果,导致信噪比大幅下降,而这些“分析噪声”的强度通常非常高或非常低,远远超出实际眼震的范围。因此,任何分析错误或整个衰减响应中包含的误差和噪声都应该修正或删除。

　　在逆时针(向左)的阶跃加速实验中,情况也相似。尽管软件默认设置为分析向左的眼震(即慢相向右),但会过滤掉所有原始眼震中的负斜率反应和所有快相部分中的负斜率。相反,软件会识别并计算原始眼震轨迹中表现为正斜率的剩余部分。

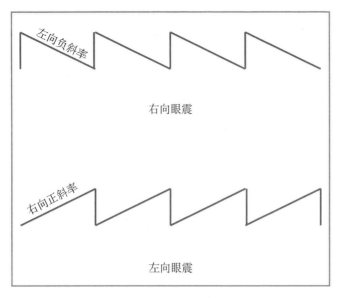

图 7-13 右向和左向眼震的眼震慢相分量的方向。眼震的慢相成分是在（前庭）旋转试验中分析的眼震部分

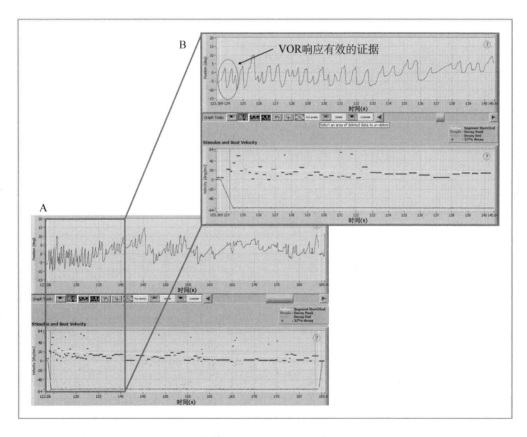

图 7-14 噪声对 SPV 响应的确定和计算影响的示例。图 A 描述了向左加速时 VOR 的整个响应。B. 123～140s 的部分反应放大图。图 B 的圆圈标出的部分指示了有效的 VOR 反应。然而，整个过程中包含的不稳定的噪声（扫视侵入和眼球抖动）极大地干扰了算法识别实际的慢相位成分和区分正斜率噪声的能力

在分析速度阶跃测试数据之前，有必要先确定一个关键的数据点，即确认峰值 SPV。由于时间衰减常数是基于峰值 SPV 计算的，因此准确识别和选择峰值 SPV 至关重要。VOR 的峰值反应通常在加速（或减速）刺激后立即出现，例如，在目标速度为 60°/s 的情况下，峰值 SPV 一般在加速（或减速）开始后的 0.2～0.5s 内出现，此时的信噪比应尽可能高。但在实践中，眼震的峰值反应常常被眨眼的伪影、闭眼或由眼部噪声引起的误差掩盖。因此，在进一步分析数据之前，必须仔细识别真实和准确的峰值 SPV，并清除或纠正这些误差数据。以下是一些由噪声引起的阶跃响应示例。如第 5 章所述，临床医师在处理和分析数据时的介入很有必要，特别是阶跃测试数据。接下来将讨论阶跃分析中的一些常见误差。

在确认了 VOR 峰值响应之后，便可计算时间衰减常数（图 7-15），只需从峰值响应中减去 63％即可。例如，如果向右加速后的 VOR 眼震峰值为 40°/s（相当于向右加速的 VST 增益为 0.666 或 67％），那么 40°/s 的 63％为 14.8°/s。从而，眼震响应从其峰值 40°/s 衰减至 14.8°/s 所需的时间即为一个时间衰减常数。以图 7-15 为例，该时间约为 18.47s。接下来，采用同样的方法处理其他三个阶跃刺激——向右减速、向左加速以及向左减速。

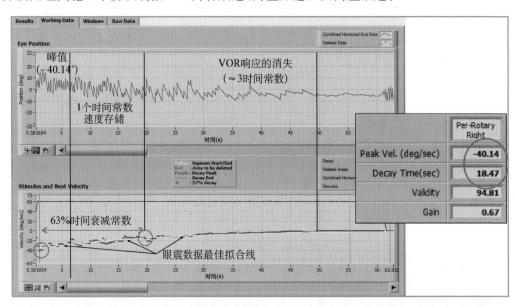

图 7-15　以 60°/s 的目标速度向右加速和匀速旋转的 VOR 反应的例子。上图为原始眼震的衰减情况，下图为 SPV 反应。图表显示这一阶跃响应的峰值角速度和衰减时间常数。分析和识别的参数包括：峰值反应、VOR 时间衰减常数，以及眼震的衰减（通常在三个时间常数之后）

为了测量眼震衰减的时间，大部分软件算法会从眼震慢相峰值开始，通过已保留的整个眼震慢相（快相已被剔除），绘制一条最佳拟合线（如图 7-15 中的拟合曲线所示）。这条最佳拟合线可以帮助确定从峰值到其 37％所需的时间，即时间衰减常数，在报告中进行标注。图 7-15 示意了采用最佳拟合线测定的 SPV 衰减过程。

3. 计算时间衰减常数的关键误差　在确定时间衰减常数时，可能遇到一些常见的误差，前文曾提及。首先，外部噪声可能会影响眼震图的最佳拟合线，导致误判衰减速率。例如，图 7-16 展示了一个未经数据清理的案例，其中上方的最佳拟合线受到异常数据的"拉升"，结果是错误地延长了衰减时间。这种情况下，如果最初未清理的数据被判断为"正常"，而清理后的数据却显示为"异常"，会引起误解。虽然尚未讨论60°阶跃试验中的"异常"情况，但图7-16展示了一个"异常"的示例。图7-17和图7-18进一步说明了去除任何不相关噪声并清理整个数据响应会改变时间衰减常数的计算结果。此外，图7-18还展示了清理数据后原本"正常"的60°阶跃响应变为"异常"的情形。

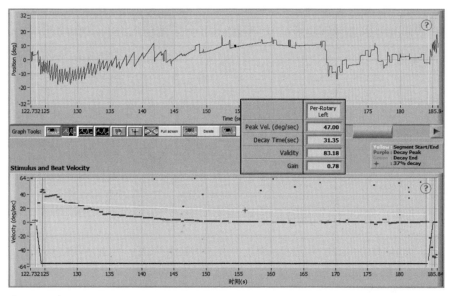

A

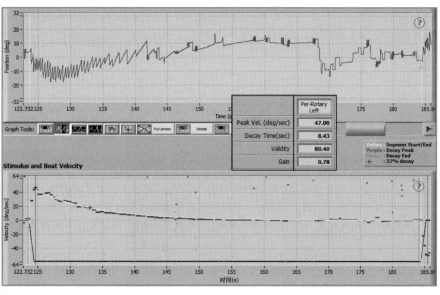

B

图 7-16　使用SPV图说明噪声对时间衰减计算的影响。A. 受阶跃间隔的中后期出现的外部噪声影响，慢相速度的最佳拟合线显著提高，导致时间衰减常数变长，达31.35s。B. 分析时删除了多余的噪声，用修正后数据校正，SPV的最佳拟合线更接近原始数据，且修正的时间衰减也降低到8.43s。对数据"清理"后的时间衰减常数在正常范围内。（本例的峰值SPV不需调整）

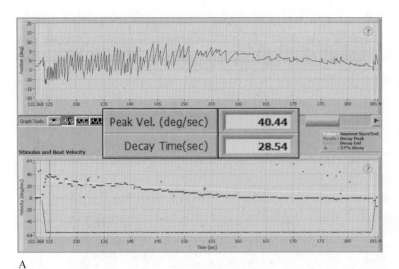

A

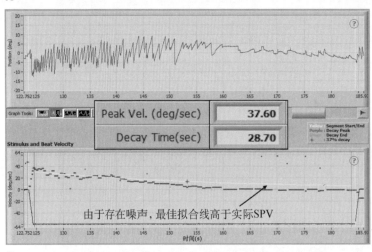

B

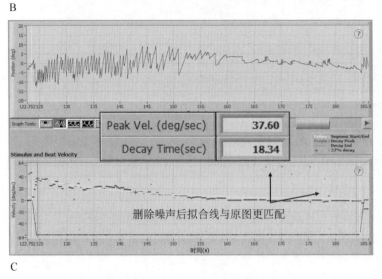

C

图 7-17　A. 目标速度为 60°/s 的向左阶跃刺激,响应未校正。B. 清理 122～160s 的初级眼震部分 SPV 数据(删除噪声)。此过程中,峰值 SPV 从 40.44°/s 调整到了 37.60°/s。由于存在外部噪声,最佳拟合线高于实际的 SPV 图。C. 使用校正的 SPV 数据(清理存留的阶跃部分)使最佳拟合线与原始 SPV 图更匹配,衰减时间常数也从 28.70s 减少到 18.34s

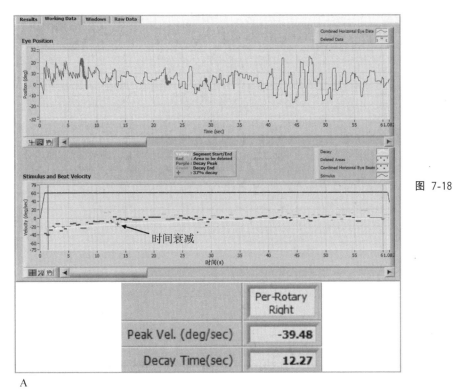

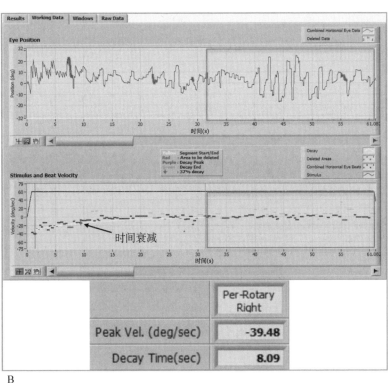

图 7-18　向右（顺时针）60°/s 阶跃加速时的相同响应数据。A. 整个 60s 的匀速区间缺少一些 SPV 数据。但这些点是噪声，并将其删除。B. 数据分析只纳入前 30s 相同的数据。30 ～ 60s 的数据被认定为噪声。由于有效分析周期缩短到 30s 内，最佳拟合线更接近此范围内的实际慢相角数据图。因此，时间衰减常数从 12.27s（正常）减少到了 8.09s（异常）。这与外周前庭病的数据一致。这个例子说明只分析相关的数据的重要性，以及噪声（突出显示部分）被误判为真实数据导致的误读

　　第二个常见误差在于，对峰值 SPV 的识别可能不准确，导致时间衰减常数被显著缩短（或延长）。举个例子，如果峰值响应的检测延迟到加速或减速刺激完成后较晚的时间点，此时计算出的时间衰减常数可能不准确，通常表现为缩短，因为从一个异常定位的峰值响应出发的对数衰减曲线更为陡峭，如图 7-19 所示。相反，也可能出现 VOR 阶跃增益显著降低。

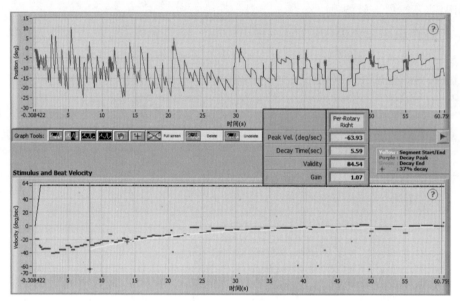

A

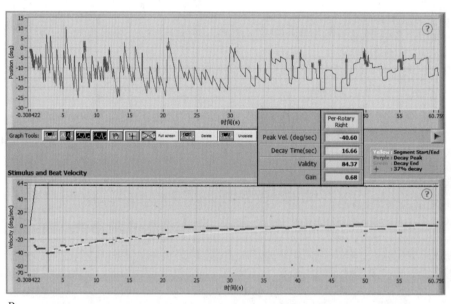

B

图 7-19　举例说明 60°/s 阶跃试验的错误分析，出现识别了峰值 SPV 点的错误。图 A 算法通常"寻找"加速期间或之后的最高速度，将其定义为峰值响应。但由于使用了这种识别方法，时间衰减受到影响缩短至 5.59s。修正非常简单，只须删除无关数据点，分析算法可识别正确的峰值响应（或者手动选择正确的数据点），重新计算时间衰减常数即可。图 B 正确识别了峰值 SPV，时间衰减常数从异常的 5.59s 增加到正常的 16.66s

在低增益响应的情况下,由于眼震的峰值本身较小,导致的时间衰减常数往往较长。这意味着,在 60s 的阶跃间隔内,很难在眼震衰减到 63％的点确定时间常数,有时会导致计算出的时间常数无限大。例如,若眼震的峰值仅为 4°/s,衰减到大约 1.48°/s 的时间常数在 60s 的刺激后期可能难以观察到,尤其是当背景噪声影响信噪比时。此外,阶跃刺激后可能仅观察到极少数的眼震,不足以有效测量衰减(图 7-20)。

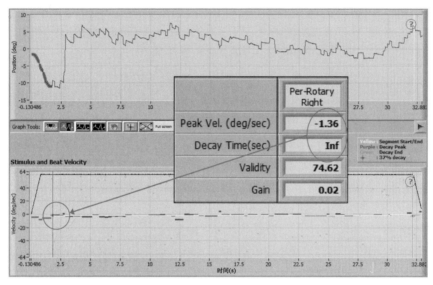

A

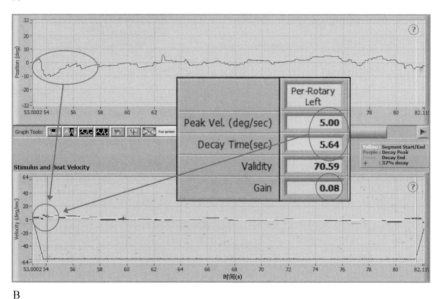

B

图 7-20 60°阶跃两类常见的结果,通常是由 VOR 缺失或几乎缺失所致。A. 60°/s 目标速度的向右阶跃响应。几乎没有峰值 SPV 响应,或者眼震微弱。此时,通常出现对慢相数据最佳拟合分析后,找不到 63％的时间衰减值,使时间衰减响应无限长。此时应忽略时间衰减,因为对阶跃刺激基本没有响应。B. 60°/s 目标速度的向左加速阶跃刺激几乎没有峰值慢相速度响应,加速后只出现几个周期的眼震。此时无法确定有意义的时间衰减。为了报告 VOR 响应,应延迟确定精确的时间衰减值,直到几乎没有 VOR 应答(增益为 8％)

存在一个尚未讨论的关键错误,即由于患者注意力分散或抑制反应,导致在加速后应出现峰值SPV(慢相速度)的关键时刻反应"钝化"。鉴于加速刺激的时间非常短(目标速度60°/s的持续时间仅为0.3s),如果患者在实验过程中注意力不集中或未能认真执行智力任务,初始的峰值反应可能被遗漏或抑制,从而导致眼震的峰值"钝化"或显著降低。这使基于原始眼震SPV计算的时间衰减常数失去准确性。图7-21展示了这种类型的错误在实际操作中很难被识别,因为临床医生无法判断真实反应是否更强烈。这种错误常出现在任务执行不当或准备不足的情况下。显然,避免此类错误的最佳方法是确保整个实验任务的完整执行,即便这意味着持续时间超过4min,并为患者设计一个适当且具有挑战性的任务。

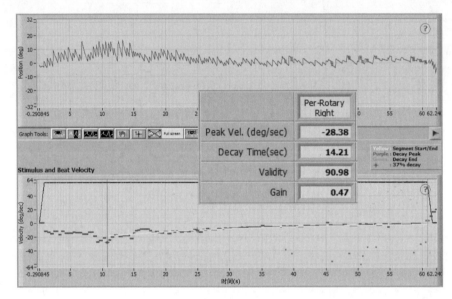

图7-21 举例说明在60°/s向右阶跃刺激中,由于刺激不当或准备不充分,出现了VOR峰值反应迟钝。在加速(或减速)刺激完成时或完成后,应立即出现VOR的峰值SPV值。该案例的峰值出现在约11s处,即在向右加速刺激后约10s。如刺激适当,峰值响应可能已超过−28.38°/s。可见,应非常谨慎解读数据

由于峰值反应是眼震反应中最强烈的部分,可能受到闪烁和虚假数据点的干扰,这些干扰使得识别"真正的"峰值VOR反应变得困难。因此,临床医生应努力确保整个检测过程中数据的清晰准确。

在分析响应时必须格外谨慎和细致。响应分析算法的有效性受到程序(或分析过滤器)限制的约束。必须仔细检查每一个响应,并根据需要调整过滤器,以确保结果的准确性和可靠性。每一套旋转测试设备及其相关软件都有其独特性,因此,准确判断结果往往需要敏锐的观察力和充分的判断力。图7-22展示了噪声如何在罕见情况下干扰响应记录。经过细致的审查(图C),可以明显看到存在眼震反应,并且似乎有一些模糊的SPV数据点,看起来像是衰减中的眼震(图A)。然而,验证这些数据的可靠性和解释性仍然是一个挑战。重新测试可能无法解决问题,因为这种噪声可能来源于眨眼的伪影或睫毛膏导致的眼动追踪问题(可以通过EOG记录验证)。图7-23展示了噪声如何常见地影响60°/s阶跃响应。在左向加速案例中,对比了未经校正的60°/s阶跃速度响应与经过噪声清理后的响应,即正确识别了峰值SPV点

并适当地移除了外部噪声。在校正后的分析中(图 B),SPV 的最佳拟合线与 SPV 数据更为匹配。最终,为每个阶跃刺激提供了相应的时间常数。

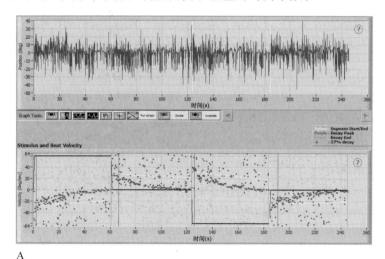

A

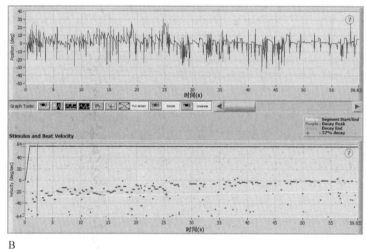

B

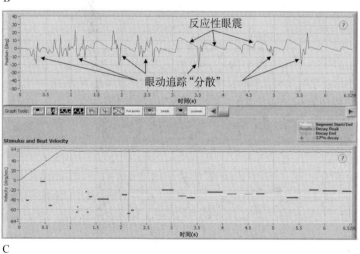

C

图 7-22　60°/s 阶跃试验出现明显眼部噪声示例。A. 整个阶跃响应的所有 4 个响应区间。B. 仅有正确的阶跃加速周期的放大视图。C. 向右加速周期的初始 6.5s。对于每个区间(A),响应的总体衰减能够"可视",但要确定慢相速度最佳拟合线,必须隔离外部噪声。这种噪声与眼部定位"散射"和睫毛膏有关,以及明显的眨眼伪影。在噪声中可以清楚地看到反应性眼震(C)

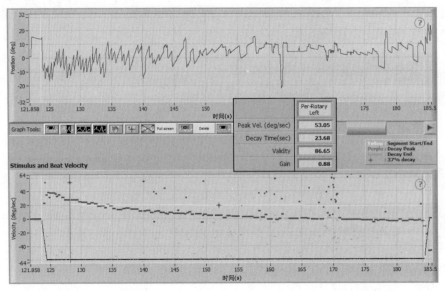

A

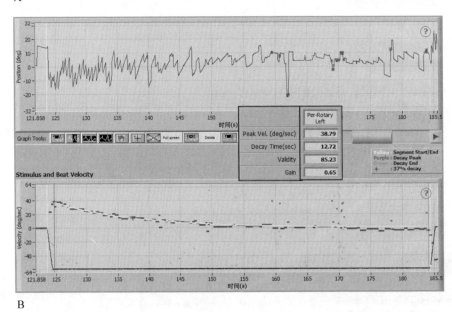

B

图 7-23　60°/s 阶跃试验中,噪声对确定向左加速后的峰值 SPV 和时间衰减 SPV 图的影响。A 为错误的峰值慢相角速度 53.05°/s 及错误延长的时间衰减常数23.68s。B 为清理噪声后,向左加速度后正确的 38.79°/s 的峰值 SPV 为和12.72s 的时间衰减常数

　　4. 什么是正常的时间衰减常数?　　除了前述的嵴帽力学原理之外,VOR 的持续反应还归因于速度存储机制(Curthoys & Halmagyi,1996;Highstein,1996)。问题在于,速度存储机制在嵴帽的时间衰减反应传播了 4~7s 后,能持续多长时间? 研究表明,速度存储机制使得外周嵴帽的时间衰减反应平均延长至 14~16s(Goulson,McPherson,Shepard,2016)。根据相关研究,正常的时间衰减参考范围(平均值±2 标准差)是 10~30s(Baloh & Honrubia,2001;

Brey et al,2008b；Shepard et al,2016)。因此,通常将时间衰减常数低于10s视为异常。在60°/s阶跃测试中,如果眼震的衰减在5～7s内急剧下降,这种衰减时间短于嵴帽力学应有的衰减时间,表明速度存储机制的响应传播时间大约为3s(图7-24)。无论是外周还是中枢的病变,都有可能消除这3s的传播时间,导致时间常数＜10s。但目前尚未完全了解时间常数＞30s的情况,普遍认为是中枢病变所致。

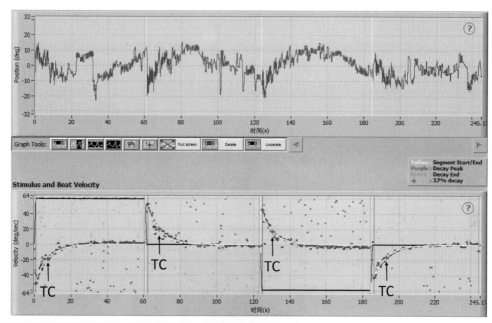

	Per-Rotary Right	Post-Rotary Right	Per-Rotary Left	Post-Rotary Left
Peak Vel. (deg/sec)	-51.96	53.27	45.65	-43.13
Decay Time(sec)	6.49	6.04	5.69	6.72
Validity	71.31	68.53	82.36	72.67
Gain	0.87	0.89	0.76	0.72
Asymmetry	-1.97	%		

图 7-24　异常 60°/s VST 校正后的结果。可发现每个刺激周期内都有异常衰减时间常数明显缩短的现象。
注意:SPV 图中的眼震急剧下降。TC＝一个时间常数

(四)速度存储与时间衰减常数的关系

在完善的速度存储机制作用下,VOR 的持续响应可延长至 4～7s,这一过程源自于嵴帽的黏弹性。前庭系统的一个主要挑战是处理持续旋转加速的能力较弱。虽然嵴帽力学和前庭输入适合于检测短暂的加速动作,如日常生活中的快速头部转动,但在持续加速的情况下,连续不断地向中枢前庭核传递的输入信号超出了激发 VOR 所需的水平。因此,一种解决方案是在中枢"存储"前庭输入信息,并逐步释放这些信息,从而使 VOR 的响应时间延长,超出嵴帽力学和初始输入所能达到的范围。

　　速度存储机制和神经整合器调控了这种持续输入的信息传递。这可以解释为何在前庭外周或中枢损伤后,时间衰减常数可能减少至 10s 以下。前庭疾病(例如,前庭神经瘤)会减少外周前庭反应或传输效率,从而减少了传入信息量和对速度存储的补充。中枢疾病也可能影响速度存储机制维持"有效输入存储"的能力,以及不适当地"释放"接收到的神经反应,导致时间衰减常数的减少(少于 10s)。因此,无论是外周还是中枢疾病,都可能导致时间衰减常数减少至 10s 以内。

　　相反,中枢疾病也可能引起时间衰减常数显著增加。中枢疾病可能无意间"打断"速度存储机制,导致神经整合器的"反馈循环"延长。因此,"释放"的神经反应明显延长,使 VOR 的持续时间明显超过速度存储反应传播的正常上限(大于 30s)。虽然这种情况不常见,但时间衰减常数的延长指示了中枢异常(Brey et al,2008b)。

　　图 7-25 揭示了速度储存机制影响 VOR 响应延长的过程。通俗来讲,把神经信号想象为流入中枢系统"储水池"的水。在持续的旋转刺激下,这个"池"会迅速填满,因为所接收的神经信号量远远超过了维持眼球运动反射(VOR)所需的量。不同于 SHA 测试或日常快速头部

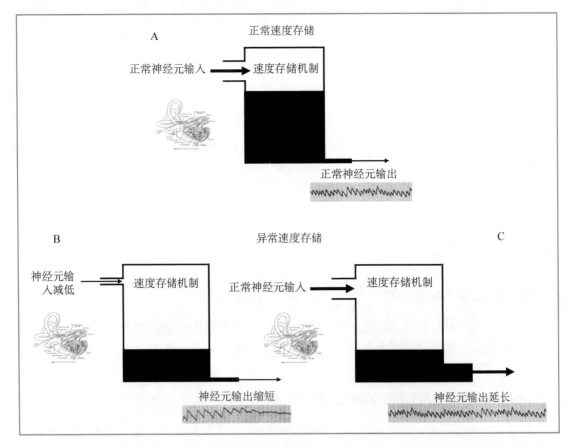

图 7-25　VST 中速度存储机制示意图。在阶跃刺激过程中,持续传入神经的输入超过了驱动输出(VOR)的极限。因此,在正常的系统(A)中,神经输入被"存储"起来,并随着时间的推移慢慢消散。在异常的系统中,由于输入显著减少(由外周前庭病变引起),神经输入无法"存储"。(B)或出现失控的、长时间的输出(由中枢病变引起)。(C)资料来源:改编自 Barin 和 Durrant,2000 年

转动,这些情况下的加速度通常很短暂,不足以引发相同的反应。当发生外周性疾病,降低了传向中枢的神经信号量时,神经输入量逐渐接近眼动系统的实际需求,减少了对速度存储的依赖,相应地减少了时间衰减常数,但仍在崎帽单独作用范围内(图 7-25B)。对于中枢性疾病,可能出现两种情况:一是神经信号的输出没有被有效"保存",导致加速阶段的输入和输出速度匹配,从而使 VOR 增益异常提高;二是信号释放过慢,使 VOR 反应时间显著延长,即时间衰减常数超过正常值 30s(图 7-25C)。

(五)VOR 相位与时间衰减常数的关系

在 SHA 测试的讨论中已经得知速度存储是造成在低频时 VOR 相位提前的主要原因。假如时间衰减常数和低频相位提前都是由速度存储机制驱动,那么 VOR 的相位和时间衰减常数之间应存在一定的联系。实际上,在 0.01～0.04Hz 的低频 SHA 中,VOR 的时间衰减常数与其相位之间确实呈现出负相关性(Baloh & Honrubia,1990;Brey et al,2008;Shepherd & Telian,1996)。这表明,VOR 的相位提前现象和时间衰减常数实质上都受到速度存储机制的调控(Raphan et al,1979;Shepherd & Telian,1996)。通过特定的数学表达式可以将 VOR 的时间衰减常数和相位之间的关系进行量化描述(Baloh,Honrubia,Yee,Hess,1984)。

$$TC = \frac{1}{\omega \tan\Theta}$$

$$其中:\omega = 2\pi f$$

$$TC = 时间常数$$

$$\omega = 旋转角频率$$

$$\pi = 3.1416$$

$$f = 旋转频率$$

$$\Theta = 相位角$$

如图 7-26 示 VOR 相位超前与时间衰减常数呈反比关系。

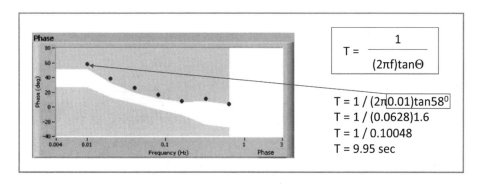

图 7-26　一名患者 0.01Hz 正弦刺激,VOR 相位超前 58°的理论眼震时间衰减常数。VOR
　　　　相位与时间衰减常数呈反比关系,即 VOR 相位超前的增加会导致 VOR 时间衰减
　　　　常数减小

在 0.01Hz 的正弦刺激下,观察到一名患者的 VOR 相位超前 58°。基于 VOR 相位与时间衰减常数之间的反向关系,预计该患者的 VOR 时间衰减常数会相应减少。在进行 60°/s 的阶跃试验时,该患者在向右加速的情况下记录到的时间衰减常数为 9.965s(图 7-27)。将 58° 的相位值代入到时间衰减常数的公式中,可以直观地观察到低频 VOR 相位提前与时间衰减常数之间的数学关系。

$$TC = \frac{1}{2\pi f\ tan\Theta}$$

$$TC = \frac{1}{2(3.1416)(0.01)tan58°}$$

$$TC = \frac{1}{0.0628(1.6)}$$

$$TC = \frac{1}{0.10048}$$

$$TC = 9.95s$$

VOR 相位与时间衰减常数之间存在反比关系,意味着在头部低频加速过程中,VOR 相位增加会导致时间衰减常数的减少,反之亦然。低频下的 SHA 测试(频率在 0.01~0.04Hz 之间)与低速度的 VST 可视为相互替代(Baloh & Honrubia,2001)。但采用低速 VST(60°/s)计算 VOR 时间常数可视为更为精确的方法(Brey et al,2008b;Shepherd & Telian,1996)。此外,利用匀速刺激激活中枢系统的速度存储机制可能是最佳方法,因为匀速刺激能同时刺激大量的规则和不规则传入神经,而不仅仅是像 SHA 测试那样主要刺激规则传入神经。

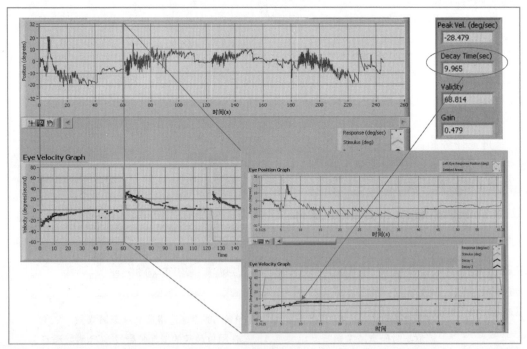

图 7-27　在图 7-26 中的同一患者 0.01Hz 正弦刺激得到的 VOR 相位超前 58° 以及其 60°/s 阶跃试验结果。使用向右加速阶跃刺激计算出的 VOR 时间衰减常数为 9.965s,与使用 VOR 相位导联预测的时间衰减常数完全一致

通过 VOR 相位与时间衰减常数之间的数学关系可计算出 VOR 时间衰减常数的理论上、下限值。例如,在 0.01Hz 时,根据第 6 章给出的 VOR 相位范围(52.16°～26.78°),可以使用 VOR 相位的下限估计正常时间衰减常数的最大值。利用相反的数学关系,可以得出时间常数的最大值为 31.55s,与已公布的 30s 的上限一致。同样,使用相位的上限可以估算出时间衰减常数的最小值为 12.34s,虽然这个值略高于普遍接受的 10s 的下限,但仍然符合许多研究报告的标准范围内(Baloh & Honrubia,1990;Baloh,Honrubia,Yee,Langhofer & Minser,1986;Cohen,Henn,Raphan & Dennett,1981;Goldberg et al,2012;Goulson et al,2016)。时间常数的这一估算偏高可能与刺激方式的差异有关,因为阶跃刺激与 SHA 刺激在本质上是不同的。因此,这种差异可能反映了在 SHA 与阶跃试验中,神经整合器处理传入信号方式的不同。尽管这只是一种假设,但在刺激和神经编码方面的微小差异可能造成了在低频相位与低速 VST 之间计算的时间衰减常数的总体差异。不过,在临床应用中,通过 VOR 相位和 60°/s 阶跃试验得出的时间常数应比较相近。

(六)时间衰减常数与病变定位

在低频 SHA 测试中,VOR 相位与时间衰减常数之间存在负相关性,这反映了中枢速度存储机制的功能完整性(Brey et al,2008b;Shepherd & Telian,1996)。因此,时间衰减常数的异常,无论是过短(<10s)还是过长(超过 30s),都可能指向前庭系统的特定问题。时间常数异常短,通常指示外周前庭系统的损伤,包括前庭感受器、前庭神经,或前庭核的问题(Brey et al,2008b;Shepherd & Telian,1996)。在没有其他中枢异常的情况下,这种情况通常可能为单侧或双侧的外周病变(Baloh & Honrubia,1990;Brey et al,2008b)。

另一方面,时间常数的异常延长(超过 30s)则较为少见,可能与中枢处理缺陷有关,如偏头痛患者常见的中枢处理问题,或小脑的小结区域损伤(图 3-3),因为小脑小结区对速度存储机制有重要的调节作用(Shepard & Telian,1996;Waespe,Cohen,Raphan,1985;Wearne,Raphan,Waespe,Cohen,1997)。

由于 VOR 的低频相位与时间衰减常数呈反比,使预测较为容易。同时测试这两个指标有重要的临床意义,因为 VST 和 SHA 试验的一致结果有助于确认临床诊断,同时也能为技术、管理或任务相关问题的识别提供依据。由于 VOR 相位与时间衰减之间的关联性很大,一般两个参数中至少有一个参数异常。如果两个结果显著不同,应质疑其中一个结果的准确性,须仔细审查可能的错误。

(七)60°/s 阶跃试验的局限性

与其他前庭眼反射测试一样,VST 也有其局限性。患者的警觉程度可能会对前庭引起的眼震强度产生显著影响,因此,通过分配适当的认知任务可以减少每次加速度刺激对前庭眼震的抑制作用。有研究建议,通过计算多次测试的平均值可提高低速 VST 的灵敏度和特异性,以减轻意外的抑制效果,但这会使测试时间延长,增加患者的疲劳度和注意力分散,同时也可能引起恶心等不适症状,使测试的耐受性降低。另外,患者的头部静态位置也会影响 VOR 时间衰减常数,比如,随着头部前倾角度的增大,时间衰减常数会相应缩短(Leigh & Zee,2006),这可能是由于垂直半规管的影响,改变了眼球旋转轴引起(Leigh & Zee,2006)。此外,测试中如果在阶跃加速(或减速)后立刻改变头部至前倾或水平位置,也会显著减少时间常数和眼震持续时间,这可能是耳石器对速度存储机制的特殊反应("倾倒"活动)(Raphan & Cohen, 1979;Fetter et al,1996;Fetter,Tweed,Hermann,Wohland-Braun & Koenig,1992)。在实际操作中,若患者因严重恶心而不得不中断测试,尤其在出现剧烈恶心和呕吐的情况下,应特别注意。与SHA测试相似,任何中枢神经系统抑制剂和(或)兴奋剂都是该试验的禁忌药物(Shepard & Telian,1996)。

(八)60°/s的阶跃试验确定外周病变侧别的敏感性

旋转试验用于诊断外周前庭疾病的侧别,主要依赖于头部的快速加速和较高的角速度。根据Leigh & Zee(2006)的建议,要确定单侧前庭功能障碍,头部加速度应超过$2000°/s^2$,或头部旋转速度需超过100°/s。显然,低速VST(60°/s)的刺激强度并未达到这些标准,使其不足以有效地判断外周前庭损伤侧别。这主要是因为低速阶跃刺激相对较弱,虽然$200°/s^2$的加速度较为强烈,但60°/s的目标速度限制了嵴帽承受角加速度的持续时间仅为0.3s,导致嵴帽的偏移较小。加速持续时间的短暂,没有足够的持续作用力使嵴帽完全偏移,限制了完全抑制(即神经元放电降至零)。因此,在低速VST中,嵴帽的不完全抑制影响了VOR输出,使整个神经输出(VOR)无法充分反映单一嵴帽的兴奋性传入驱动力。虽然理论上可以通过比较两侧迷路的反应确定病变的侧别,但60°/s目标速度的刺激较弱,导致兴奋性和抑制性传入同时影响嵴帽。无论是加速还是减速,抑制性耳(被动耳)或兴奋性耳(主动耳)在外周损伤后都可能引起时间衰减常数的异常减小。单凭比较左右的时间常数不一定能够准确判断外周病变的侧别,除非结合其他临床证据。例如,如果其他前庭测试(如双温试验、VEMP)能够明确前庭病变的侧别,那么低速VST所显示的与病变相关的时间常数异常就可以提供更多的诊断信息。

因此,设定目标速度到100°/s以上可以提高对单侧前庭病变侧别诊断的灵敏度。但要设定确定单侧病变的侧别,就需要提高阶跃刺激的速度,使被抑制耳的嵴帽反应达到饱和,即完全抑制。这正是进行高速VST的基础,后续内容将讨论高速VST的相关细节。

五、高速 VST

(一)高速 VST 的前提

为了精确诊断单侧前庭功能障碍,高速VST提供了突破传统旋转试验限制的新方法,提供更多临床依据。高速VST的操作程序与60°/s阶跃试验类似,不同之处在于其采用更高的目标速度刺激。与低速阶跃刺激不同,高速刺激能够使被抑制耳达到反应饱和,同时极大地激活兴奋耳的反应。尽管加速度与低速VST相同($200°/s^2$),但更高的目标速度提示嵴帽经历更长时间的加速或减速。具体来说,目标速度达到240°/s时,嵴帽会经历1.2s的角加速度刺激,而60°/s的低速刺激仅为0.3s(Baloh & Honrubia,2001)。图7-28显示高速VST的刺激特征。注意:顺时针加速和逆时针减速的刺激范式与60°/s阶跃范式相同,仅目标速度更高,为240°/s。

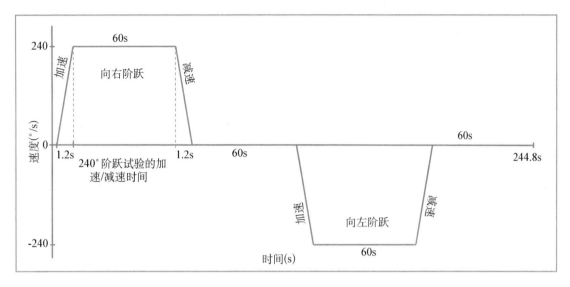

图7-28　240°/s的速度阶跃范式,每间隔60s进行旋转/停止,向右和向左阶跃刺激

X轴为时间(s),Y轴为速度(°/s)。加速和减速刺激保持在200°/s² 不变,加速和减速周期为1.2s。总测试时间包括60s加速、减速和匀速刺激周期,共244.8s。

高速阶跃刺激导致抑制耳的初级前庭神经元反应达到饱和(Wall,1990)。由于兴奋反应的动态范围大约是抑制反应的4倍,嵴帽在力学上优先响应兴奋性刺激。长时间的加速导致被抑制耳的神经反应达到饱和,而兴奋耳的神经反应得以显著增强。这意味着抑制耳的自发放电率可能降至接近零,而兴奋耳的放电率理论上可显著提高。因此,VOR的响应主要由兴奋耳的活动驱动,尤其是在减速刺激时。高速阶跃试验允许定量评估单侧迷路的兴奋性反应,与双温试验的原理相似。通过在相反方向重复高速刺激,可以评估迷路的对称性。理想状态下,完全对称的前庭系统在顺时针和逆时针的高速阶跃刺激下会产生等量或对称的VOR反应。须特别注意,以上讨论中关于兴奋性反应的分析仅适用于加速刺激,减速刺激的情况恰好相反。总之,VOR反应的强度主要反映了单侧迷路(在加速时为兴奋性耳,在减速时为抑制耳)的功能状态。

(二)生理反应特征

高速VST中的嵴帽偏移和低速VST基本相同,都遵循嵴帽钟摆模型的原则。即嵴帽的位移大小与角加速度的大小和作用时间成正比。在高速VST中,由于目标速度更高,嵴帽的位移接近其最大可能值。图7-29展现了60°/s与240°/s阶跃刺激下嵴帽偏移的差异,高速刺激导致的较大位移促使兴奋耳的神经传入大幅增加,同时使抑制耳几乎完全抑制(在加速期间)。这种神经输入的对比进一步引发中枢的不对称反应,产生显著的VOR眼震反应,通常伴随着强烈的眩晕感。

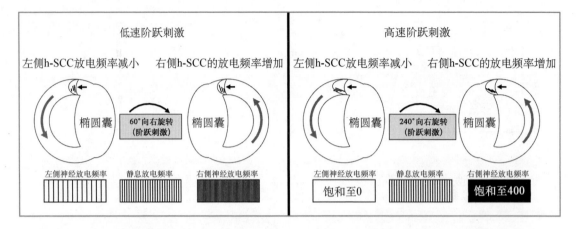

图 7-29　比较了嵴帽力学和随后传入的神经放电率的低速阶跃范式(例如,60°/s)和高速阶跃范式(240°/s)。小箭头表示内淋巴液在向右旋转时对嵴帽力的方向。嵴帽纤毛的偏转程度与旋转速度成正比,在高速刺激下,嵴帽纤毛的位移接近最大。每幅图下方描述了对应的(或假设的)迷路抑制和兴奋性放电率

(三)高速阶跃参数

高速 VST 引起的眼震反应在本质上与低速 VST 相同,只有一个例外——在高速加减速时观察到的 VOR 峰值 SPV(眼震速率)远高于低速时的水平。比较 240°/s 和 60°/s 阶跃反应(图 7-30),240°/s 刺激导致的 SPV 峰值明显超过了 60°/s 时的水平,这一点在所有加速和减速刺激中均适用。图 7-31 提供了整体眼震反应和每次阶跃中慢相峰值眼震的具体情况,可以明显看到 SPV 峰值的增加。值得注意的是,在达到 240°/s 的较高目标速度(1.2s)后,由于加速度(或减速)刺激更强,SPV 峰值相应增大。这一点也与钟摆模型理论相契合,即由旋转引起的眼震 SPV 与嵴帽偏移量成正比,而嵴帽的偏移量又直接与刺激的强度成正比(Baloh & Honrubia,1990)。图 7-32 展示了 60°/s 与 240°/s VST 在加速时间内的差异。

在高速 VST 中,眼震在达到峰值后自然地非线性衰减,这与 60°/s 的低速 VST 类似。然而,与低速 VST 不同的是,在高速 VST 中,眼震的时间衰减常数虽然可以被计算出,但并不是关键参数。高速 VST 更加注重的是另一种参数:即在顺时针和逆时针旋转的加速及减速后各自达到的眼震峰值。换言之,每次 60s 的旋转后及其后续的眼震中,将观察到四次最大的眼震反应(顺时针加速、顺时针减速、逆时针加速、逆时针减速之后)。这一点尤其关键,意味着在超过 4min 的测试过程中,仅需关注四个短暂的眼震反应作为分析的关键参数,每个眼震的持续时间不会超过几百毫秒!

1. 高速阶跃响应:峰值 SPV　高速 VST 的分析核心在于峰值 SPV 的确定,每次旋转及其后的峰值 SPV 识别至关重要。例如,在图 7-33 中,展示的是向左加速后眼震的初始衰减阶段。通过绘制 SPV 曲线,可以识别出峰值 SPV。对于减速产生的眼震衰减 SPV 的测量方法,与低速 VST 中的做法相同,并可以据此计算时间衰减常数(曲线为最佳拟合线)。虽然分析并应用高速 VST 中的时间衰减常数在理论上是合理的(事实上,许多软件都会绘制眼震的时间衰减图),但重要的是要明确,应建立高速时间衰减常数的标准范围,因为 10s 作为下限仅适用

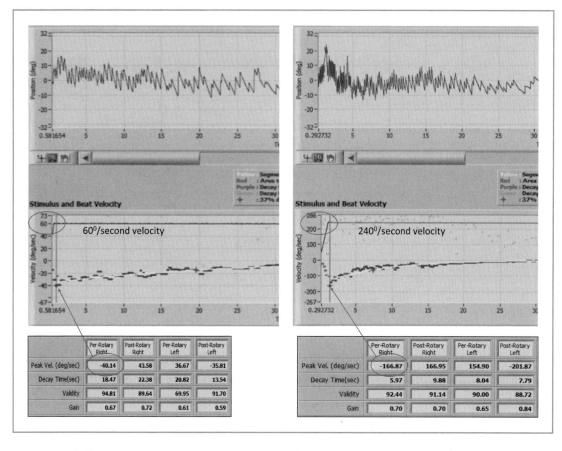

图 7-30　正常情况下 60°/s 和 240°/sVST(经过校正/删除噪声)在向右(顺时针)200°/s² 加速度下峰值眼震(SPV)的差异。实线示转椅速度

于低速 VST。实际上,时间衰减常数通常随阶跃刺激强度的增加而减小(Shepard,Goulson,McPherson,2016),在高速 VST 中甚至可能低于 10s 的下限,因为强烈的峰值响应导致神经整合器快速释放存储的神经输入。因此,如果在临床中使用高速 VST 的时间衰减数据,制造商需要提供其标准范围的明确指导,而不是简单地使用 10s 作为判断下限的标准。

2. 只需 4 个眼震数据,高速 VST 测试时间是否可以缩短?　学生常询问,若主要分析眼震峰值,是否可以缩短测试时间?一些医生甚至提出,能否将顺时针和逆时针的加速(和减速)旋转及其后的 60s 匀速旋转期缩短至 10s(或更短)。然而,为了确保每个加速和减速周期后获得等效反应,同时等待眼震反应彻底消失(确保速度存储完全释放),必须允许眼震完全衰减。对于大多数正常生理系统,大约需要整整 60s 或三个时间常数确保眼震彻底消失,排除速度存储的影响。因此,测试时间不能也不应该缩短。但值得注意的是,若测试结果明显异常,峰值 VOR 的 SPV 响应将大幅降低,眼震衰减几乎不可见。在这种情况下,顺时针或逆时针加速后的 60s 匀速旋转期可以适当缩短。这一调整仅在完全没有眼震反应的情况下适用,暗示不需要完整的速度存储机制消失。这时,由于无须等待速度存储衰减或消失,可以缩短 60s 的匀速刺激期,直接进入下一个刺激周期。显然,任何试验周期的缩短都应有充足理由,并确保不会因此损失或污染数据。

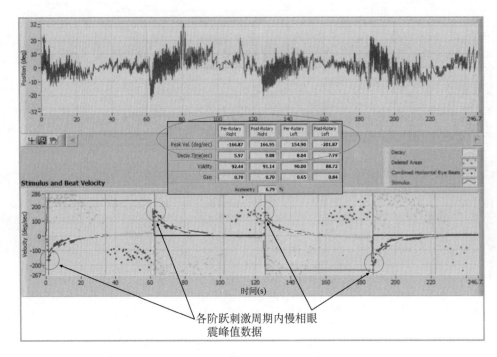

图 7-31 目标阶跃速度为 240°/s 时所有向右和向左加速和减速刺激的实例。与 60°/s 相似,加速度保持在 200°/s²。眼震峰值(SPV)与 60°/s 的刺激相似。图中插入了每个峰值 SPV

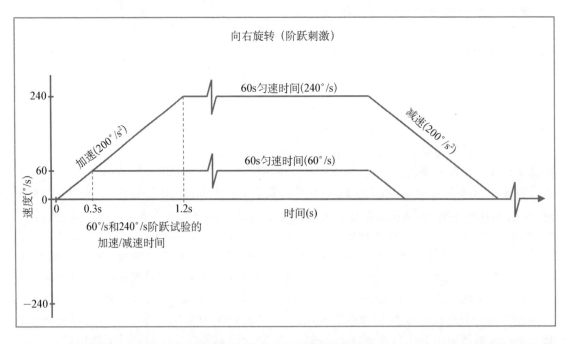

图 7-32 向右的低速和高速阶跃刺激加速时间的差异。加速度刺激始终为 200°/s²,加速度刺激的持续时间取决于目标角速度。当目标速度为 60°/s 时,加速度刺激的持续时间为 0.3s,而当目标速度为 240°/s 时,加速度刺激的持续时间为 1.2s。减速刺激的持续时间与加速刺激的持续时间相似。只显示了向右阶跃刺激,向左阶跃刺激的加速刺激类似

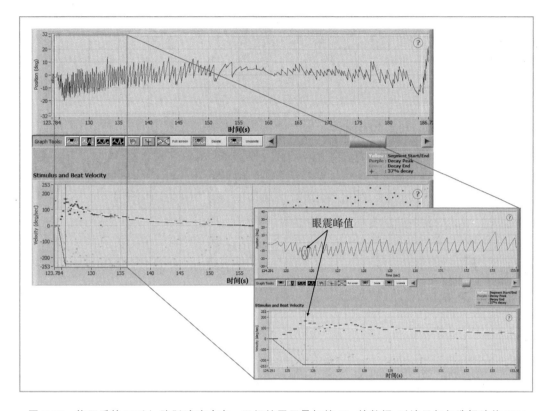

图 7-33 修正后的 240°/s 阶跃试验响应。已经扩展了最初的 10s 的数据,以演示如何选择峰值 SPV

3. **高速增益** 除了识别峰值 SPV 外,还可以通过将峰值 SPV 除以目标速度(240°/s)简单计算高速阶跃增益。如同所有旋转分析中的 VOR 增益一样,低增益显著影响频谱纯度,尤其当增益低于 0.15 时。目前还没有确立 VOR 阶跃增益的正常值。Baloh 和 Honrubia 报道的高速阶跃增益下限约为 0.27,而其他研究报告的下限为 0.40(Shepard et al,2016)。鉴于标准范围的这一显著差异,若将阶跃增益用于临床判断,建立正常值范围是必要的。虽然高速增益不是临床上最受关注的参数,但 Shepard 等(2016)通过比较高速与低速阶跃的增益,认为这有助于评估前庭代偿状态,具有临床参考价值。他们指出,单方向的低速和高速阶跃增益的异常不对称性,可能指示前庭功能未完全代偿,迷路响应减弱,前庭功能降低。相反,如果低速阶跃 VOR 对称性正常,而高速阶跃显示出显著的 VOR 不对称性,则可能表明存在前庭功能减弱,但中枢已进行了一定程度的代偿。

他们总结指出,低速阶跃参数有助于评判代偿,而高速阶跃参数有助于分辨不对称性。但建立 VOR 增益的标准参考范围十分重要,因为测试方案的微小变化也会改变 VOR 增益值。

4. **高速阶跃响应:峰值 SPV 的对称性** 高速阶跃试验的数据可以帮助评估迷路功能的不对称性。这一过程有点类似于双温试验时的方法,即通过比较左右两侧迷路的峰值 SPV 计算对称性指数。不同之处在于,双温试验需要比较双耳的总体热(兴奋性)和冷(抑制性)反应,而在高速 VST 中,左右迷路的反应主要由各自的兴奋性反应决定,这些反应由特定的旋转刺激条件触发。例如,右侧迷路的兴奋性反应由向右旋转的加速以及从左向右旋转的减速触发,而左侧迷路的兴奋性反应则由向左旋转的加速和从右向左旋转的减速触发。通过这种方式,可以采用与双温试验相类似的方法,例如 Jongkees 公式,来计算反应的对称比率。这样的对称性分析有助于识别迷路功能的不对称性或功能减弱。

$$\frac{右侧反应-左侧反应}{右侧反应+左侧反应}\times100$$

具体来说,高速 VST 的方程如下:

$$\frac{(向右旋转+向左旋转停止)-(向左旋转+向右旋转停止)}{(向右旋转+向左旋转停止)+(向左旋转+向右旋转停止)}\times100$$

尽管有研究报道指出,不对称性达到 30% 时可能提示存在单侧功能障碍,但在临床实践中,一般认为当不对称性超过 20%(与温度试验的不对称性标准相似)时,也可能表示单侧前庭功能下降。正如评估其他参数时一样,建立单侧不对称性的标准界限是必要的,因为不同诊所可能采用不同的测试协议,尤其是在高速刺激的强度方面存在差异。图 7-34 为一个正常对称性的高速 VST 例子。图 7-35 为一个高速 VST 结果明显不对称的案例。在这个例子中,慢相峰值角速度之间的差异显著,通过比较正慢相峰值 VOR(左向加速和右向减速)与负慢相峰值 VOR(右向加速和左向减速)计算。

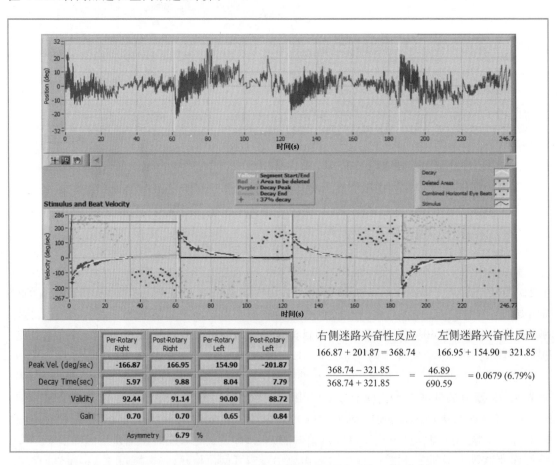

图 7-34　240°/s 的 VST 的正常不对称性结果(经校正/去噪后)

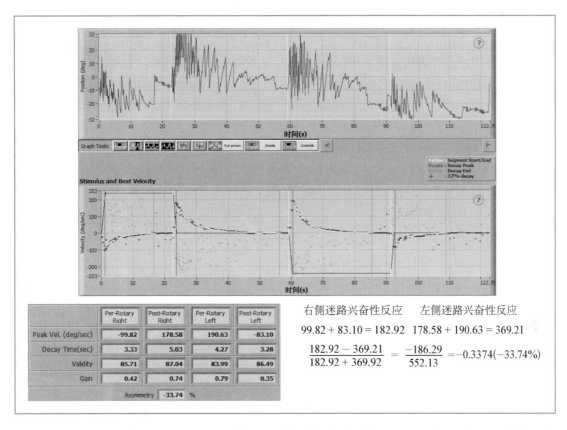

右侧迷路兴奋性反应　　左侧迷路兴奋性反应

$99.82 + 83.10 = 182.92$　　$178.58 + 190.63 = 369.21$

$$\frac{182.92 - 369.21}{182.92 + 369.92} = \frac{-186.29}{552.13} = -0.3374(-33.74\%)$$

	Per-Rotary Right	Post-Rotary Right	Per-Rotary Left	Post-Rotary Left
Peak Vel. (deg/sec)	-99.82	178.58	190.63	-83.10
Decay Time(sec)	3.33	5.03	4.27	3.28
Validity	85.71	87.04	83.99	86.49
Gain	0.42	0.74	0.79	0.35
Asymmetry	-33.74	%		

图 7-35　修正/删除噪声后 240°/s VST 的异常不对称性反应。不对称性＞20％。兴奋侧(右耳)反应较弱,提示该侧迷路功能低下

(四)高速 VST 解读

　　像许多生理刺激一样,速度阶跃刺激的强度越大,越能凸显出不对称性,提示潜在的异常情况。当转椅的速度峰值超过 200°/s 时,与 60°/s 的低速阶跃刺激相比,可以更明显地揭示外周前庭的不对称性,这种不对称性在较低速度的刺激下可能不易被发现(Paige,1989)。之前的研究指出,相比于 60°/s 的刺激,更高的目标速度刺激能更有效地使患侧的外周前庭达到饱和状态(Baloh & Honrubia,1990;Brey et al,2008a)。Tusa 等进一步指出,与向健侧旋转相比,向患侧旋转时的增益值更高,这是因为抑制耳无法将放电率降至零以下。但是,这种检测的敏感性与前庭病变的严重程度有关。Baloh 等研究显示,不对称性通常与患者单侧损伤的程度成正比,这在更高速度的阶跃刺激下同样适用。他们发现,在温度试验无反应的情况下,240°/s 阶跃试验的敏感性为 87％,而在双温试验反应降低的情况下,敏感性仅为 67％。因此,虽然提高目标阶跃刺激的速度可以增加观察到单侧损伤引起的生理不对称性的概率,但当高速测试的不对称性参数处于正常范围内时,不对称性可能仍然存在,在较低频率的刺激下可能更明显,这是因为在低频刺激下,迷路功能的损失优先发生,类似于前庭病变导致的低频 SHA 增益首先丧失。

在讨论 240°/s 阶跃刺激识别迷路不对称性的重要性之后，还需强调这一阶跃参数评估双侧前庭功能减退残余功能的重要作用。临床实践表明，240°/s 的阶跃刺激是对前庭系统极为强烈（或至少最为稳定）的一种测试方式。可以预见，如果 240°/s 的阶跃刺激未能激发迷路反应，则可能表明前庭系统功能严重受损，这比单独使用温度试验、SHA 测试或 60°/s 阶跃测试更能准确反映前庭功能状态。因此，如果 240°/s 阶跃测试后 VOR 反应完全缺失，这可能意味着迷路功能严重下降。但是，如果测试得到的反应减弱，是否表明迷路功能同样降低了呢？图 7-36 的实例证明了这一点，为一个双侧前庭功能严重受损的患者在 240°/s 阶跃刺激下的测试结果。对每次阶跃刺激，该患者都有一定程度的 VOR 反应。这说明，即使在其他测试中（如双温试验、SHA 测试和 60°/s VST）未观察到 VOR 反应的情况下，只要刺激足够强，可检测到迷路（或至少是水平半规管）仍有残余的功能，反驳了迷路完全没有反应的观点。因此，240°/s 阶跃刺激是唯一能够提供反驳迷路功能完全消失的明确证据。但这并不意味着迷路功能得到了恢复或足以支持正常功能，仅表明存在微弱的残余反应。

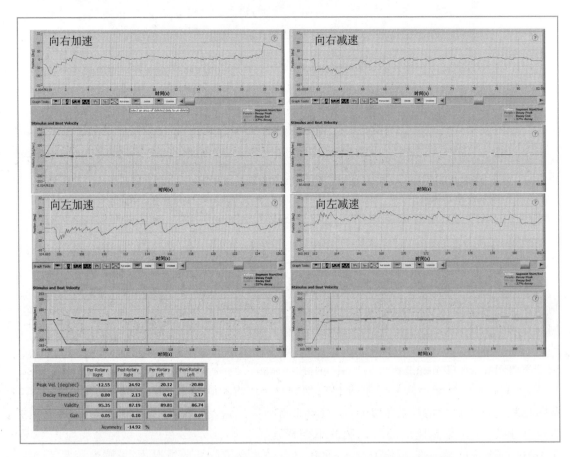

图 7-36　240°/s 阶跃试验中左、右、加速和减速刺激下 VOR 和 SPV 图。尽管 VOR 反应很弱，但提示尚存迷路功能（VOR 在所有刺激条件下都反应正常），即使温度试验及 SHA 刺激都无法检测到

高速 VST 后期的"反转"性眼震　在高速阶跃刺激接近结束或加速之后,有时会观察到眼震方向突然逆转的现象,这在临床实践中较为常见,表现为眼震完全消失后,又突然出现了向相反方向的眼震。图 7-37 展示了一个健康志愿者在接受 240°/s 向右阶跃刺激后出现的眼震方向逆转的例子。通常,加速刺激后眼震的逆转比减速刺激后更明显。此外,当嵴帽经受中至高速度的持续加速度刺激(例如超过 100°/s 的阶跃刺激)时,眼震方向的逆转尤其常见(Baloh & Honrubia,2011;Baloh et al,1979)。虽然旋转试验中的绝大多数眼震反应都可以通过嵴帽的钟摆模型和力学原理来解释,但这种逆转通常归因于中枢适应现象(Baloh et al,2011)。

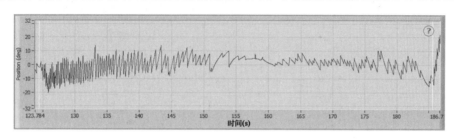

图 7-37　健康受试者在 240°/s 的阶跃测试后出现明显的"逆转眼震"

为了解释适应现象,需要回顾先前讨论的嵴帽钟摆模型。这个模型阐明了嵴帽运动的两个关键属性:一是嵴帽的偏移程度与加速度的强度直接相关;二是嵴帽达到最大偏移所需的时间与内淋巴液的黏度成正比,而与嵴帽的弹性特性成反比(Baloh et al,2011)。但也说明钟摆模型仅限于嵴帽动力学层面,而未考虑到规则与不规则前庭传入神经纤维的放电特性。在持续的加速刺激之后,某些传入神经纤维展现出适应性变化,这些变化不能仅通过钟摆模型来解释。当进行 100°/s 或更高速度的持续加速时,这些具有适应性的神经元会表现出双相反应,即一开始放电频率下降,然后以比单一兴奋反应的神经元更缓慢的速度回归到基线。这种双相神经元的缓慢回复可能是高速阶跃刺激中观察到的眼震逆转现象的原因。尽管这种反应的具体起源(是解剖学上的还是突触后的)尚不完全清楚,但这种适应现象表明,在对强烈启动特性刺激(如高速阶跃刺激)的反应上,不规则神经元的活动更为显著,而规则神经纤维则对持久的角加速刺激(如 SHA 测试)反应更佳。从临床角度来看,逆转性眼震本身不应被视为异常表现,除非伴有其他异常信号,其对预后的意义尚不明确。

(五)240°/s 阶跃试验的局限性

高速 VST 虽为评估前庭系统的有力工具,但其执行中的几个限制不容忽视。首先,高速 VST 进行过程中,维持受试者的良好心理状态与集中注意力至关重要。虽然所有基于眼动反射的测试均要求受试者保持注意力集中,但在阶跃刺激测试中,尤其是在快速启动与停止的阶段,进行脑力活动任务尤为重要,以确保能捕获到最大的峰值反应。特别是在高速 VST 中,鉴于测试仅依赖于少数几次短暂而精确的眼震记录,所以在获取这些关键数据时,确保高信噪比尤为关键。

此外,注意到在加速或减速后的瞬间,会立即出现眼震的速度峰值(SPV)。高速 VST 时,受试者常常会体验到明显的眩晕感,有时甚至伴有紧张或惊吓反应,这些生理反应可能导致闭眼、眼肌紧张甚至眼球回缩,进而降低 SPV 峰值,减弱记录到的反应强度(图 7-38)。尤其是在

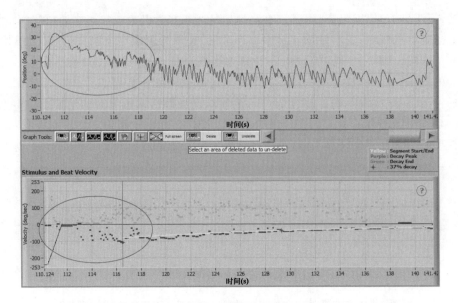

图 7-38　说明在 240°/s 的 VST 期间由于眼睛紧闭，难以获得单个峰值慢相眼震反
　　　　应。左向 240°/s 的 VST 减速时，SPV 数据完全缺失。由于转椅的突然减
　　　　速常致突然出现眩晕，使得减速后的前 6s(从 110～116s) 未能记录到峰值
　　　　慢相眼速。所以随后记录到的慢相 SPV 为 − 107.24°/s，显然不符合实际
　　　　情况，数据应舍弃并重复测试。这个例子再次强调了在加速和减速的关键
　　　　时期获取准确无误的数据的重要性——因单一慢相 SPV 数据的缺失可能
　　　　导致必须重新开始并完整进行一次 4min 的测试流程

加速或减速的"首秒"内，信噪比可能显著降低，有时甚至可能导致错过峰值反应，或者在生理
性眼动反射减弱、受试者重新睁眼后几秒钟才能记录到，此时峰值响应可能已经大幅下降。

　　在阶跃测试过程中，几乎没有临床操作的灵活性，如在必要时暂停测试或快速重复某个加
速或减速阶段。因此，若需重复测试某一部分，整个测试流程需重新开始。例如，图 7-39 展示
了一名在加速和减速刺激开始及其后难以保持睁眼的受试者，经过指导后，该受试者在重测时
确保了在整个测试中，尤其是在关键的记录时期，能够保持睁眼。如图所示，如果不复测，峰值
慢相 SPV 增加 157% 的情况可能会被忽略。这样的差异可对数据分析造成重大问题，尤其是
当单一数据点占据整个数据的 25% 时。因此，在每个刺激阶段开始前、进行中及之后几秒钟
内，适当地准备并指导受试者至关重要。当然，避免错过这些关键时刻的另一策略是完成整个
测试流程，即使长达 4min，也能获得可靠的临床结果。

　　高速 VST 的另一项挑战在于峰值 SPV 容易受到生理和非生理因素的干扰。由于阶跃刺
激强烈，峰值 SPV 及其引发的主观感受往往也很强烈。但在分析眼震的慢相部分时，可能遇
到一些误判为生理反应的非生理噪声，如失跟踪产生的噪声，或者被误解为不必要的生理噪声
(例如瞬目伪影)。当前许多用于检测眼震的算法可能无法有效区分这些噪声与真实眼震的差
异，错误识别出异常数据点。这些异常点的数据值通常远高于正常范围。如果临床医生未能
意识到并删除这类"噪声"或未能将峰值 SPV 调整至合理范围，计算迷路对称性时就可能包含
错误的峰值 SPV，从而无法准确反映迷路的真实状态。图 7-40 展示了一个因眨眼伪影被误认

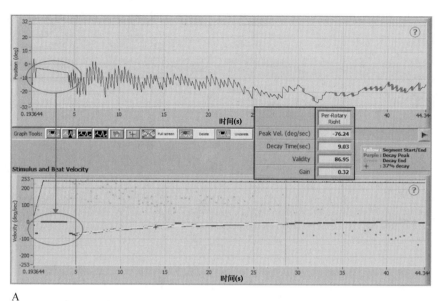

A

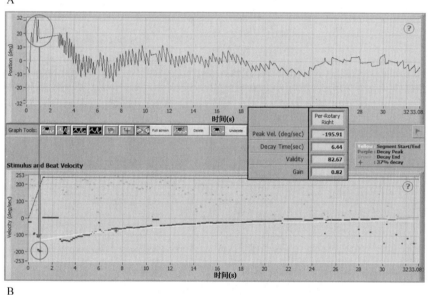

B

图 7-39　240°/s 高速阶跃试验期间,获取峰值慢相速度(SPV)的困难。在图 A 中,由于受试者闭眼,向右进行 240°/s 阶跃加速后未记录到任何眼震数据。后续分析确定峰值 SPV 出现在 5s 处,记录为 −76.24°/s。在图 B 中,重复了 240°/s 的阶跃试验,并且鼓励受试者睁眼。尽管在试验初期受试者短暂闭眼 1～3s,但在试验的第 1 秒内记录到了清晰的峰值 SPV。此时峰值 SPV 达到了 −195.91°/s,与先前试验相比,峰值慢相速度反应增加了 157％

为峰值 SPV 的例子,可能导致真实峰值 SPV 被错误增加至 335％。因此,细致地审视和分析数据变得至关重要,尤其是需要分析的数据量相对较少,主要集中在每次加速或减速后 1～2s 内的离散眼震中。图 7-41 则展示了峰值 SPV 被错误识别后被更正的典型例子,这在实际情况中较为常见且易于识别。最后,与进行低速 VST 时相似,某些药物的使用也应避免,特别是那些可能对中枢神经系统有抑制或刺激作用、或能显著改变 VOR 增益的药物,除非出于临床上的特殊需求。

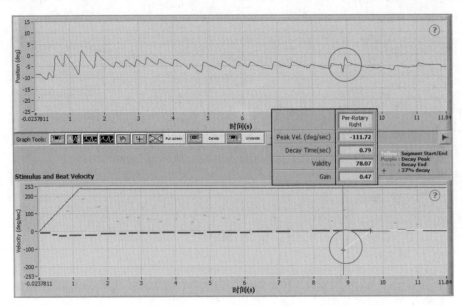

A

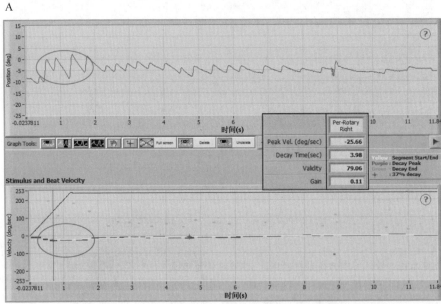

B

图 7-40　图示 240°/s 向右阶跃加速期间噪声对峰值检测的影响。A. 在加速前 9s 错误地标记了 -111.72°/s 作为峰值响应,而原始数据表明这实际上是噪声(可能为瞬间闭眼)。B. 在加速前 1s 正确选取了 -25.66°/s 作为峰值响应。在数据被审查和修正之后,响应从显著的峰值 VOR 反应(增益 47%)降低到较弱的 VOR 反应(增益 11%),这一变化是由于响应算法错误地将短暂的伪影识别为有效数据所致

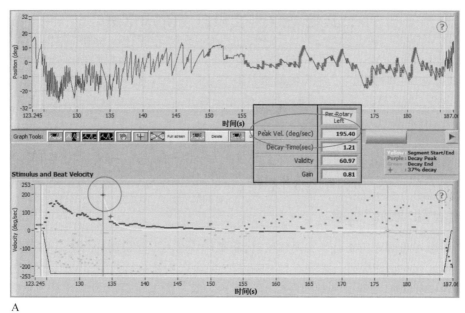

A

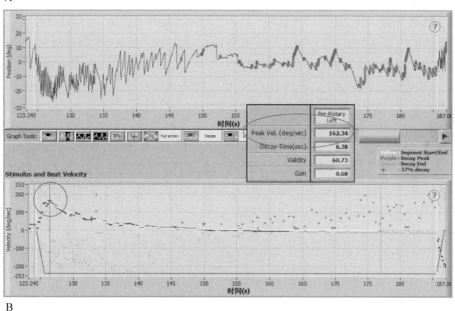

B

图 7-41 A、B 图为 240°/s 向左阶跃加速后对峰值 SPV 错误识别动示例。在 A、B 图中,原本被标记的峰值 SPV(圆圈标记)从 195. 40°/s 调整至 162. 34°/s。在每个加速及减速周期中——本例中仅展示向左加速的一个关键 SPV 峰值数据点,是在 240°/s 阶跃试验中进行分析的 4 个数据点之一,因此对关键点的准确识别与审查尤为重要

六、其他刺激速度和速度阶跃草案

在低速和高速的 VST 中,可以根据需要选择不同的目标速度,但目前并没有统一的标准明确区分"低速度"和"高速度"阶跃刺激的界限。尽管在计算 VOR 时间衰减常数时,较常见选择大约 $60°/s$ 的速度作为低速阶跃刺激,但对于高速阶跃刺激的速度选择则缺乏一致性。有观点认为,出现眼震反向现象时的速度可作为高、低速界限的参考点,这一界限大约在 $100°/s$ 左右。无论是选择低速还是高速刺激,确保能够获得特定速度设置的 VOR 增益和(或)时间衰减常数的标准化值很重要,因为实验设置之间可能存在微小差异。需要认识到,使用更高的刺激速度增加了识别和区分单侧病变的可能性。

速度存储"取消"试验

当怀疑患者的前庭功能尚未实现代偿时,需要评估速度存储机制的功能,以确定该机制是否正常运作或存在功能障碍。速度存储机制不仅负责启动视前庭反射 VOR 的代偿过程,也持续维持 VOR 功能,超越了基础的嵴帽力学原理。除了先前讨论的用于评估速度存储机制的参数,例如 $60°/s$ 的 VST 的时间衰减常数外,还有一种称为速度存储"取消"试验的方法可以检测速度存储机制取消(或"短路")的有效性。这项试验在旋转停止之后(启动速度存储后)通过将下巴向胸部倾斜的方式迅速"取消"或"丢弃"已存储的神经反应。这一头部重新定位导致的耳石器与半规管之间的相互作用引发所谓的"卸载"反应(Benson & Bodin,1966;Shepard et al,2016)。具体而言,头部倾斜可显著减少已存储的 VOR,这可能为小脑的结节-悬垂机制作用的结果,该机制解决了耳石器(对应静态头位时)与半规管(对应旋转头动时)间神经信号的中枢冲突(Wiest,Deecke,Trattnig & Mueller,1999)。通过头部倾斜后观察到的 VOR 时间衰减常数的减少,可以将时间常数有效降至嵴帽力学的时间常数水平(Benson & Bodin,1966,Waespe et al,1985)。

通常使用 $60°/s$ 的 VST 评估速度存储取消功能。具体操作为在 $60°/s$ 的速度阶跃刺激终止后立即让患者将下巴贴向胸部(注意,在进行阶跃刺激的过程中应避免头部的重新定位,因为这可能引发严重的眩晕和恶心,这与第 8 章的 OVAR 测试类似),然后测量此时的 VOR 时间常数,并与标准 $60°/s$ VST 的时间常数进行对比。在速度存储取消试验期间,如果观察到的时间常数至少减少 40%,则表明取消功能正常(Lockette et al,1991)。在不能有效进行"速度取消"的患者中,已有研究报道这可能与小脑小结、小脑悬垂及其他小脑区域的中枢病变有关(Hain et al,1988;Lee et al,2016;Moon et al,2009;Waespe et al,1985;Wiest et al,1999),以及小脑后蚓部的病变(Waespe et al,1985)。但其他疾病也可能与之相关,例如原发性高血压,因此,应谨慎解释专门用于神经积分器或速度存储机制病变定位的诊断灵敏度(Lockette et al,1991)。当总体数据确实指示可能存在影响神经整合器的病变时,使用速度存储取消方法可以进一步确认或强化对(中线)小脑病变的疑虑。

在进行速度存储取消试验时还须特别注意,阶跃旋转后患者头部重新定位时不强制使用头部约束设备。在阶跃加速和匀速旋转阶段,由于没有头部固定装置,尤其要求关注患者的安全问题。同时,确保患者在整个阶跃试验过程中保持稳定的头位至关重要,这不仅有助于精确测量 VOR 的阶跃反应,还能最小化因科里奥利效应引起的急性眩晕。由于速度存储"取消"测试通常在速度阶跃停止后进行,可能需要在 VST 测试流程中增加额外步骤。但如果患者还处于未完全代偿的头晕或眩晕状态,对于他们来说,增加额外的速度阶跃旋转刺激可能是不利或不适的。

七、总 结

与其他前庭功能测试一样,VST 的结果应与其他测试结果(如 SHA 测试、眼动功能、VNG、VEMP 等)结合进行综合判断。通过低速和高速 VST 的联合应用,不仅能确认前庭系统疾病的诊断,还能提供新的见解,提高识别潜在病变的能力。表 7-1 总结了与低速和高速 VST 相关的异常表现及其临床解释。

表 7-1 60°/s 和 240°/s VST 的常见异常情况

VST			
	异常	可能解释	排除
60°/s	时间常数低(<10s)	1. 如果眼动检查正常,可以考虑单侧外周前庭损伤,例如迷路或第Ⅷ对脑神经异常 2. 60°/s 或 100°/s 的信息可能来自双侧迷路 3. 无定位作用的崤帽时间常数+加速度存储机制——增益应>0.3。否则,考虑偏头痛	注意力不集中;眨眼过多;双侧减低;固视失败
	如果 4 个时间常数 3 个异常或	异常研究,无法定位	注意力不集中;眨眼过多
240°/s	考虑峰值 SPV;顺时针和逆时针方向差异>20%	眼震峰值 SPV 明显不对称提示单侧外周前庭损伤侧别	闭眼(需要在椅子开始转动和停止时睁眼)

总之,VST 为前庭生理学研究提供了两个有价值的见解。首先,低速 VST 对评估中枢前庭功能有重要贡献。VST 评估了中枢速度存储。此外,比较低、高速阶跃刺激时,通过比较 VOR 增益,可更好地了解中枢代偿机制。这两点优势足以证明阶跃试验是标准旋转测试不可或缺的一部分。尽管有观点认为,由于低频 SHA 测试(0.01~0.04Hz)与低速 VST 在低频 VOR 相位和时间衰减常数上存在反比关系,因而可以替代低速 VST,但许多专家依然认为低速 VST 是评估 VOR 时间衰减常数的更佳选择(Brey et al,2008b;Shepard & Telian,1996)。这主要是因为匀速刺激更能有效地触发中枢的速度存储,同时激发大量的不规则和规则传入神经纤维,而非仅仅是 SHA 测试中被激发的规则纤维。

另一个重要的临床价值在于,VST 克服了 SHA 测试无法精确定位外周前庭病变的局限。虽然目前看来使用高速 VST 检测单侧前庭损伤的灵敏度中等,但是否能够完全取代传统的冷热试验以识别迷路的不对称性,目前还未有定论。然而,随着新的旋转刺激方案如高加速度转椅推力测试的开发,加上硬件和软件技术的持续进步,未来肯定会有更为精确的记录方法和刺激模式,这将为检测单侧前庭病变提供更多帮助。

译者:吴子明 杜 一

第8章

旋转试验的补充测试

一、概　述

基本的旋转评估包括正弦谐波加速度测试(SHA)和速度阶跃测试(VST),甚至可能同时使用低速和高速刺激。第6章和第7章分别详细讨论了这两种测试。然而,旋转评估的内容还不止于此。作为常规评估的一部分,某些机构中可能会常规使用其他的旋转测试,而有些机构可能只在临床需要时选择使用。视-前庭系统之间复杂的交互作用测试是更为广泛使用的辅助性旋转测试。有两种主要的视觉-前庭相互作用测试:VOR抑制和视觉-前庭增强。临床上,这些测试有助于深入了解中枢[前庭]病变,并延伸对前庭疾病和非特异性眩晕的理解,这是VST和SHA测试所不能提供的。

旋转测试是评估耳石器功能的方法,分为评估椭圆囊功能的单侧离心试验或UCF试验和沿偏心路径的水平面(yaw)旋转。偏心旋转在向外移位的椭圆囊上产生向心线性力,从而产生主观倾斜,这与游乐场圆形游乐设施所经历的倾斜类似。临床上,偏心旋转出现的主观倾斜常可以量化。方法是让患者自行调整目标线,直至垂直或水平。在过去的十年中,这项测试虽然受到一些临床关注,但目前似乎已淡出临床。此外,还开发出一项耳石器功能检查方法——偏离垂直轴旋转测试(off-vertical axis rotational,OVAR),此方法为转椅稍微倾斜偏离地球垂直轴时进行的水平(yaw)旋转。由于多种原因,试图将OVAR测试作为标准临床检查方法很困难。OVAR测试未能成为临床常规方法原因之一可能是其提升诊断价值不高,是其无法普及原因之一,且转椅较为昂贵,OVAR测试比标准转椅成本更高。此外,临床应用较少也更无法与其他前庭测试比较。由于其诊断价值和当前的临床标准值数据的局限,联邦药物管理局(FDA)在本书出版时将OVAR测试严格限制用于研究。

最后,随着技术的不断进步,旋转测试的诊断价值也将随之提高。未来,许多新兴的测试可能进入临床,但目前尚未成熟,也未在更广泛的人群中使用。作者将这些测试称为"更多为研究所应用的测试方法"。如果考虑到足够的开发、疗效研究和对患者群体的临床应用研究,这些研究性测试方法有可能逐渐成为常规临床测试。这些测试包括:评估垂直半规管功能的水平(yaw)旋转、全身"整体"HIT(转椅头脉冲测试,crHIT)以及前庭(加速度)阈值检测的心理生理测量等。

在讨论研究驱动的测试以及未来的旋转测试进展之前,接下来首先讨论视-前庭交互的两种最常见测试(VOR抑制测试和视-前庭增强测试)以及偏心旋转测试。

二、视觉-前庭交互测试

前文已经全面回顾了SHA和VST两种旋转试验如何提供大量的关于外周和中枢(有时)前

庭功能的临床见解。作者已经观察到外周前庭系统损伤如何显著影响VOR,也观察到已知的中枢前庭系统的损害如何引起VOR敏感性(即增益)的细微异常。此外,还观察到外周和中枢前庭病变如何影响VOR的相位、对称性和时间衰减常数。因此,有时仅依靠分析旋转结果很难将损伤具体定位到中枢或外周前庭系统。为了确定病变部位,常需行全面的前庭功能评估。通常,前庭外周病变比中枢病变更易识别。然而,有两种旋转测试能直接检查中枢神经系统功能。这些测试称为视觉-前庭交互测试,深入研究了视觉系统和前庭系统之间复杂的神经生理相互作用。

视觉-前庭交互测试(VVI)是专门针对中枢前庭系统处理的旋转测试,即使VOR增益在正常范围内,也能够检测出影响VOR效率的中枢病变(Baloh、Honrubia & Kerber,2011)。因此,仅将旋转评估局限于SHA和速度阶跃测试可能会限制全面"旋转评估"的诊断能力,特别是在识别可能导致患者(非特异性)头晕的中枢病变时。例如,小脑绒球病变几乎不影响VOR的增益(Goldberg et al,2012),但显著影响VOR抑制能力。在头-眼联合跟踪过程中,VOR抑制至关重要,如果功能不全可导致患者(特别是老年人)出现非特异性头晕。影响中枢处理的病变常可通过视觉-前庭交互测试确认或进一步证实,提高临床诊断能力,并可有助于减少与年龄相关的或非特异性头晕表型而出现的模糊诊断。

尽管眼动评估异常常提示中枢病变,但这些异常往往被忽视,也可能视为注意力不集中、年龄相关或太轻微而不能归类为有意义的或病理性的。鉴于此,评估患者是否患有神经系统疾病时,VOR的视觉-前庭交互测试的贡献需得到临床重视(Demer,1996)。接下来,关注两种视觉前庭交互测试:VOR抑制试验和视觉-前庭增强试验。

(一)VOR 抑制试验

前庭眼反射(VOR)抑制试验也称为VOR取消、VOR固视试验或视觉-前庭固视(VVI-FX)。VOR抑制试验并非新概念。医生通常在前庭双温试验期间至少进行两次VOR固视测试。在每次热(或冷)刺激后,指导患者用固视抑制VOR反应。旋转和温度试验VOR固视测试之间的唯一区别是各自的频率特征,后者患者抑制极低频刺激(0.003Hz)诱发的前庭反应,而在旋转测试期间抑制VOR的频率常>0.04Hz。

正弦加速测试,VOR抑制试验的主要组成部分已经得到了很好的检验。事实上,VOR抑制试验只不过是第6章已经讨论的正弦加速度检查,只是进行角旋转的同时注视目标。与SHA测试的频率也可以完全相同。在详细讨论旋转VOR抑制试验之前,首先回顾用于抑制VOR的不同刺激,以及VOR抑制试验的神经生理学基础。

1. 旋转性VOR抑制刺激与神经生理学　旋转性VOR抑制测试通常在视觉目标固定的情况下进行。此因视觉刺激抑制VOR的增益(灵敏度或响应)比听觉或体感目标的效力高2～3倍(Jacobson,Piker,Do,McCaslin & Hood,2012)。也可以对想象目标进行VOR抑制试验;但对体感目标和听觉目标抑制的效力尚有争议(Jacobson et al,2012)。因此,几乎任何目标,无论是想象的还是其他的均可抑制VOR响应,而视觉目标最有效。不同目标的抑制性差异表明不同目标的抑制可能存在不同的神经通路。事实证明,无论抑制目标是视觉目标、听觉或体感目标,还是想象目标,参与VOR抑制(或取消)的潜在神经生理基础均不同。在讨论不同抑制目标属性之前,首先回顾VOR抑制测试每一目标刺激相关的神经生理学基础。

(1)非视觉固定目标相关的VOR抑制的神经生理基础:在VOR抑制的临床评估中,通常不使用非视觉固定目标。主要是因为视觉目标有更大的抑制效果。然而,已有研究探讨非视觉固定目标的影响。最常见的非视觉目标包括体感和听觉固定刺激两类。有证据表明,这两类刺激各自存在特有的神经皮质通路,是有别于视觉目标抑制相关的直接通路。研究表明,起源于运动前皮质、扣带皮质、顶叶内沟、岛叶、岛后皮质和颞上回皮质后部的皮质纤维均可投射至前庭神经核。业已证明,所有这些投射均能激活灵长类动物对非视觉刺激的 VOR 抑制(Akbarian,Grusser,Guldin,1992;Faugier-Grimaud,Ventre,1989;Guldin,Akbarian,Grussehave,1992;Kawano,Sasaki,Yamashita,1980;Leinonen,Hyvarinen,Sovijarvi,1980;Nishiike,Guldin,Baurle,2000,in Jacobson et al,2012)。Jacobson 等(2012)提供的数据表明,这种由听觉和体感反馈介导的传出抑制通路对 VOR 的抑制作用为 28%~44%,这种抑制作用明显小于更为直接的视觉运动通路(84%~87%)。

有证据表明,想象目标也会对 VOR 产生抑制作用。如果想象视觉目标随头部移动,由此产生的抑制作用可将 VOR 的增益(灵敏度)降低至接近 0.1(Leigh & Zee,2006)。Jacobson 等(2012)报道,在角旋转试验中要求患者想象固视简单视觉目标,VOR 抑制率只有 44%。此外,他们还表明,假想目标的抑制效果与听觉或体感目标的抑制效果并无显著差异。想象目标的抑制作用明显小于固视视觉目标的作用。有趣的是,根据 Leigh 和 Zee(2006)的研究,如果想象的目标是地面上固定的视觉场景(例如,类似地平线一样静止的场景),VOR 完全不被抑制,实际上增益 1.0,接近完美(Leigh & Zee,2006)。

(2)视觉固定目标相关的 VOR 抑制的神经生理基础:大多数证据表明,VOR 视觉抑制的神经生理基础与平滑追踪和视动系统的直接通路相同,主要涉及辅助视觉系统、视束核和前庭小脑中的绒球小结叶(Baloh,Honrubia & Kerber,2011;Leigh & Zee,2006)。虽然有证据支持直接途径是 VOR 抑制的主要途径,但也间接途径参与。这一间接途径由前庭小脑介导,前庭小脑包括绒球小结和蚓垂(Baloh,Honrubia & Kerber,2011;Leigh & Zee,2006;Shepard & Telian,1996)。这种神经解剖底物是速度存储机制的基本组成部分,本文对此进行了详细讨论。事实上,有证据表明这种间接途径可能通过前庭小脑和前庭核内的前庭专用神经元(称为 vestibular-only neurons,前庭专用神经元)之间的分布式神经投射网络来修饰直接途径(Goldberg et al,2012)。研究数据支持涉及脑干和小脑神经投射的网络式分布,刺激绒球小结和腹侧蚓垂可降低 VOR 时间常数,与视觉抑制效果类似(Goldberg et al,2012)。这些证据表明存在网络分布,但由于小脑损伤涉及绒球和腹侧旁绒球,因此会出现平滑追踪、视动反射和 VOR 抑制的异常(Goldberg et al,2012)。总体而言,普遍认为 VOR 抑制主要由直接的平滑追踪和视动途径介导,而间接的绒球小结途径的作用很小。

2. VOR 抑制测试 旋转性 VOR 抑制测试时,除了要求患者将视线固定在特定(即旋转固定)的目标上以外,其余与 SHA 测试一致。因在正弦旋转期间引入视觉目标相对简单,且视觉目标对 VOR 的抑制比非视觉目标提高 2~3 倍(Jacobson et al,2012),所以视觉目标在 VOR 抑制测试中最常用。此外,有人认为,考虑到与非视觉刺激相关的皮质神经通路和神经中枢之间的复杂联系,与视觉刺激相关(本质上是单一的)介导的直接神经通路相比,使用视觉目标时 VOR 抑制的定位效力远高于非视觉目标。

使用可视目标行 VOR 抑制测试还有一个潜在的原因。鉴于绒球小结叶对 VOR 间接的抑制(轻微)作用,评估这种神经生理反应可有一定的重要性,因为小结与腹侧悬雍垂(腹侧小舌)一起参与了中枢代偿期间发生连合过程的下调和钳制。因此,旋转性 VOR 抑制测试可能为中枢代偿机制的效率和效力提供宝贵的依据。如果计划行单侧迷路切除术之前需检查中枢代偿机制的效率,旋转测试检查非常重要,特别是术后的代偿功能将依靠这种机制。观察中枢代偿机制是否正常,应行 VOR 抑制测试评估。图 8-1 示隐球菌性脑膜炎患者的这一实例。根据这些数据,测试的 0.08～0.64Hz 范围内所有的频率都严重缺乏 VOR 抑制。这些数据(以及此处未列的异常平滑追踪测试和视动性测试数据)有助于证明该患者小脑缺乏对 VOR 的控制,故主诉存在持续头晕。

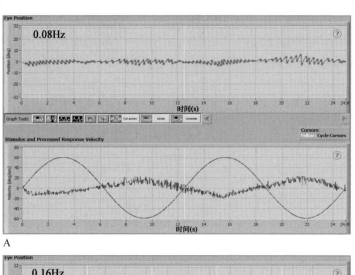

A

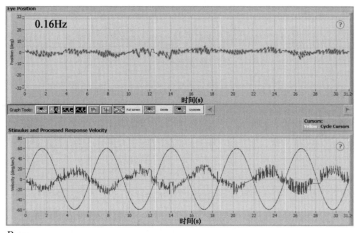

B

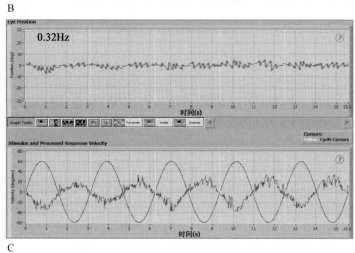

C

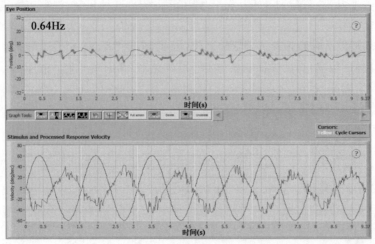

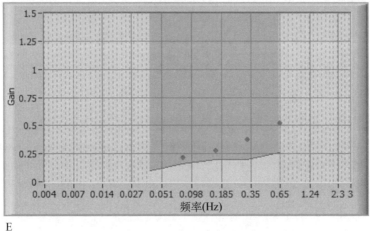

图 8-1　隐球菌性脑膜炎患者固定抑制失败。A-D 示 0.08～0.64Hz 的单
个周期数据和原始眼震描记图。图 E 示每个频率的总增益

3. 旋转 VOR 抑制的临床指标　几乎所有行旋转测试的患者都应做旋转 VOR 抑制测试,与温度试验都接受固视抑制测试相似。事实上,有人认为旋转性 VOR 抑制测试应作为标准旋转测试的常规检查,原因有三:①它很少引起患者恶心、呕吐或不适;②测试时间很短;③旋转 VOR 抑制试验可以提供中枢病变的临床意义远大于冷热试验的固视,主要因为随着刺激增强,VOR 固视变得越来越困难(Demer,1996)。事实上,与抑制高频旋转反应相比,抑制冷热反应所需的生理"努力"要少得多,而高频旋转反应本身就更强劲。由于 VOR 抑制在很大程度上依赖平滑追踪的直接通路,可以预见有效抑制的频率约为 1.0Hz(Goldberg et al,2012)。高于这个频率,VOR 的抑制效率会降低,同时平滑追踪通路的效率也会降低(Baloh,Honrubia,& Kerber,2011)。此外,已证明平滑追踪试验与年龄相关,VOR 抑制能力也可受年龄的影响。尽管这并不意味着＞0.1Hz 不能进行旋转性 VOR 抑制,但需认识到,＜0.1Hz 的频率(Furst et al,1987;Jacobson et al,2012;Moller et al,1990),无法得到≥

0.1Hz 时的 84%～96% 的抑制率(Baloh,Honrubia & Kerber,2011)。总之,强烈建议在常规基础上获得所有频率的特定地点的标准参考范围,特别是目标人群应包含老年患者。此建议与 SHA 和速度阶跃测试类似,因为方法学、椅速峰值和年龄分布的微小变化都会影响数据的方差。

旋转性 VOR 抑制相较冷热试验 VOR 抑制的临床优势:我们知道,VOR 抑制可以在前庭双温测试和旋转测试期间进行,但旋转 VOR 抑制优于温度测试诱导的 VOR 抑制,有如下 4 个原因:①旋转刺激的 VOR 抑制率明显高于温度刺激。Brey、McPherson 和 Lynch(2008)认为,旋转刺激对 VOR 的视觉抑制率高达 75%～90%,而 Barber 和 Stockwell(1980)的报道认为温度刺激对 VOR 的抑制较低,仅为 40%～70%(Brey,McPherson,& Lynch,2008)。因此,这些数据将为区分和识别中枢病变提供更大的依据。②通过旋转测试抑制 VOR,刺激频率更接近自然,也更精确(Goulson,McPherson & Shepard,2016)。③与冷热反应的固视不同,旋转性 VOR 抑制在每个患者都一致,时间也相同,这是施加恒定正弦刺激的结果(贯穿整个测试)。相反,冷热试验诱导 VOR 的抑制高度依赖于慢相反应的强度,慢相反应在刺激后会随时间显著变化。也就是说,这一抑制可以在峰值慢相响应的渐强和开始之后立即进行,也可以在慢相响应显著消散之后进行。这种与固视目标呈现的时间可变性通常取决于临床医生。因此,对温度诱导的 VOR 的抑制的高度可变是默认的,并且在测量 VOR 抑制的时间(在眼震峰值的相对较高或相对较低的时期)方面也有较大差异。④旋转测试可多频率而不是单一频率(即温度试验频率)研究 VOR 抑制。虽然多频率 VOR 抑制是首选,但也有人认为,单个频率足够。如果由于临床或时间限制仅用一个频率,建议选择 0.8Hz 作为目标频率(Goulson,McPherson & Shepard,2016)。

4. VOR 抑制总结　　总之,强烈推荐所有接受旋转测试的患者进行旋转性 VOR 抑制测试,尤其对疑有前庭中枢病变者,以及那些怀疑因中枢代偿欠佳导致慢性头晕者。此外,由于共同神经通路,平滑追踪和视动测试出现眼动异常者应行旋转性 VOR 抑制测试。当平滑追踪和视动异常不严重,或者怀疑是由于注意力不足、焦虑或疲劳所致,行上述检查是非常重要的。综上所述,旋转性 VOR 抑制试验为检测 CNS 病变提供了一种精确、可重复、可靠和稳健的测量方法。旋转性 VOR 抑制受患者配合的影响最小,耗时最少,可为最简单的旋转测试。最重要的是,VOR 抑制异常时,临床症状可能相当明显。总的来说,这些结论表明,如果权衡时间效益比,VOR 抑制不失为一种很好的临床试验。

(二)视觉-前庭增强试验

顾名思义,视觉-前庭增强测试(通常缩写为 VVI-增强,或 VVOR 视觉-前庭眼反射)研究视觉和前庭系统相互作用,以增强或改善 VOR 的神经生理反应。已经讨论过,VOR 反应在没有任何视觉刺激的情况下相对较弱(即,在黑暗中行 SHA 测试期间,VOR 增益缺乏统一性)。具体来说,前庭系统的灵敏度(增益)相对较弱,特别是<1Hz 刺激频率,其增益值通常远低于 1.0(图 6-18)。如果这样微弱的 VOR 增益在视觉刺激下(即小于 1.0)持续存在,则头部运动时的结果是难以承受的,因为即使是视觉目标从视网膜中央凹轻微滑移也会导致视力明显模糊,大多数患者会因此诉"头晕"。需要注意的是,视野 200°,中央凹的可视区域仅 1°(约 1mm),目标物与中央凹的任何偏离都会严重影响视敏度。事实上,视觉系统所要求的精度非常高,即使视觉-前庭系统产生的 VOR 增益为 0.90,头部峰值速度(运动)为 90°/s(如跑步),

独立的前庭反应也会导致视网膜图像滑动速度为 8°/s,并产生足够多的视网膜滑移,使视力降低 2 倍(Demer,1996)。如果每一次头部运动都出现视网膜滑移,那么将对日常活动产生巨大影响,而且持续时间有限。事实上,如果 VOR 仅负责对每一次头部运动提供代偿性眼动,那么前庭系统的缺陷将严重损害其视力。所幸,不足的 VOR 被视觉系统有效地修改和增强到接近完美的灵敏度(增益),因此视觉模糊在日常活动中很少出现。这种视觉-前庭关系的增强,很大程度上是通过中枢神经系统介导的。

在讨论视觉-前庭增强的旋转方案之前,首先了解与视觉系统和前庭系统之间复杂的相互作用的各种神经生理底物。

1. 视觉-前庭增强的神经生理学 视觉系统可有效地补充前庭系统处理某些加速度的不精确性,特别是对于<1Hz 的频率时,前庭系统本身不能提供完全准确的代偿反应(Goldberg et al,2012)。这种视觉补充可以防止视网膜滑动并避免视物模糊。事实上,视觉系统和前庭系统之间精确配合,在水平和垂直的头部运动中补偿性眼动几乎很少产生(Demer et al,1990;Baloh,Honrubia,Yee & Jacobson,1986;Ferman,Collewijn,Jansen & van den Berg,1987)。那什么样的神经生理结构才能完美协调视觉和前庭系统,产生近乎完美的代偿反应呢? 视觉-前庭增强完全由中枢神经系统介导。具体来说,这种高度精确协调大部分由视动系统神经通路调节,小部分由平滑追踪神经通路调节。视觉-前庭增强依赖于视区皮质、视核束、辅助视系统以及绒球小结和副绒球小结(Leigh & Zee,2006)。因此,影响视动通路和小部分平滑追踪通路的中枢病变也可能出现视觉-前庭增强异常。

2. 视觉-前庭增强的替代性神经生理学输入 也有证据支持视觉-前庭交互作用的次要神经传入。研究发现在涉及躯干和颈部运动的主动头部运动中,VOR 增益更高,而不是像在“整体”全身旋转(即旋转椅测试)中经历的被动头部运动(Demer,1996)。VOR 增益增加的基本假设认为是继发于骨骼肌命令的传出拷贝信号,骨骼肌命令使大脑预测头部运动,同时驱动所需的代偿性眼动(Demer,1996)。也就是说,由于旋转测试是“整体”进行的,不包括主动的颈部和骨骼肌运动,因此不会讨论这些神经作用。然而,仍须注意由于这种传出复制命令(即 vHIT),动态头颈运动时产生更大的视觉-前庭增强这一潜在的贡献。

3. 视觉-前庭增强测试 视觉前庭增强测试与旋转 VOR 抑制测试都很简单,测试是在静止的视动刺激下进行 SHA 旋转。视动刺激不是旋转的,而是固定的(类似 VOR 抑制测试),当受试者在静止的视动刺激下睁眼旋转时,会产生强烈的视网膜滑动,激发水平半规管 VOR反应。旋转通常与 SHA 测试的频率完全相同。SHA 测试中某些频率的 VOR 增益因静止视动刺激产生的视网膜滑动而改善(或增强)。因此,增加的视网膜滑动可使由正弦谐波加速引起的不足 VOR 增益增加至接近完美状态。即在 SHA 测试中观察到的 VOR 增益<1.0,现在增加到 1.0。与 VOR 抑制类似,>1.0Hz 的视觉-前庭增强会减弱,因在该频率以上,潜在的平滑追踪系统的作用开始下降。平滑追踪系统多见于 60 岁以上老年人,有显著的年龄依赖效应(Kanayama,Nakamura,Sano,Ohki,Okuyama,Kimura,Koike,1994)。鉴于视觉-前庭增强与视动通路和平滑追踪通路共享相同的神经底物,那么视觉-前庭增强也有年龄依赖性。总之,VOR 从响应不足到增益接近完善,说明视觉系统可以增强不精确的 VOR 及其对确保主动头部运动期间凝视稳定系统功能完整性的相对重要性。

4. 影响视觉-前庭增强的病变 视动系统和平滑追踪系统存在共同的神经生理通路,眼动测试和视觉-前庭增强异常通常相伴出现。然而,旋转诱导的视觉-前庭增强测试可提供更稳定、更准确的反应。这是因为在视觉-前庭增强测试过程中,VOR 增益增加到接近完美的 1 是自主反射通路驱动的。即 VOR 增益增加到接近 1.0 并不依赖于受试者的主观反应。这与平滑追踪测试直接对立,视动测试需要受试者积极参与的也不多。只要测试取决于个人的主观反应,许多主观原因都可能对眼动反应产生不利影响(例如,增益减低或异常相位)。因此,与平滑追踪测试和视动测试相关的异常实际上可以继发于注意力不集中、焦虑或疲劳,而不一定存在病变。由于 VOR 的增强是由(自主)视动反射提供的,视觉-前庭测试的敏感性可能远远高于任何眼动测试,这些眼动测试特别依赖受试者的表现和注意力。对于那些并不总是理解测试的年轻患者、注意力缺陷、慢性疲劳或视动测试有问题的患者来说,往往也非常依赖受试者的表现和注意力。

具体而言,影响皮质视野、视核束、副视系统,以及绒球和旁绒球病变都可直接影响平滑追踪和视动通路(Leigh & Zee,2006)。以此类推,这些病变都可连带影响视觉-前庭增强测试,由于这些病变只见于中枢系统,因此仅限于影响中枢功能的病变。例如,已被证明偏头痛对中枢通路有明显的抑制作用。Arriaga 等(2006)发现,71%的偏头痛患者视觉-前庭增强反应升高,而对照组仅为 5%(只有一名患者)。由此认为,由于视觉-前庭增强过程中检测有很多中枢通路参与,该测试可能为表现出不平衡和运动敏感性的偏头痛患者提供诊断依据。图 8-2 示视觉-前庭增强显著(未控制)增加患者的实例,也可见平滑追踪和视动测试异常。该患者有自身免疫性疾病,反复出现(非体位性)眩晕和头晕,持续 6～12 个月。前庭测试提示左侧前庭功能下降,而 VVOR 和眼动数据提示可能累及前庭小脑(绒球和副绒球)的中枢病变。该患者的 VOR 抑制测试在正常范围内,综上,提示患者可能存在自身免疫性疾病介导的缓慢的代偿过程(图 8-3)。

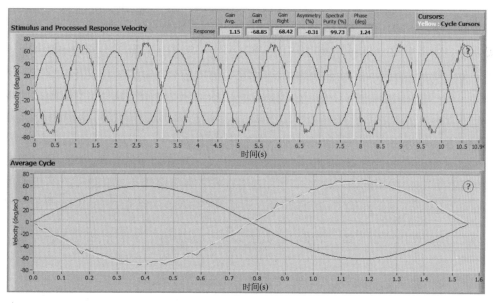

A

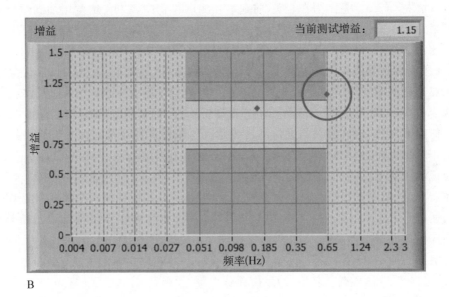

B

图 8-2 自身免疫性疾病患者视觉-前庭功能异常增强。A. 单个和平均周期数据
显示,相对于 60°/s 的椅(头)速度,VOR 增益较高。B. 平均视觉-前庭增
强增益为 1.15,用圆圈圈出

(三)视觉-前庭相互作用测试总结

旋转性视觉-前庭相互作用测试可以直观深入了解平滑追踪、视动性和小脑通路的中枢神经生理功能。这些直接和间接通路对于视觉系统在头-眼追踪过程中增强或消除缺陷 VOR 至关重要。尽管这些通路可用视-眼动测试评估,但易受患者表现和测试过程中的个体差异的混杂因素影响,使视觉-前庭相互作用测试成为评估这些中枢通路功能的首选方法。旋转性视觉-前庭测试提供精确控制的刺激,并能够记录自主反射反应,基本上消除了眼动表现不佳或注意力不集中等混杂影响。

三、偏心旋转试验

偏心旋转试验也称动态单向离心试验(DUC),或简称单向离心试验(UCF)。偏心旋转测试评估椭圆囊功能,它在向外移位的椭圆囊上施加线性加速力(向心力)。Wetzig 等(1990)首次描述了偏心旋转测试在识别人类双侧耳石器不对称性中的价值。偏心旋转测试由偏心旋转组成,其中旋转的中心点(z 轴)位于任一椭圆囊的垂直平面,而另一个椭圆囊向外移位。图 8-4 和图 8-5 说明了在中心旋转和偏心旋转之间所经历的线性力差异,因为它们与每个相应的椭圆囊相关。在这种横向线性加速过程中,横向移位的椭圆囊经受离心(横向线性)力,它承受偏离中心(偏心)的垂直轴旋转,而对侧椭圆囊经受中心旋转,免受任何离心力刺激。如 Ödkvist(2001)所示,匀速偏心旋转的离心力作用于向外移位的椭圆囊斑。Gresty 和 Lempert(2001)认为,这种横向线性加速度将引发"纯粹的耳石"反应,基本上不受垂直半规管的干扰。半规管

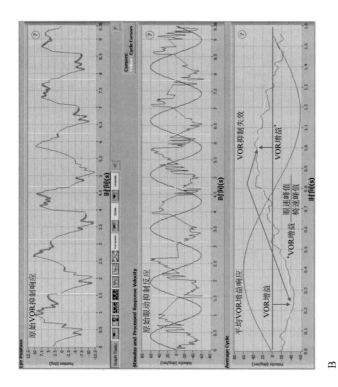

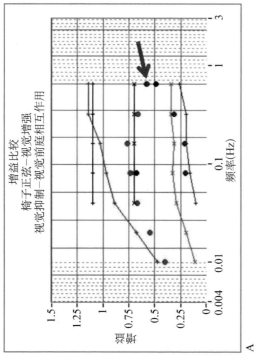

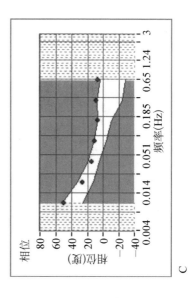

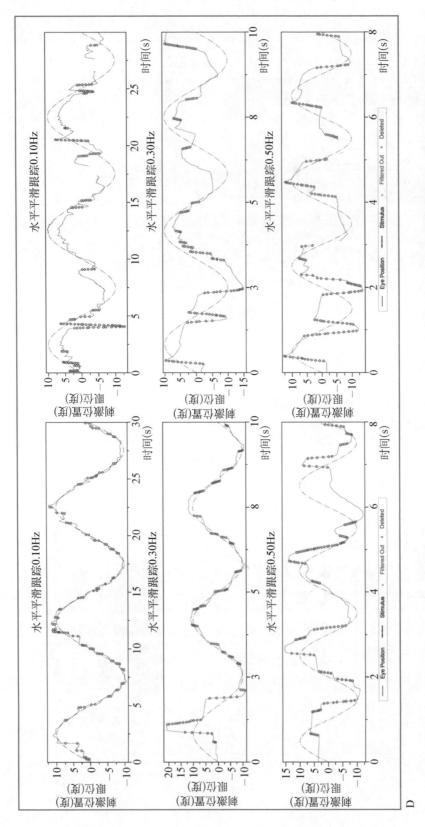

图8-3　是一例罕见的小脑退行性疾病，严重降低了小脑对VOR的控制，患者固视抑制失败以及视觉系统对VOR增强的显著降低。在扫视平稳追踪、高频VOR相位增加以及视动性及视动后性测试性能下降（视动性数据未显示）。因此，该患者在行走、图像稳定以及对平稳运动的控制有明显异常

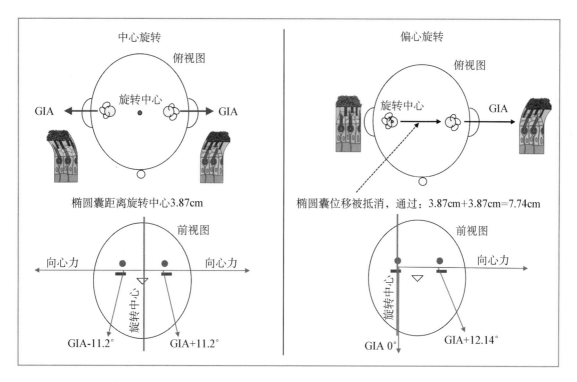

图 8-4　图示在中心旋转与偏心旋转中,左、右耳椭圆囊(矩形所示)上施加的 GIA 力的差异。旋转中心,理论上相等的 GIA(11.2°)施加在两侧相对的椭圆囊上。偏心旋转中,一个椭圆囊处于旋转的中心点,由于没有横向力施加在感觉上皮,因此感知到 GIA 为零。而相对的(偏心的)椭圆囊上皮接受理论上最大为 12.14° 的 GIA(使用 300°/s 的速度刺激、7.74cm 的偏移,此为两侧椭圆囊的平均间距)(Brey et al,2008a)

对 VOR 反应几乎没有作用,这是由匀速旋转(加速后刺激期)期间壶腹毛细胞反应的习服所致。这与速度阶跃加速后反应的习服类似,不同之处在于偏心位移之前的加速周期在 $5°/s^2$ 相当慢。由于加速缓慢,壶腹毛细胞位移的程度(根据壶腹毛细胞钟摆模型)明显小于 VST 测试。因此,一旦达到目标速度刺激,VOR 反应随之减少并很快习服。因此,水平半规管的作用相当小,并在加速期后迅速消失。稍后讨论偏心试验的确切方法。首先,让我们复习下偏心旋转试验的解剖基础和正常生理。

(一)偏心旋转的解剖和生理

从解剖学上讲,离心力将施加在偏心(横向)驱动的椭圆囊上,引起该椭圆囊内侧囊斑的兴奋性反应和外侧囊斑的跨微纹的抑制性反应(图 8-6)(Leigh & Zee,2006)。

在平移力(t)作用下会发生较明显的眼球扭转(c-VOR)和轻微的、反方向的慢相水平眼震(t-VOR)。此时,诱发的眼球扭转(c-VOR)和水平眼震(t-VOR)归因于离心力作用下的横向驱动的椭圆囊斑产生的不对称的神经张力,静止的椭圆囊斑接受中心旋转(图 8-5)。在这种情况下,当突然施加水平偏心恒定的加速度,最初的眼反应是与施加的侧向力方向相反的水平代偿性眼动。横向驱动的椭圆囊的外侧囊斑兴奋,出现相对较短的潜伏期(15～60ms),随后前

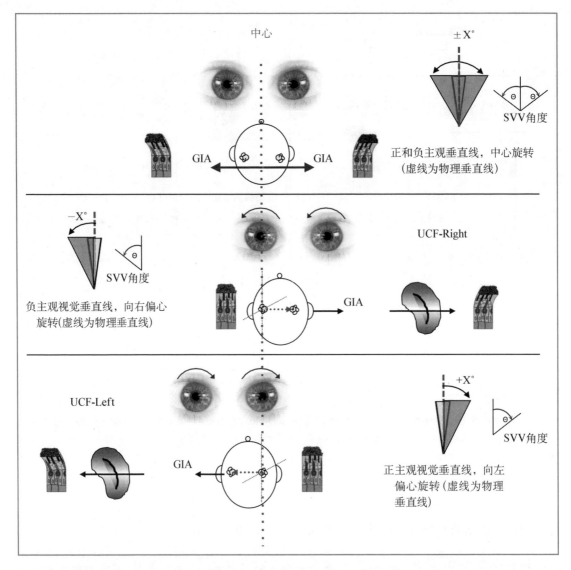

图 8-5　图示椭圆囊位移、GIA 线性力、生理性眼球侧转和在指定旋转模式下预期的 SVV。中心虚线示所有的三种旋转模式的理论旋转轴

庭神经上支传入神经元放电。如果离心力持续存在，与头部持续倾斜类似，会发生缓慢的眼反转（扭转）。这种反应的延迟时间较慢（比 t-VOR）约为 300ms（Gresty & Lempert，2001）。如前所述，外侧驱动的内侧半椭圆囊斑兴奋，前庭神经上支传入神经元的放电导致眼球扭转。

　　离心力和向心力：哪个是正确的？　实际上，偏心试验中存在的力是一种向心力。在角加速度期间，从一个中心点施加的所有力都称为向心力。然而，离心力经常被当作同义词应用，以至于向心力的概念很少提及。离心力的概念实际上是虚构的，或者说是想象的，而且经常应用不当——就像这种情况。本文将继续使用术语离心力表示对向外移位的椭圆囊所施加的力，这在其他地方更常见（甚至适用于测试名称）。然而，读者积极区分向心力和离心力之间的差异，并理解使用离心力来描述偏心测试动力学的理论参考。

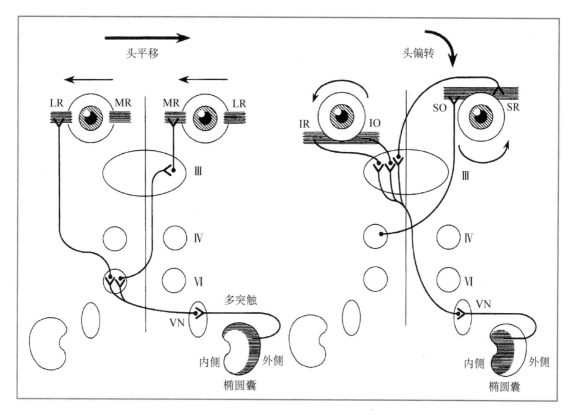

图 8-6 用于倾斜和平移的椭圆囊通路。椭圆囊内侧半囊斑通过支配垂直扭转肌肉来控制眼球的转动。外侧半囊斑通过支配水平肌肉导致反向水平慢相。MR. 内直肌；LR. 外直肌；VN. 前庭神经核；IO. 下斜肌；SO. 上斜肌；IR. 下斜肌；SR. 上直肌。From The Neurology of Eye Movements (5th ed., p. 75) by R. J. Leigh and D. S. Zee, 2015, New York, NY: Oxford University Press. Reprinted with permission.

(二)重力惯性加速度(GIA)和 OCR-GIA 斜率

偏心匀速期间的诱发性眼球扭转,健康受试者常诉主观倾斜感。眼球扭转和伴随的主观倾斜程度主要由三种因素决定:偏心旋转的速度、恒定的重力以及耳石器偏移位置到旋转轴中心的距离。总的来说,这些因素产生了一个新的"垂直惯性力"(g),也被称为重力惯性加速度(GIA),其数学关系由以下公式得出:

$$g = \frac{r\omega^2}{G}$$

(g)等于真正垂直的相对角度;(r)等于中心旋转轴;(ω)等于旋转的角速度;(G)等于地球恒定的重力加速度(980.7 cm/s²)。

偏心角加速度(rω²)和地球引力(垂直)加速度(G)的合力决定了相对于地球真实垂直面的主观倾斜度(G)。合力称为重力惯性加速度,或 GIA,用(g)表示。简言之,GIA(g)是转椅角速度乘以从旋转中心到偏心椭圆的径向偏移距离除以重力常数(g)的函数(Brey, McPherson & Lynch, 2008a)。例如,旋转速度(ω)为 300°/s,半径为 7.74 cm,重力常数 G 为 981.7 cm/s²,由此得到的 GIA(G)可以用下面的公式表示:

$$GIA = arcTAN \left[\frac{r \left(\frac{\omega}{180°}\pi \right)^2}{G} \right] \frac{180°}{\pi}$$

$$GIA = arcTAN \left[\frac{0.0774m \left(\frac{300d/s}{180°}\pi \right)^2}{9.81m/s^2} \right] \frac{180°}{\pi}$$

$$GIA = arcTAN \left[\frac{2.108799}{9.81m/s^2} \right] \frac{180°}{\pi}$$

$$GIA = arcTAN [0.21496] \frac{180°}{\pi}$$

$$GIA = 0.21174 radian \frac{180°}{\pi}$$

$$GIA = 12.41°$$

因此,本例中使用的最大位移点(0.0774 m 或 7.74 cm)期间产生的 GIA 相对于真实垂直方向为±12.14°(图 8-4)。本质上,这是经历这种偏心旋转时所感受到的新的主观垂直倾斜。

在偏心旋转过程中,一个新的"垂直惯性力"被横向位移的正常椭圆囊整合,从而产生 c-VOR 和 t-VOR。健康个体感知到的姿势倾斜方向便是侧向位移方向。然而,直立坐位的健康人眼球反转产生与主观倾斜相反的主观垂直视觉感知,这是因为眼球反转试图保持视网膜相对于地球真正垂直的垂直径线(图 8-5)。例如,右侧椭圆囊在外侧的偏心旋转,直立的健康受试者主观感觉到向右倾斜。为了代偿这种感知到的姿势倾斜,右侧椭圆囊向左产生代偿性的眼球反转,以保持相对于地球真正垂直的"垂直"状态(图 8-5)。最终,偏心旋转的"垂直"的感知是两种力(重力和向心加速度)的总和,这就产生了一个新的感知力(角度),它向轴旋转中心倾斜(Raphan & Cohen,1996;Wuyts et al,2003)。然而,实际的眼球反转和伴随主观垂直视觉只是总和作用力的一部分,还受多种其他认知因素的影响。

一旦得出 GIA,就可以确定转椅偏心位移产生 OCR 的变化率。使用已计算的 GIA 值(本例中为 12.14°),OCR-GIA 斜率可以通过将每个偏心位置(UCF 右侧和 UCF 左侧)期间每只眼睛的上升(变化为 OCR)除以运行(动态位移导致的±12.14°倾斜)来计算。OCR-GIA 斜率总是负的,代表眼球反转的性质(图 8-7)。

为什么在中心旋转的 GIA 为零? 需要说明的是,中心旋转,OCR-GIA 斜率理论上为零(相等),因为从旋转中心到每个椭圆囊的径向偏移距离相等,这抵消了相反的径向重力加速度,不产生相应的 OCR(图 8-5)。在中心旋转,两侧椭圆囊都受到 11.2°的横向 GIA 力,只留下向下的重力拉力所施加的向上加速度(Wuyts,Hoppenbrowwers,Pauwels,& Van de Heyning,2003)(图 8-4)。这种在中心旋转条件施加在理论上相等和方向相反的传入神经反应(即,相等的神经灵敏度),导致在任何方向上没有眼球扭转及 SVV 测量的地面垂直知觉(Böhmer & Mast,1999)。

(三)GIA/OCR 线性回归模型

偏心旋转测试的研究已经确定了眼球反转(OCR)和重力惯性加速度(GIA)之间的线性关系。这种线性关系被称为 OCR-GIA 斜率。此外,Wetzig、Hofstetter-Degen、Maurer 和 von Baumgarter(1992)确定,Wuyts 等(2003)后来证实,这种线性关系的斜率取决于(或反映)椭

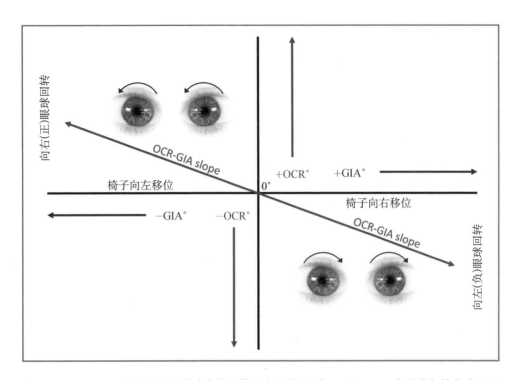

图 8-7　OCR-GIA 理论斜率。随着动态偏心转椅向左位移（负 GIA），cVOR 出现增加的向右（正）的眼球反转。反之，随着动态向右位移（正 GIA），cVOR 产生增加的向左（负）眼球反转。已证明 OCR 与 GIA 之间是线性关系（Wuyts et al，2003）。即在健康对称的前庭系统中，转椅横向位移产生的每一度 GIA 的 OCR（度数）变化量都相同（达到理论极限）。由于 cVOR 固有的生理性反向扭转，OCR-GIA 函数的斜率始终为负

圆囊的反应性。尽管单侧或双侧椭圆囊功能障碍患者存在线性关系，但这种关系的斜率随椭圆囊反应性的变化而变化。这种可预测的线性关系用于基于线性回归模型的椭圆囊功能障碍的定侧具有重要意义。

　　根据椭圆囊 VOR 的神经生理学基础，在持续旋转过程中，向右的横向平移（正 GIA）引起眼睛向左反转（负 OCR），而向左的横向平移（负 GIA）则引起眼睛向右反转（正 OCR）（Wuyts et al，2003）（图 8-5）。OCR 相对于偏心椭圆囊横向位移的程度反映了椭圆囊横向位移的灵敏度。偏心旋转向左的横向位移越多，理论上 OCR 向右的位移就越大（越正）。反之，偏心旋转向右的横向位移越多，理论上 OCR 向左的位移就越大（越负）。线性回归模型预测偏心极值之间的所有数据点将落在一条直线上，由此回归线的斜率直接反映了耳石器的灵敏度。给定两个同等灵敏度和功能的椭圆囊，当 GIA 等于零时，正、负 OCR 度的优势值应该相等。因此，将线性回归模型应用于 GIA/OCR 数据，可以使用线性回归线的斜率和回归线在 0°GIA 处的截距两个响应参数描述椭圆囊的敏感性和对称性。

　　1. GIA/OCR 线性回归模型的斜率　线性回归模型的斜率反映椭圆囊系统的灵敏度。就偏心旋转而言，更陡的斜率意味着更大的横向位移和更确实的 OCR，反映出椭圆囊对所施加离心加速度的更大灵敏度。Wuyts 等（2003）报道了健康受试者平均 GIA/OCR 斜率（灵敏度）为 −0.232（SD 0.054）。反之，斜率的降低反映了诱导的 OCR 的降低，以及椭圆囊敏感性的

降低(Wuits et al,2003)。事实上,如果 GIA 与 OCR 的关系是线性的,且与椭圆囊状态无关,可以预测一侧椭圆囊功能完全丧失个体的线性回归斜率是正常椭圆囊系统生理增益的一半。Wuyts 等发现(2003),一组单侧前庭功能障碍(UVD)患者的 GIA/OCR 斜率(敏感性)与一组健康受试者(−0.104,SD 0.036 右 UVD 患者;−0.107,SD 0.026 左 UVD 患者)的 GIA/OCR 斜率比降低了 50%。对于双侧前庭功能丧失的患者,GIA/OCR 斜率为 0°或接近 0°,说明椭圆囊没有或几乎没有敏感性。

2. GIA/OCR 线性回归模型的截距 GIA/OCR 线性回归模型在 0°GIA 时的截距反映了椭圆囊系统的生理状态。简而言之,截距表示椭圆囊的生理平衡性。椭圆囊增益(敏感性)接近平衡的健康个体,线性回归的截距预计为零度或接近零。偏心旋转,椭圆囊灵敏度相等的状态下,两侧椭圆囊受到相等但方向相反的离心力,左右相反的传入信号基本抵消,无 OCR 和主观垂直感觉偏斜(Böhmer & Mast,1999;Clarke,Schönfeld & Helling,2003)。即向左偏心旋转的横向位移的正 OCR 的比率(负 GIA)和向右偏心旋转的侧向位移的负 OCR 的比率(正 GIA)相似但方向相反。此时,线性回归线的斜率肯定与 0°GIA 相交,OCR 为 0°或接近 0°。然而,单侧不对称或完全椭圆囊丧失,更强(更完整)的椭圆囊终末感受器主导阴性或阳性 OCR 的优势,在中心旋转亦如此。两侧椭圆囊敏感性的相对平衡决定相对于 GIAOCR 为阳性或阴性。尽管 OCR 优势在每个方向的偏心旋转过程中都很明显,但由 0°GIA 回归线正、负截距确定的中心旋转过程中也会存在轻微偏差。这是椭圆囊张力失衡所致(继发于 UVD),该张力使在中心旋转产生可测量的 OCR,椭圆囊功能不对称,相反的离心力无法再平衡。一侧椭圆囊产生更大的灵敏度导致眼球反向扭转。0°GIA 的阳性 OCR 反映左侧椭圆囊的较大偏差或优势,而 0°GIA 的阴性 OCR 则为右侧椭圆囊的较大偏差或优势(Wuyts et al,2003)。图 8-8 示单侧椭圆囊损伤的理论偏差和 OCR-GIA 斜率。

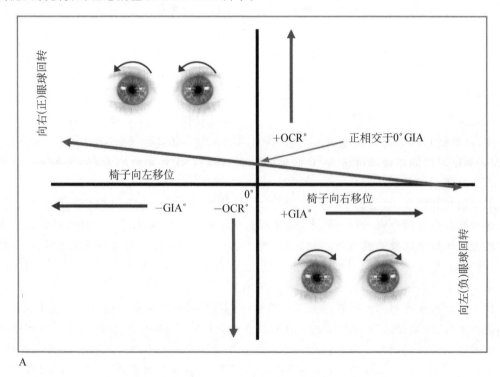

A

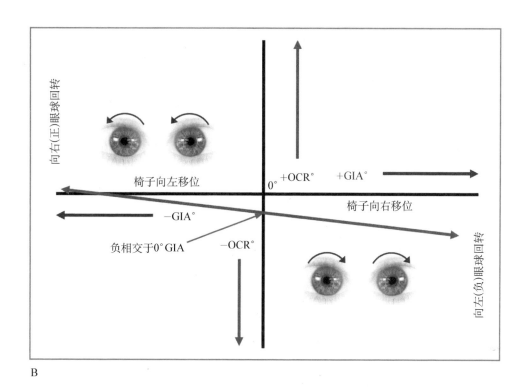

B

图 8-8　右侧椭圆囊损伤(A)和左侧椭圆囊损伤(B)的理论 OCR-GIA 斜率。左侧椭圆囊损伤(A),在中心旋转(0°GIA)产生正的眼球反转。OCR-GIA 斜率在 0°GIA 处的正交点证明了这一点。反之,右侧椭圆囊损伤(B),在中心旋转(0°GIA)产生负的眼球反转。OCR-GIA 斜率在 0°GIA 处的负相交同样证实了这一点。两侧椭圆囊不对称产生在中心旋转偏移,该偏移(理论上)应始终产生朝向患耳的眼球反转。由于 cVOR 固有的生理性眼球反转,OCR-GIA 函数的斜率继续为负;而理论上的斜率是系统双侧正常时的一半(Wuyts et al,2003)

　　截距数据还表明,在中心旋转期间的动态 SVV 测试与临床有很好的相关性。Böhmer 和 Mast(1999)特别指出,在中心旋转过程中,单侧前庭功能障碍患者会感知到由完整耳引起的侧向倾斜(单侧 GIA),与向病变侧倾斜的 SVV 一致。这一方法很重要,在中心旋转期间的动态 SVV 测试可以简单地通过将 SVV 倾斜的方向与静态 SVV 测量的方向进行比较,对已经代偿的椭圆囊 UVD 进行定侧。在单侧前庭功能障碍(UVD)的情况下,在中心旋转可产生有效的不对称的椭圆囊传入,类似于诱导 OCR 和 SVV 倾斜的横向 GIA 力,也与 UCF 测试期间的倾斜类似,且不需要增强的偏心旋转方案。这种方法可能只对单侧椭圆囊的完全损伤有效,而双侧椭圆囊功能障碍或单侧椭圆囊功能部分障碍的不对称都可能需要更有力的刺激和增强的偏心旋转测试方法来证实。然而,上述观点尚缺乏研究支持。

　　最后,重要的是,斜率和截距应相互结合进行解释。斜率有助于确定椭圆囊的敏感性,而截距揭示椭圆囊功能的潜在横向偏差(或弱点)。浅斜坡伴正截距表示右侧椭圆囊功能障碍。而浅斜坡伴负截距则提示左侧椭圆囊功能障碍。截距接近或为零的浅斜坡提示双侧椭圆囊功能障碍。

(四)偏心旋转试验方法

前面很好地了解了偏心旋转测试过程中复杂的神经生理反应,现介绍测试方法。在旋转之前,应确保患者的位置尽可能靠近旋转中心(无论是鼻枕轴位置还是耳轴位置)。这对偏心旋转试验非常重要。把患者定位在精确的旋转中心有助于确保左、右侧前庭系统在非中心旋转期间接受相等的 GIA,以及在偏心旋转期间接受纯粹的单侧 GIA。在用各种头部和肩部安全带固定之前,可使用铅锤将患者准确定位在旋转中心附近。

偏心旋转之前,首先使用与偏心旋转方案相同的刺激方案进行中心旋转测试。也就是说,基本的偏心测试方案旨在测量患者在中心旋转以及左右偏心旋转期间的 SVV 和 OCR。

1. 偏心旋转刺激 偏心(和在中心)旋转测试期间,固定好的患者受到缓慢的约 $5°/s^2$ 的加速度,直到达到预定的目标速度($300°/s$ 的目标速度,$5°/s^2$ 时加速期为 60s)。旋转方向通常是逆时针(即,在左偏心位移期间顺时针旋转,在右偏心位移期间逆时针旋转)。以鼻根为中心旋转的原因将在下面的"影响偏心旋转试验的因素"一节中讨论。目标速度刺激可以变化,但通常相当稳健。目标速度在很大程度上取决于侧向惯性力(GIA),而横向惯性力(GIA)又取决于侧向位移。最终,施加在椭圆囊上的侧向力(GIA)越强,反应越强。因此,考虑到偏心旋转研究引起的生理性扭转反应通常很小,最好的结果通常来自稳健的角速度或大的横向位移(或两者兼有)。回顾上文关于产生 OCR 的惯性力垂直的反比关系的讨论;离中心的位移越远,获得相同的 GIA 所需的速度就越小,眼球扭转和主观垂直倾斜类似。鉴于此,100cm 位移的偏心模式可能只需 $120°/s$ 的旋转速度,而 4cm 位移可能需要 $300°/s\sim400°/s$(或更多)的旋转速度,从而产生模糊的反应。图 8-9 描述了各种角速度刺激下两个横向位移的相对 GIA。图 8-9 可以清楚地看到,离旋转中心的侧向位移程度对 GIA 影响很大。但目前还没有标准的测试规范。然而,位移与角速度的变量(相对)意义不大,因为在给定方程 $g=(r\omega^2)+G$ 的情况下,可以很容易地预测此产生的主观垂直倾斜(GIA)。也就是说,选择合适的角速度和横向位移度数各有利弊,这两点在回顾影响偏心旋转测试的因素时讨论。

一旦达到目标匀速刺激,转椅就动态地偏离中心(即,在完成加速后和匀速高速旋转期间横向移动偏离中心)。与确定目标角速度类似,转椅位移的距离完全取决于所需横向力和目标角速度。

2. 偏心响应的度量 大多数测试模式,以恒定的目标角速度(例如,$300°/s$)持续偏心旋转一段时间较为通用。偏心旋转一旦达到了持续的偏心角速度,角 SCC 响应根据壶腹钟摆模型理论逐渐完全消退(即大约 3 个时间衰减常数或 30s),偏心旋转中进行主观垂直视觉测量。这里没有详细讨论,但主观水平视觉(SVH)测试也可以与 SVV 测试方式相同。SVV 测试的目标是获得并量化 c-VOR 在偏心旋转和施加横向惯性力(GIA)时产生的回旋扭转的度数。让患者调整二极管 LED 条或激光目标(通常是一条垂直线)来测量,以使其能够感知到最准确的垂直(或水平)线。应在每种旋转条件下(在中心以及左、右偏心旋转)获取多个 SVV 测量值(6~10 次试验),并计算主观倾斜的均值。应给予患者足够的时间来完成每次 SVV 试验(10~15s)。除了测量 SVV,还可以测量记录眼球扭转的度数或 OCR。虽然测量最好通过巩膜线圈获得,但现代录像记录技术能够捕获和计算眼球扭转的度数(前提是制造商的软件能够跟踪眼球扭转)。同样,在无转椅位移,转椅减速至 $0°/s$ 之前,在中心匀速旋转可行 SVV 和

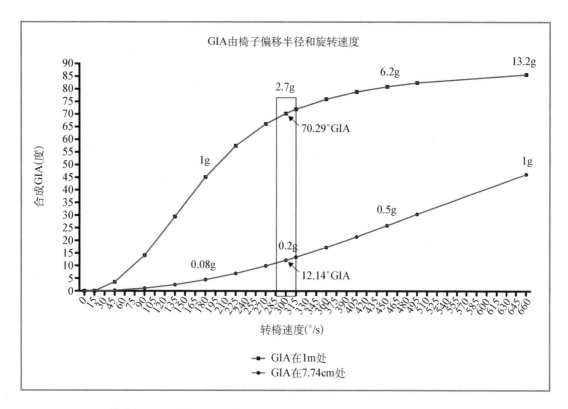

图 8-9　图示 GIA 的度数(以°为单位)作为转椅位移(径向偏移)和角速度的函数。矩形突出显示了转椅径向偏移 1m(实线)与 7.74cm(虚线)之间在 300°角速度刺激期间的 GIA 量的差异。给出了不同的角速度刺激下,对应的重力加速度

OCR 测量。

　　在持续的偏心旋转和 SVV 测试后,转椅再次回到旋转中心,然后速度减至 0°/s。再使用相同的旋转方案检查对侧椭圆囊;仅在相反方向上执行该旋转,同时保持在中心旋转。记录 SVV 和测量 OCR,转椅再次返回中心并速度减至 0°/s。图 8-10 示在中心旋转和偏心旋转的数据。为了保证生理反应的静止,左、右偏心位移的测试应有足够的刺激间隔,至少为 5min (Akin,Murnane,Pearson,Byrd,Kelly,2011)。

　　3. 非动态偏心旋转范式　有时,在非"动态"位移的情况下也进行偏心旋转测试。一些旋转范式实际上开始加速到目标速度时,转椅已经移位在偏心位置了。历史上,这种方法通常需要转椅"动态"位移,要求扭矩马达内置专门的横向驱动组件。即使到今天,偏心旋转的非动态方法仍在使用,特别是偏心距旋转中心距离较大时。这种大偏心半径(例如,≥1m)旋转有明显的优势,可显著增加侧向力,且需要相对较低的角速度刺激。这也可以用速度和位移之间在数学上的反比关系解释,给定方程 $g=(r\omega^2)+G$,如图 8-9 所示。使用超长径向位移和高角速度的极端离心机,如 Johnsville 离心机,可以产生高达 40 G 的加速度(图 1-17)。

　　4. 影响偏心旋转试验的因素　由于偏心旋转测试的复杂性,许多因素会影响所收集数据的有效性、可靠性和总体意义。这些因素包括旋转中心的横向位移度数、以鼻为中心与以枕为

中心的旋转、视觉刺激的起始角度和方向,以及任何眼部异常,如散光、预先存在的眼球扭转或视觉/体感记忆。下面简要讨论这些因素。

(1)侧向位移角度:目前大多数偏心旋转范式都是将感兴趣的椭圆囊侧向移位,对侧椭圆囊位于轴旋转中心。该范式把一侧椭圆囊外,唯一接受刺激的椭圆囊,而在心的椭圆囊不接受刺激,保持静默。然而,离轴心的位移的角度尚无严格的共识。有的范式横向位移仅为3.87cm(Brey et al,2008a),也有的高达100cm(Ödkvist,2001)。据报道,椭圆囊之间的平均距离为7.22(±0.06)cm(Nowé et al,2003),有的为7.74cm(Brey et al,2008a),计算出从头部中心到单个椭圆囊的距离为3.61~3.87cm。根据这些数据,有时使用±4cm作为头部中心距一侧椭圆囊的近似距离。这样,偏轴旋转时,椭圆囊离旋转中心约8cm(考虑到患者头部大小等特质)。尽管沿轴椭圆囊旋转似乎方法合理,但横向位移的程度以及眼球扭转的相应影响尚未完全确定。

(2)旋转方向:偏心旋转的方向可能对旋转扭转的角度以及主观垂直视觉的感知至关重要。根据椭圆囊的解剖方向和形态,以鼻为中心和以枕为中心的旋转过程中施加在椭圆囊上的向心力有可能不同。大多数测试范式都强调保持鼻中心旋转的重要性,因为枕中心方向的

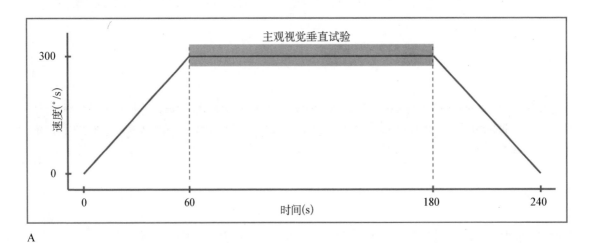

A

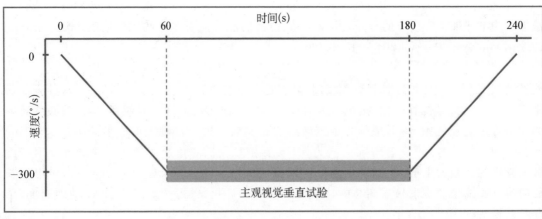

B

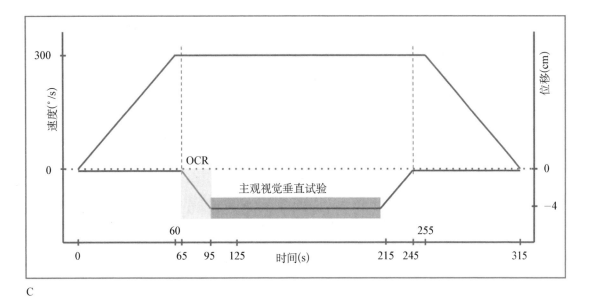

C

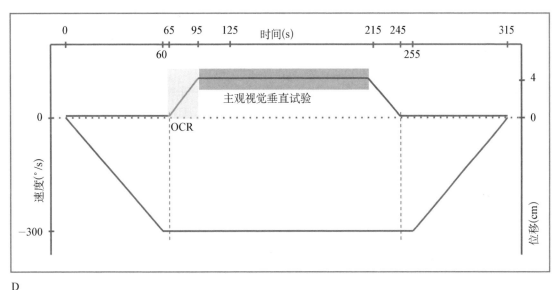

D

图 8-10　四种不同的旋转范式。A. 在中心(轴上)顺时针旋转 SVV 范式。B. 在中心(轴上)逆时针旋转 SVV 范式。C. UCF 左偏心旋转 SVV 范式[使用向右(顺时针)旋转]。D. UCF 右偏心旋转 SVV 范式[使用向左(逆时针)旋转]。对于所有旋转模式,梯形线表示旋转速度;上下相对的实线表示转椅位移(4cm);中间色阴影区域表示 SVV 测量的时间段;浅色阴影区域表示动态转椅位移和主动眼球反向扭转误差(OCR)测量的时间段

角旋转功能上不太相关,而且椭圆囊的激发模式上也有显著差异(Ödkvist,2001)。尽管两种范式的比较(以鼻为中心与以枕为中心)数据尚未公开发表,但有理由认为,除非在相同的旋转方向上测试,否则结果是不同的。事实上,Ödkvist(2001)认为,偏心旋转方案要求患者坐在离旋转中心一定距离的位置,并面向旋转方向。然而,到目前为止,还没有可靠的数据表明旋转方向不同对椭圆囊反应的差异化影响。

(3)起始倾斜角度和方向:SVH 测试期间,起始倾斜角度一直未受到关注(开始有一定角度的水平或垂直偏斜)。目前尚不清楚初始偏斜角度是否会对 SVH 的最终判断产生重大影响。业已证明,视觉和前庭记忆对 SVV 的影响很大(Berthoz & Rousié,2001;Van Nechel,Toupet,Bodson,2001)。此外,改变患者的初始倾斜角度是否对主观垂直测试产生重大影响尚不清楚。这些变量在常人中尚未充分研究。

(4)单目与双目测试:单个椭圆囊的眼外肌神经支配会因同侧眼和对侧眼而不同。由于眼外肌不同的神经支配,每只眼睛的扭转的角度轻微不对称,这取决于刺激哪个椭圆囊(Van Nechel et al,2001;Vibert,Häusler & Safran,1999)。有证据还发现双视觉较单视觉主观垂直线的标准偏差更小(Van Nechel et al,2001)。据推测,双目线索的融合可有效"纠正"常见的双目之间的特发性周期偏差。Van Nechel 等(2001)认为,如果在单目条件下进行测试,这种特发性单目偏差将导致主观垂直视觉测量的偏差更大。Vibert,Häusler 和 Safran(1999)分别使用单目和双目测量技术研究了前庭疾病患者 SVV 倾斜的程度。他们发现使用单目记录方法检测 SVV 倾斜的灵敏度高于双目。此外,他们发现同侧眼睛与受累耳的偏差更大。为了验证这些结果,Van Nechel 等(2001)测量了健康受试者在头部冠状平面(roll)双向倾斜时单目与双目眼球反向扭转的角度。他们还证实健康受试者单目法的不对称眼球反向扭转,同侧头眼倾斜的眼球扭转最为剧烈。这些数据不仅支持在健康人和患者中有稍微强的眼球反向扭转,而且还支持使用单目测量方法优于双目测量眼球反向扭转(Dieterich & Brandt,1992;Van Nechel et al,2001;Vibert,Häusler & Safran,1999)。

也有与上述相左的观点,单目与双目眼球反向扭转记录的重测研究,采用不同记录方法的 OCR 没有显著差异(Ödkvist,2001)。Ödkvist(2001)报道称,即使一只眼睁开而另一只眼闭上的情况下进行测试,视觉测量也是等效的。这些数据在测试过程中可能有重要的相关性,特别是患者存在眼部异常,例如重症肌无力,可能需遮住一只眼睛测试。鉴于这些报告相互矛盾,有必要进一步研究单目与双目记录的影响。

(5)预先存在的眼功能障碍:任何图像都需要首先通过视网膜和眼各结构。首先谈谈视觉场景偏差,这种偏差有时甚至无法被皮质视野过滤掉或代偿。散光等病变以及先天或后天性眼球扭转可以改变这种视觉图像偏差。事实上,未矫正的斜视散光可使 SVV 感知改变 3.8°(Van Nechel et al,2001)。因很少对患者进行近视或散光筛查,这可能会在许多耳石功能检查中引入重要的错误数据。此外,眼动测试不能有效识别此类视觉病变,因此常规评估无法识别。由于大多数旋转测试使用某种形式的目镜或面罩,不允许使用矫正镜片,散光的任何显著影响都可能无法得到处理。因此,在对耳石器进行 SVV/SVH 测量前,必须确定眼部是否有异常。在静态和动态(偏心)SVV 测试中采集标准数据时,这种测定的重要性很快就会显现,因此,在分析和解释临床结果时,耳石器病变患者的眼球扭转和(或)散光的潜在叠加效应不能忽视。

(6)本体觉的存在:在偏心旋转过程中,本体觉线索可以影响真正的 SVV 感觉。这些线索可能来自皮肤压力感受器、肌腱和肌肉感受器,以及在旋转过程中激活的颈椎本体感受器(Van Nechel et al,2001)。常使用头枕和绑带以确保头部的垂直性和稳定性避免对偏心旋转测试产生影响。尽管 Van Nechel 等(2001)发现存在耳石线索时,这种约束似乎并不相关,但如果耳石线索因疾病而不准确时,头枕和背带可以提供正交参考,尽量避免主观垂直视觉的偏差。在水下测试主观视觉垂直可能会抵消这种本体觉,但这种测试很复杂,而且更倾向于代表主观垂直姿势的测量,而不是主观垂直视觉。

(五)偏心旋转标准参考数据

已发表的关于偏心旋转测试的数据很少,而且也很难对不同方式进行比较。到目前,还没有报道偏心旋转测试中可以影响椭圆囊功能的因素。据报道,在偏心旋转测试过程中,主观视觉倾斜与真实垂直方向可以相差 20°(Ödkvist,2001;Tran Ba Huy & Toupet,2001)。

美国国立卫生研究院前庭实验室已为 SVV 和 OCR 对偏心和中心旋转的响应建立了标准参考范围。这些数据如图 8-11 和附录 B 所示。这些参考范围的测试范式是使用顺时针方向在中心旋转和偏心旋转的鼻中心旋转(图 8-10)。

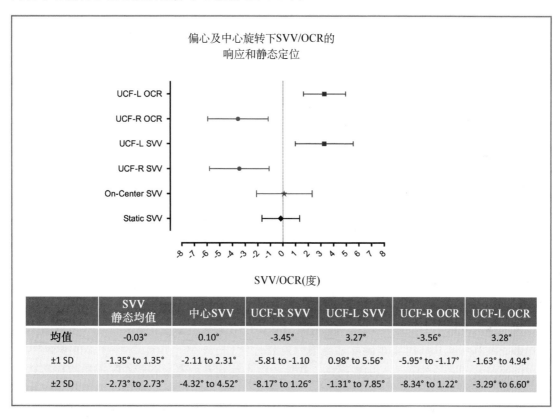

	SVV 静态均值	中心SVV	UCF-R SVV	UCF-L SVV	UCF-R OCR	UCF-L OCR
均值	-0.03°	0.10°	-3.45°	3.27°	-3.56°	3.28°
±1 SD	-1.35° to 1.35°	-2.11 to 2.31°	-5.81 to -1.10	0.98° to 5.56°	-5.95° to -1.17°	-1.63° to 4.94°
±2 SD	-2.73° to 2.73°	-4.32° to 4.52°	-8.17° to 1.26°	-1.31° to 7.85°	-8.34° to 1.22°	-3.29° to 6.60°

图 8-11　主观视觉垂直(SVV)和眼球反向扭转(OCR)在静态坐姿、中心旋转以及左右偏心旋转条件下的标准
　　　　参考范围。图中标准差(SD)为±1。详见附录 B

(六)耳石器疾病的识别

在讨论 SVV、OCR 和 OCR-GIA 斜率数据的临床应用之前,简要回顾耳石器疾病的症状和病理生理。没有任何 SCC 损伤的孤立性耳石器功能障碍可能很罕见(Van Nechel et al,2001)。耳石器疾病的病理生理知之甚少,然而,根据 Gresty,Bronstein,Brandt 和 Dieterich(1992)的建议,如果患者描述了直线运动或倾斜的错觉,或报告了眼动的特定不稳定性、姿势定向不稳或跌倒等失衡状态,则应怀疑耳石器疾病。鉴于耳石器系统的生物力学和形态学的

复杂性,确诊孤立性囊斑功能障碍可能很困难,且通常为排除性诊断过程(Schönfeld,Helling,Clarke,2010)。

1. 耳石器病变的症状　一般来说,耳石器功能障碍有三大主要症状:①急性耳石器病变会出现视觉障碍,通常表现为垂直或水平复视、视震荡或主观偏斜。②急性姿势变化,通常表现为向耳石器病变侧的姿势倾斜。③患者对周围环境的知觉感知错误。自我感知与周围环境不匹配的表现可能包括漂浮感、平移或倾斜、类似站在漂浮物上的上、下移动感,以及后倾感或被拉到地上的异常感觉;严重的空间定向障碍、分离或虚幻的自我推进感;甚至出现幻觉。其他与耳石器来源的自我认知不匹配,已明确为独立的疾病,有登陆综合征、直立性低血压和晕动病等(Gresty et al,1992)。

大多数耳石器病变患者会有相同的表现或主诉,包括:①大多由平移或静态运动触发。②当视觉和(或)本体感觉环境改变时,大多数患者症状可加重。③同一患者的症状主诉,如症状强度和持续时间差异较大。这可能与耳石器与多系统连接和自主反射、双侧囊斑镜像冗余、中枢代偿和囊斑损伤的程度/位置有关。

2. 耳石器疾病的病理生理　耳石器功能障碍的病理生理与囊斑反射本身的形态和生理一样复杂。因此,耳石器功能障碍的病理生理机制尚不清楚(Brandt,2001)。耳石器的任何功能障碍都会导致线性加速度、重力感知和头部倾斜感知的整合方式的变化。在患病或受损的状态下,任何线性或静态倾斜力都会被受损囊斑感知为异常。耳石器疾病的症状可能是囊斑发出的控制直立姿势、自我运动、空间定向和意识的错误信号引起的。这些症状在运动过程中可能加重患者自身的心理障碍、焦虑或恐慌(Tran Ba-Huy,Toupet,2001),引发定向障碍、脱离感或姿势不稳。

然而,重要的是要考虑耳石器功能障碍的病理生理取决于受影响的囊斑的特定区域。考虑到毛细胞束的形态学和传入结构分离,以及控制 t-VOR 和 c-VOR 的生理差异,囊斑局部小面积损伤可能无法影响耳石器各方面的功能。即使发生局部损伤,很可能只出现轻微的症状,部分原因是,囊斑包含感觉细胞群并感知任何方向的线性运动并发出信号。此外,考虑到每个囊斑内毛细胞和纤毛束的全向性以及对侧同源囊斑的冗余安排,单个囊斑特定区域内毛细胞的局部破坏都可在几周内被对侧耳未受损的囊斑代偿(Tran Ba Huy,Toupet,2001)。最终,囊斑的镜像解剖对称性和神经生理提供了快速响应单侧损伤的高效代偿(Tran Ba Huy,Toupet,2001)。

3. 单侧前庭损伤后的耳石器功能　单侧耳石器障碍或明显不对称时,主要的临床表现为体位向低张力侧倾斜,以及眼向病变侧旋转。静态直立坐姿下的这种眼球扭转反应可归因于未损伤(对侧)囊斑内侧部分的无对抗性张力(Gresty & Lempert,2001)。这种眼球倾斜无疑会导致 SVV 的异常感知。例如,1970 年,Friedman 首次开发出视觉垂直测试用于评估单侧耳石器功能障碍。

动态条件下的单侧耳石器病变的眼部表现更为复杂。动态条件,单侧椭圆囊紊乱时,当病变侧加速时,线性代偿幅度明显降低。此因向病变侧加速时,唯一的兴奋性反应是对侧椭圆囊内侧半个囊斑提供的并主要负责孤立的扭转性代偿性 VOR。因此,同侧半个囊斑受损时会出现 t-VOR 缺失。这种情况通常在几个月内会很快得到代偿,双向灵敏度再次恢复(Gresty & Lempert,2001)。值得注意的是,良好的 c-VOR 并不是通过激发对侧残存的内侧囊斑产生的,因为突然和短暂的线性加速不足以触发 c-VOR(所需潜伏期为 300ms)。同样,当静止的头部向病变一侧倾斜时,c-VOR 明显缺失。然而,当头部向健康侧倾斜时,可观察到良好的 c-VOR。急性单侧耳石器病变或明显不对称时可以更清楚地观察到。急性期通常很明显,但存在主观倾斜并不总是耳石器疾病的特有指标,因为垂直半规管不对称也可产生类似的症状。

考虑到囊斑感觉上皮的全方位空间定向功能,椭圆囊或球囊不对称的中枢代偿复杂但快速。大多数情况下,异常的 c-VOR 和 t-VOR 代偿很快,在耳石器损伤后的几周内,已经观察不到静态症状(Tran Ba Huy,Toupet,2001)。而动态条件下,不对称耳石器张力的眼部表现往往会增强。事实上,如果患者受到线性(平移)加速度或横向线性加速度(例如,离轴旋转测试或偏心旋转测试)刺激,可能引发静态代偿的耳石器功能障碍引起的异常 c-VOR 或 t-VOR 反应。但常规临床测试很困难,因其需要特殊的、昂贵且复杂的仪器。所幸,近年来的一项重大成就是开发出了能够研究耳石器功能障碍的更可靠、更精确的测试方法。这些测试包括更为精确的静态和动态 SVV 和 SVH 感知测试、偏心和离轴旋转测试,以及 c/oVEMP 测试。尽管其中许多测试(不包括 VEMP 测试)仍然非常昂贵,实用性很低,通常仅限于研究机构使用,而且需要很多人力和(或)高度复杂的管理,更好地评估和理解耳石器疾病的进展仍处于蓬勃之势。

(七)SVV 在耳石器病变鉴别中的临床应用

SVV 是耳石器疾病诊断中不可或缺的(Schönfeld & Clarke,2011;Valko,Hegemann,Weber,Straumann,Bockish,2011)。而美国国立卫生研究院收集的旋转状态的绝对 SVV 测量值的±2 标准差(SD)标准参考范围表明,临床上,偏心旋转 SVV 测试对椭圆囊疾病的识别可能不敏感(图 8-11)。这在很大程度上是由于偏心旋转会引起比在中心旋转更大的眼球反向扭转(以及随后的 SVV 偏移)。例如,在中心 SVV 平均响应为−4.32°～+4.52°之间,而偏心旋转应引发大于在中心旋转的 SVV 响应,且基本上没有重叠(即<−4.32°和>4.52°)。然而,美国国立卫生研究院收集的标准参考数据中没有观察到这一点。事实上,UCF-R 条件下的 SVV 偏心响应±2SD 标准参考范围在−8.17°～+1.26°,UCF-L 条件下的 SVV 响应±2SD 标准参考范围在−1.31°～+7.85°。不仅这两个范围都明确地从在中心旋转的范围内延伸,而且 UCF-R 和 UCF-L±2SD 标准参考范围也包括零度的 SVV 响应。这些标准参考范围造成了严重的诊断困扰,因为结果可能出现在中心 SVV 为 0°(完全垂直)、UCF-R SVV 为−4.0°和 UCF-L SVV 为+3.0°的情况。这个例子的固有问题是,尽管两种偏心 SVV 反应都在 UCF-R 和 UCF-L 条件的标准范围内,但它们也没有延伸到在中心旋转的标准范围之外,这就要对偏心旋转是否真的引发了 c-VOR 椭圆囊反应产生疑问。这对耳石器系统疾病诊断造成了困扰。简言之,依据上述数据,这一测试对椭圆囊疾病的诊断的敏感性和特异性都不够。以前报道的一种确定正常 SVV 响应的替代方法是计算偏心 SVV 偏差与在中心响应的差异,而不是对每种情况使用绝对 SVV 偏差。在每种情况下,解释偏心 SVV 偏斜与在中心 SVV 偏斜的变化已被证明是比绝对的 SVV 更好的囊斑反应性指标(Akin,Murnane,Pearson,Byrd,Kelly,2011)。这在很大程度上是由于它解释了在中心旋转期间表现出的、固有的 SVV 响应不对称偏差。总的来说,由此产生的转椅向偏心旋转位置的平移进一步使 SVV 响应数据在各方向上都增加约 3.5°。虽然这是一个很好的反应指标,但反应的差别导致了一个大标准偏差。遗憾的是,这仍然制约了临床应用以及 SVV 反应的后续用途。也就是说,如果计算 SVV 从在中心状态到每个偏心状态的变化的标准参考范围($\pm$2 SD)，下限将继续表明，偏心旋转(即 0°)期间 SVV 的变化不包括正常的椭圆囊反应。

1. 偏心旋转过程中缺少显著偏斜(SVV)偏差的原因　偏心旋转没有偏斜的一个可能原因是在偏心旋转过程中难以把椭圆囊单独隔离。转椅移位的程度基于 7.74cm 的平均双耳椭圆囊间距离(Brey et al,2008a)。因此，每个参与者转椅的精确平移距离应该正好是 3.87cm(目前讨论的转椅平移距离是 4cm)。根据这些数据，双耳椭圆囊间距的个体差异无疑会对这些测量产生不利影响。由于这种方法的局限性，观察到的 SVV 反应数据有可能出现轻度至中度差异变化。一种解决方案是让测试程序个性化，以适应每个参与者的椭圆囊囊斑间距(IUD)。IUD 的测定有两种方法：①使用高分辨率 MRI，以便更精确地测量每个患者前庭内侧边缘之间的 IUD(Nowé et al,2003)；②使用颅外标志，从乳突间距离(IMD)估计 IUD。Nowé 等(2003)确定了 IUD 和 IMD 之间的线性关系，R^2 为 0.71，因此 IUD 可以通过以下方程估算：

$$IUD=0.536+0.480[(IMD(10^{-2}m)]$$

考虑到性别差异，作者通过个体的鼻-鼻距离(NID)和身高(H)来略微改进 IUD 的估值($R^2=0.72$)，IUD 可以通过以下等式来估算：

$$IUD=0.536+0.480[(IMD(10^{-2}m)]-6.80\times10^{-2}[(NID\ 10^{-2}m)]+0.884\ H(m)$$

虽然根据每位患者的 IUD 修改转椅的平移距离在技术上是可能的，但这不是常规的选择，需要软件和编程的专业知识。因此，这种选择不能用于标准临床评估中。此外，目前用于常规临床评估的头部约束系统并不是完全刚性的，因此在测试过程中(在俯仰或侧移平面)可能会出现轻微的头部移动。尽管头部在约束内的随机移动可能<1cm，但即使在一个方向上移动 1cm，也会与"精确"的中心产生约 13% 的差异。这个问题可以通过固定更加牢固的头枕系统来解决，比如咬合条、自定中心头枕系统或全头可塑面罩约束系统。尽管自定中心头枕系统可以商用，但此类装置可能需要人类研究保护政策和机构审查委员会的审批。

2. 用 SVV 数据识别耳石疾病综述　尽管已确定右偏心与左偏心 SVV 数据的显著差异，以及 SVV 超出静态或在中心旋转的显著相反的延伸，使得用这些数据难以排除椭圆囊病变。理论上，偏心旋转时，眼球应发生明显的反向旋转，这应导致 SVV 明显可见的相反的旋转，超出静态或中心旋转 SVV 数据的上限。遗憾的是，美国国立卫生研究院和其他研究机构收集的包括两个标准偏差参考范围内的 0°标准参考数据差异很大。这意味着，当偏心旋转不能显著增加反向 SVV 时，由于 0°反应落在平均值的两个标准偏差内，因此无法确定椭圆囊病变。可见，这些数据支持只有在偏心旋转过程中记录到显著的 SVV 时，偏心 SVV 和 OCR 数据才有助于确定椭圆囊的完整性。否则，由于 0°的偏心旋转 SVV 反应在正常参考范围内，没有显著反向的 SVV 也不能说明有椭圆囊病变。

(八)OCR 和 OCR-GIA 斜率数据在耳石器疾病识别中的临床应用

Wyuts 及其同事(2003)首次证明了偏心旋转测试可确定椭圆囊的敏感性，通过测定偏心平移和重力惯性加速度(GIA)导致的眼球反向扭转变化率来确定眼灵敏度。由于检查和分析方法的显著(或轻微)差异，通常很难比较不同设备的 OCR 和 OCR-GIA 结果，导致微小的眼部干扰会对眼球扭转产生重大影响。此外，对 OCR 数据的事后分析往往很困难，由于需要对数据进行过采样或欠采样(以稳定细微的眼部干扰)，这就人为造成了数据完美，反而可能不可靠。这种不可靠性导致研究样本量减少,或不可用被删除。事实上,OCR 数据可靠时,NIH 收集的平均 OCR-GIA 斜率(和标准偏差)数据与 Wyuts 等(2003)观察到的数据相似,初步证明了 OCR-GIA 斜率参数可靠且可重复。

识别耳石疾病的 OCR 和 OCR-GIA 数据综述　OCR-GIA 斜率数据在临床上的实用是更好地理解囊斑生理和诊断耳石器疾病的重要进展。然而,数据实用性只有在可用和可靠的情况下才有意义。美国国立卫生研究院收集的平均数据与 Wyuts 等(2003)的健康参与者的数据一致。然而,除了与捕获干净的 OCR 数据的技术挑战之外,响应率往往也很低。有趣的是,Wyuts 等(2003)报道 OCR 数据可靠,但样本量很少(28 名受试者中只有 14 人的数据被判断为可用于分析)。尽管平均 OCR-GIA 斜率数据相似,但大多数临床医生可能反对在可用的应答率如此低的情况下进行需要很多人力的测试。目前,OCR 反射测量背后的技术挑战严重限制了该测试的总体成功率,从而制约了其临床实用性。

偏心旋转测试有诸多技术困难,而单向离心测试不仅可收集多种结果测量(SVV、OCR、OCR-GIA 斜率),还有可能通过更好的技术和更先进的分析软件扩展其分析能力,捕捉到更细微的眼动。例如,引入 250Hz 的高速红外相机有可能从扭转测量中捕捉以前看不见的眼动或更详细的信息,到目前为止,这只能通过巩膜搜索线圈技术实现。此外,转椅能够以极高的精度提供确定的刺激,可以以声学刺激无法实现的方式对前庭(椭圆囊)系统进行测试。Gretsy 和 Lempert(2001)报道了偏心线性加速度的明显优势,其可产生纯粹的耳石器反应(与由声刺激而非加速力引起的 oVEMP 反应相比)。最终,这些异常数据的临床疗效取决于其在病变人群中的应用,以及区分正常和异常功能的各种测量方法。Valko 等(2011)对此进行了初步检查,有充分的证据支持在常规临床实践中可以使用偏心旋转测试。然而,这些方法还需进一步研究,增进对病变人群临床意义的理解。

四、偏离垂直轴旋转

非垂直轴旋转始于 20 世纪 60 年代中期,可以作为利用线性加速度刺激耳石器系统的一种方法(Raphan & Cohen,1996)。此前,传统方法是线性雪橇,需要高度专业化设备和相对较大的实验室空间。遗憾的是,过去的几十年里,偏离垂直轴旋转(OVAR)检测并没有广泛接受并纳入常规临床应用。事实上,截至本书出版之时,美国 FDA 尚未批准 OVAR 用于临床。因此,OVAR 测试一直只用于科学研究。尽管如此,本书回顾 OVAR 测试内容,以便熟悉测试方案的性质、结果以及可能的临床应用前景。

(一)OVAR 测试协议

偏离垂直轴旋转时受试者在水平面(yaw)缓慢加速至匀速刺激(通常为 30°/s、60°/s 或 90°/s),与低速阶梯测试的刺激类似。测试期间,水平半规管的反应方式类似于在阶梯测试中观察到的刺激后的消散方式。水平半规管反射衰减后,旋转轴与地面垂直倾斜达 30°,并保持恒定的速度旋转。其次,角速度保持不变,半规管的作用被抵消(Henn,1996)。然而,当角旋转围绕相对于地球垂直方向的倾斜轴时,重力出现一个新的向下矢量,当耳石器在每次"水平"旋转过程中动态地重新定向其相对于地球垂直位置时,该矢量便作用在耳石器上(Gresty,1996)。简言之,当每个末端器官相对于真正的垂直方向旋转时,恒定的重力在耳石器上便施加不同的剪切力。线性重力在微纹上皮的所有平面上产生相反的矢量,旋转中的矢量随耳石器的位置而变化。在将旋转传递给横向旋转的受试者,类似水平滚转式旋转的极端情况下,可以最好地看到动态旋转耳石器的向下线性动力。考虑到囊斑的复杂形态,只要转椅继续旋转,施加的线性力就会引起持续的动态神经反应,从而产生非疲劳性(耳石器驱动)的眼球反应。

(二)VOR 响应与神经基质

偏离垂直轴的匀速旋转可引起水平眼震,该眼震包括稳态成分和振荡成分。连续(稳态)成分是一种水平慢相眼震,其方向与旋转方向相反,这很容易识别,称为偏差分量。振荡分量是稳态偏差分量的调制,使得眼震响应主动记录为正弦响应。当将偏差分量和调制分量放在一起观察时,响应呈现叠加在正弦响应(调制分量)上的稳态右向或左向水平眼震(偏差分量)的特征。图 8-12 示正常的 OVAR 响应实例。在这两种反应中,偏差成分的实用性更强,因为它代表了恒速刺激下持续的恒速反应。这种反应可能代表囊斑在匀速旋转过程中的持续生理反应,因匀速刺激时,半规管反应可忽略或不存在(Furman,2016)。调制(振荡)分量不那么重要,因其为未抑制的水平眼反应,这种反应误以为是头部沿着耳轴线性振荡产生的(Furman,2016)。可以根据 VOR 增益、相位和对称性来分析响应的水平眼震偏差分量。精确分析和解释 SHA 测试中的增益、相位和对称性的意义。增益反映了前庭反应的敏感性;相位反映了 VOR 的中枢处理;对称性反映了 VOR 固有的向右或向左的偏向或优势。

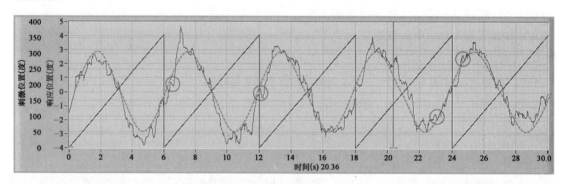

图 8-12　OVAR 结果显示调制(虚线)和右向偏差水平眼震成分。为了清晰起见,在整个跟踪过程中,水平分量已高亮显示(圆圈)。图片由股份有限公司 Neuro Kinetics 提供

大多数证据表明,OVAR 试验引起的眼震主要是耳石器囊斑引起的。而灵长类动物的数据表明速度储存机制(绒球小结和蚓垂)对眼震的偏差成分产生直接影响(Angelaki & Hess,1995;Reisine & Raphan,1992)。尽管椭圆囊与球囊的相对作用尚未得到系统分析和阐明(Raphan & Cohen,1996),但有证据表明,OVAR 的 VOR 的神经生理学的底物包括耳石器和速度储存机制,由两者共同介导。

(三)OVAR 检测的临床应用及局限性

非垂直轴旋转测试在临床旋转评估(无论是常规还是其他方面)中严重缺乏关注。尽管研

究中得到一些应用,但 OVAR 测试的研究报道很少。OVAR 检测在临床评估中应用很少的原因有:①OVAR 测试组件价格昂贵,或者需要增加成本对当前的转椅进行重大升级,只有小部分旋转设备可行 OVAR 测试。此外,只有部分有 OVAR 转椅的医疗机构真正对患者(或健康参与者)进行研究。目前,美国 FDA 未批准 OVAR 用于临床,仅限于研究。②这种旋转会刺激大多数患者出现恶心和(或)呕吐。当耳石在离轴垂直旋转的过程中重新动态定向时,施加在耳石器上的持续向下的力是次要的。在这种动态旋转条件下,对匀速刺激的生理反应的正常衰减与 VST 的半规管衰减反应类似。只要存在刺激,就会出现生理反应,相关的眩晕也会持续。所以引发受试者严重的恶心,大大限制了在已有恶心症状的眩晕患者中的应用。③前庭评估中,OVAR 的临床价值不大,OVAR 对单侧外周前庭病变相对不敏感(Furman,2016)。这可能归因于单侧耳石器病变的快速代偿,以及低速刺激(尽管有害)的 OVAR 测试。如前所述,区分开单侧耳石病变与健康囊斑,通常需要更有力的刺激。这一点在讨论 GIA 时也强调了偏心旋转和刺激速度的度数。④这些数据在临床上尚未得到很好的理解,原因是多方面的。缺乏了解、缺乏公开发表的研究报告都降低了对识别前庭病变的诊断意义。因此,测试数据的(临床)应用,以及测试的(临床)适应证都没有得到很好的理解。偏离垂直轴旋转测试主要针对耳石器病变的临床评估。遗憾的是,耳石器病变的临床指标和患者的分类鉴别,加上缺乏临床报告和单侧耳石病诊断敏感性,极大地削弱了 OVAR 检测方法在研究中的接受和推广度,临床应用亦如是。⑤OVAR 检测的临床结果数据非常复杂,在很大程度上未得到很好的理解。在偏离垂直轴的平面上进行的角"水平(yaw)"旋转激发 VOR 响应,包含几乎所有迷路的感觉终末器官以及速度存储机制(Angelaki & Hess,1995;Reisine & Raphan,1992)。尽管进入匀速旋转,半规管输入迅速减弱,但 VOR 反应仍为一种复杂的神经生理学反应,包括球囊反应和椭圆囊反应(更不用说左、右迷路的双侧反应)。因此,在临床上,就前庭功能的定位以及更重要的前庭(耳石器)疾病的定位诊断而言,这些数据较为含糊,诊断意义没有被临床很好地接受,进而也基本没有花费精力把 OVAR 测试用于前庭疾病的鉴别诊断。遗憾的是,所有这些缺点在一定程度上限制了 OVAR 测试成为常规旋转测试方案。在深入研究并促进 OVAR 测试的诊断能力显著提高之前,批准其用于临床和后续应用的潜力都不确定。

五、旋转测试的未来发展

科技进步将继续促进临床前庭评估新方法的发现、发展和使用。vHIT 的引入就是最近的一个实例。这种进步通常需遵循"从实验室到临床"的发展过程。成为常规的临床评估之前,通常需要耗时数年研究设计专门的评估工具,同时需要收集大量关于健康和疾病的个体数据。vHIT 是临床检测快速从研究到临床转化的一个很好的范例。两种测试正处于从实验研究到临床应用的转化阶段,即全身脉冲测试和速度/加速度阈值检测。接下简要回顾这两种方法,了解旋转测试未来可能的进展。

(一)转椅头脉冲测试(crHIT)

其中,脉冲旋转测试最新的进展引人关注。尽管一直努力使 OVAR 测试用于临床,但也正在研发其他测试,为前庭疾病的识别提供更敏感、专业的跟踪记录方法。转椅快速脉冲可以以 vHIT 类似的方式传递到前庭系统。事实上,这种快速加速度($1000°/s^2$)可以"整体"传递到躯体,并产生与 vHIT 类似的代偿性扫视快速 VOR 响应(图 8-13)。图 8-14 示以 $1000°/s^2$ 的加速度向前庭功能正常的个体提供的转椅推力(加速度)的 crHIT 数据。图 8-15 示前庭系统正常的个体和单侧前庭病变个体 $1000°/s^2$ 加速度的数据。这种"整体"推力不仅可以在所有三个正交平面(使用改良旋转椅的水平面以及 LARP 和 RALP 平面)中传递,而且还能传递精确控制的刺激,可有效地比较对左、右"迷路"的 VOR 功能并定侧。鉴于其对外周病变定侧的局限性,crHIT 为检测外周不对称提供了一种合理的方法。初步的数据有望区分正常与异常前庭功能(并将其定侧),但其敏感性仍有待充分验证(Furman,Roxberg,Shirley,Kiderman,2016)。图 8-15 示单侧前庭疾病患者的 crHIT 数据。

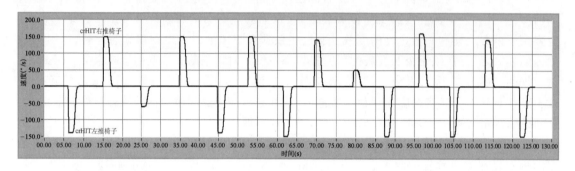

图 8-13　crHIT 刺激模式显示了一系列以 $1000°/s^2$ 加速度加速至 $150°/s$ 的转椅脉冲。图片由 Neuro Kinetics 提供

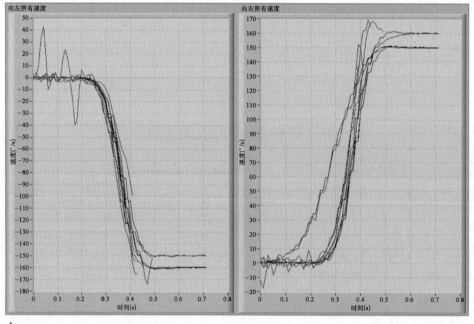

A

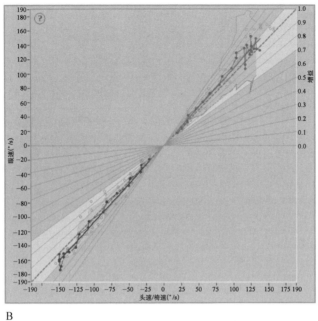

B

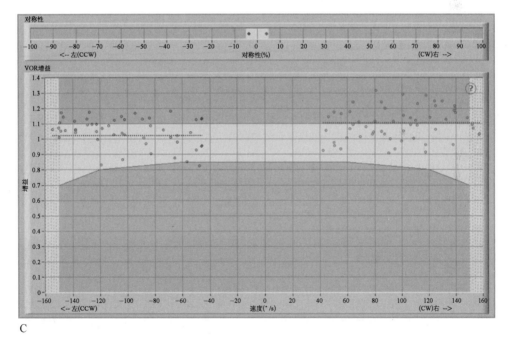

C

图 8-14　图示前庭功能正常的受试者给予 1000°/s² 加速度的 crHIT 数据,加速至速度 25°/s～150°/s 脉冲产生的。A. 示眼速与椅速的个体试验数据。B. 示 25°/s 和 150°/s 刺激下左、右转椅脉冲的眼速-椅速数据。C. 示整个刺激速度范围的个体试验增益数据。图片由 Walter Reed National Military Medical Center 提供

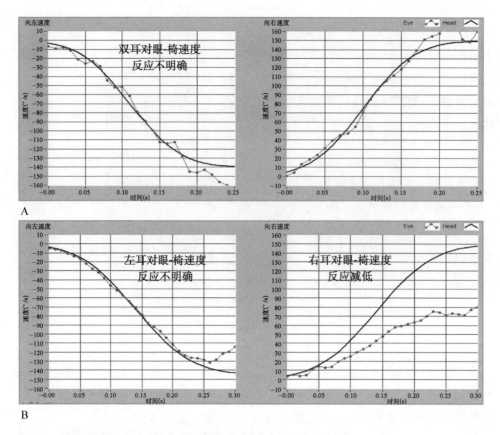

图 8-15　crHIT 由 2 个人 1000°/s² 加速度加速至 150°/s 的转椅脉冲刺激产生。A. 示前庭功能结果正常的个体的眼速-椅速数据。B. 示右侧单侧前庭病变患者的眼速到椅速数据；实线示转椅的速度。连接点示眼速数据。图片由 Neuro Kinetics 公司提供

　　crHIT 有下述五个关键的优势：①可以消除颈部运动，如 vHIT 期间产生的运动，在涉及动态头部和颈部运动的条件下，由于存在传出复制命令，颈部运动可能增强视觉-前庭的影响（Demer，1996）。②可消除每个正交平面内的小位置误差，例如 vHIT 测试可能会出现这些误差。③它没有像 vHIT 等测试相关的头脉冲和颈部旋转引起的不适感。④可降低对操作者的要求，刺激的传递更精确（Furman，Roxberg，Shirley ＆ Kiderman，2016）。⑤速度刺激传递精确、一致（假设有足够的头-椅速度比），结果的可变性、可重复性在患者与患者、检查者与检查者，以及测试与测试之间都不再构成明显的干扰。

　　crHIT 测试遇到的主要挑战之一是需要保持足够的头-椅速度比。正如之前在高频 SHA 测试（即频率＞1.0Hz）中所讨论的，皮肤滑动和头部滞后是一重大问题，可引发相位滞后，这是转椅到头部加速度不同步所致。相位问题的解决方案通常可以通过更好的头枕来补救。然而，这种限制皮肤滑动和头部滞后所需的约束对患者来说更具约束性、更不舒适。直接的解决方案，如咬合块和可塑面罩，变得越来越造成烦扰，安全性也越来越受到关注。初步数据表明，尽管需要关注良好的头-椅速度比，但 crHIT 测试仍有良好的可重复性（Furman et al，2016）。初步的数据看起来很有希望，但把 crHIT 测试纳入常规旋转测试组合还需要更多的研究以确定其可靠性和有效性。

(二)加速度阈值检测

与听觉阈值检测的心理声学测量类似,先前已研究了使用各种频率(加速度)刺激的前庭阈值检测的精神生理测量。这些措施旨在利用前庭系统在不同频率下对加速度(运动)的感知。除了方向感知之外,还可以确定加速度检测($°/s^2$)和(或)速度($°/s$)阈值的测量值,这与听力图或前庭图类似。前庭系统的心理生理学领域的研究非常有限;然而,Grabherr、Nicoucar、Mast 和 Merfeld(2008)研究描述了 $0.05\sim5Hz$ 的谐波频率的前庭图。其研究数据显示,在 $0.2Hz$ 及以下的速度检测阈值急剧增加。对于 $1Hz$ 及以上的频率,速度检测的阈值稳定在 $1°/s$ 左右。尽管这种测试在很大程度上仅限于研究,但随着刺激传递的进步,将其引入临床测试后,未来可能在转椅评估组合中发挥重要作用,特别是可能作为一种能够对老化前庭功能进行分型,区分临床老化前庭表型,迄今为止仍是一个重大的挑战(Zalewski,2015)。

(三)总结

旋转测试的前景非常广阔。仅在过去的十年里,技术的进步使前庭疾病的诊断有了显著提高。旋转测试为前庭系统的评估提供了一个无可比拟的临床评估平台。事实上,在目前的综合临床测试中,没有其他测试能够用更合适的刺激(运动)来评估前庭系统。旋转测试以独特的方式将更广泛的运动刺激精确地传递到前庭系统,同时具有高度精确的方法来捕捉最细微的眼动。不断寻求提高当前前庭测试方法的诊断灵敏度,旋转测试成功的潜力最大。对提高诊断灵敏度的需求很大,因为未来的半个世纪,平衡紊乱患者,尤其是前庭功能障碍患者的患病率可能呈指数级增长。

译者:王振华

附　录

附录 A　正弦加速度标准参考范围*

响应参数	0.01Hz		0.02Hz		0.04Hz	
	均值	方差	均值	方差	均值	方差
VOR 增益	0.3951	0.15468	0.458	0.18274	0.5208	0.2174
VOR 相位	39.47	12.69	21.94	10.82	8.295	7.942
VOR 对称性	4.238	16.348	3.457	17.442	5.603	18.246
频谱纯度	92.82	6.394	93.87	7.896	96.67	3.89

响应参数	0.08Hz		0.16Hz		0.32Hz	
	均值	方差	均值	方差	均值	方差
VOR 增益	0.508	0.2856	0.5108	0.2816	0.5376	0.302
VOR 相位	2.714	13.128	0.6483	13.428	0.2806	11.67
VOR 对称性	3.777	16.868	−4.227	19.072	5.345	16.276
频谱纯度	95.72	6.96	95.47	6.846	97.32	3.7

响应参数	0.64Hz		1.28Hz		2.0Hz	
	均值	方差	均值	方差	均值	方差
VOR 增益	0.6018	0.2708	0.7925	0.216	0.7594	0.4214
VOR 相位	3.942	9.624	9.681	11.752	1.745	28.76
VOR 对称性	2.883	14.538	0.5278	8.422	−2.675	48.52
频谱纯度	98.46	3.672	99.12	1.1518	96.52	7.316

* 正弦加速度测试(目标速度为 60°/s)的平均值和两个标准差,范围为 0.01~2.0Hz,包括 VOR 增益、VOR 相位、VOR 对称性和频谱纯度。平均值和标准差基于 47 例 18−62 岁健康志愿者的样本量(M=27 岁,SD=8)。

附录 B 静态、中心旋转和偏心旋转时主观视觉垂直参考范围 *

	静态 SVV	中心 SVV	UCF-R SVV	UCF-L SVV	UCF-R OCR	UCF-L OCR
均值	−0.03°	0.10°	−3.45°	3.27°	−3.56°	3.28°
±1SD	−1.35~1.35°	−2.11~2.31°	−5.81~1.10°	0.98~5.56°	−5.95~1.17°	−1.63~4.94°
±2SD	−2.73~2.73°	−4.32~4.52°	−8.17~1.26°	−1.31~7.85°	−8.34~1.22°	−3.29~6.60°

* 平均值和标准差基于 47 例 18−62 岁健康志愿者的样本量(M＝27 岁,SD＝8)。